[illegible]

RATGEBER FÜR DIE

[illegible]

VON

FRANZISKA BERTHOLD †

VIKTORIASCHWESTER, OPERATIONSSCHWESTER AN
DER CHIRURGISCHEN UNIVERSITÄTSKLINIK BERLIN

IN DRITTER AUFLAGE

NEU BEARBEITET VON

PROFESSOR DR. **KARL VOGELER**

LEITER DER CHIRURGISCHEN ABTEILUNG DES
STÄDTISCHEN KRANKENHAUSES STETTIN

MIT 302 ABBILDUNGEN

[illegible]

ISBN 978-3-662-40758-5 ISBN 978-3-662-41242-8 (eBook)
DOI 10.1007/978-3-662-41242-8

sierenden Maßnahmen überhaupt, der modernen Apparaturen, der Bedienung derselben und ihrer zweckmäßigen Behandlung. Auf diese Weise ist das ganze Gebiet, dessen Darstellung leicht unübersichtlich werden kann, unter einen einheitlichen Gesichtspunkt mit durchgehendem Gedankengang gebracht worden. Die Operationen habe ich zuerst gruppenweise besprochen, also Knochenoperationen, Magendarmoperationen usw. und später erst die einzelnen Eingriffe.

Das alles sind aber geringfügige Änderungen gegenüber dem Ganzen des kleinen Werkes, das den Stempel der Persönlichkeit der Verfasserin in hohem Maße trägt. Es war mein dringender Wunsch, daß diese Eigenart gewahrt blieb und daß aus ihm weiter die charaktervolle Pflichtauffassung, das gediegene Wissen und der berufliche Ernst von FRANZISKA BERTHOLD sprach.

Möge diese meine Absicht gelungen sein.

Es bleibt mir noch die Pflicht, der Nachfolgerin von Schwester FRANZISKA BERTHOLD in der Universitätsklinik in der Ziegelstraße, Schwester MARGARETE KEITEL, für manchen guten Ratschlag zu danken. Die beiden Abbildungen der gepackten Sterilisiertrommeln auf S. 11 verdanke ich der Klinik des Herrn Professor MAGNUS. Die Art der Verpackung schien mir sehr praktisch und nachahmenswert, sie geht aus den Abbildungen klar hervor. Besonders verpflichtet fühle ich mich der Firma H. Windler A.G., Berlin N 24, Friedrichstr. 133a, die mir zahlreiche Klischees zu den Abbildungen lieferte.

Am Schlusse spreche ich die Bitte aus, mir Anregungen über Änderungen oder Vervollständigungen des Büchleins aus der praktischen Tätigkeit im Operationssaale zukommen zu lassen. So manche gute Einrichtung und Maßnahme ist wert, der Allgemeinheit zugänglich gemacht zu werden; jeder von uns lernt ja immer sofort, wenn er einen fremden Operationssaal besucht. Für solche Anregungen werde ich immer dankbar sein.

Stettin, im März 1935.

K. VOGELER.

Inhaltsverzeichnis.

I. Über die Pflichten im Operationssaal.

Die gesamten Vorgänge im Operationssaal stehen unter einem mächtigen Gesetz, dem sich alle bedingungslos unterzuordnen haben, dem der Asepsis. Wird gegen dieses Gesetz verstoßen, so ist der Erfolg der Operation in Frage gestellt, Leben und Tod hängen davon ab. Jede Operation ist ein Risiko, das nur bei reibungslosem Ablauf aller Vorgänge im aseptischen Sinne seine Gefahren verliert. Eine Wunde kann nur so lange behandelt werden, wie sie aseptisch bleibt, d. h. nicht infiziert ist. Tritt diese Infektion ein, so ist die Wunde und mit ihr der Gesamtorganismus zum großen Teil der Beeinflussung durch ärztliche Maßnahmen entglitten. Darum hat jeder an seinem Teil dauernd in gespannter und verantwortungsbewußter Aufmerksamkeit, die niemals nachlassen darf, zu arbeiten und jede auch noch so geringfügige Nachlässigkeit zu unterlassen, denn Gesundheit und Leben des anvertrauten Kranken liegt nicht nur in der Hand des operierenden Arztes, sondern ebensosehr in der des Personals des Operationssaales, das die Vorbereitungen zu treffen hat. Ein ungenügend sterilisiertes Verbandmaterial, eine falsch zubereitete Lösung, eine nachlässige Narkosenvorbereitung kann zu den schwerwiegendsten Folgen führen, in erster Linie für den Patienten, aber auch für das Personal, das mit seinem Gewissen, seiner Stellung und seiner bürgerlichen Ehre für den regelrechten Verlauf des Geschehens im Operationssaal einzustehen hat. Man soll sich nicht vorstellen, daß diese Forderung der nicht nachlassenden Pflichterfüllung so leicht ist, im Gegenteil, sie ist schwer und verlangt ganze Menschen mit Charakter und Willen. Wie im Felde nicht nur der unsere größte Bewunderung verdient, der eine auf kurze Zeit zusammengedrängte Höchstleistung vollbringt, sondern vielleicht mehr noch derjenige, der in stiller heldischer Bereitschaft Monat um Monat, Jahr um Jahr zäh und unverdrossen in Feuer und Schlamm unter hundertfacher Opferbereitschaft seinem Vaterlande diente, so liegt auch im Berufsleben das größte Verdienst in der niemals nachlassenden Arbeit, und wenn jener als einer unter vielen nicht in der ihm vielleicht zukommenden Weise belohnt werden konnte, so hat der im schweren Dienst des Operationssaales Arbeitende seinen Lohn nur in der Freude über die einwandfreie Funktion des Betriebes und in der Befriedigung über die Hilfe, die so vielen Kranken gebracht wird, zu suchen und keinen anderen Lohn zu erwarten.

Es ist eine Unsumme von kleinen Pflichten, die den Anfänger im Operationssaal erwarten. Es sind lauter einfach auszuführende Dinge, aber gerade in dieser Einfachheit liegt eine Gefahr, nämlich die des Gleichgültigwerdens gegen die strengen Vorschriften. Es ist gewiß langweilig, immer wieder dasselbe auszuführen, aber wie Bier gesagt hat, sind in der Chirurgie die langweiligsten Dinge die wichtigsten. Niemals darf man die Sterilisierungen nach dem Gefühl vornehmen, immer muß die genaue Kontrolle durch einen Zeitmesser vorgenommen werden. Ein Arzt, der glaubt, sich ohne die Kontrolle der Uhr „nach seinem Gefühl" in Alkohol waschen zu können, eine Schwester, die eine Sterilisierung mit den Worten, „daß es nun wohl gut sein müsse" abschließt, eine Schwester, die mit den gewaschenen Händen irgend etwas Nichtaseptisches streift und trotzdem mit dem Gefühl weiterarbeitet, daß „schon nichts passieren" werde, — sie alle handeln pflichtwidrig, haben durch die Sicherheit, die vielfaches gutes Gelingen der Operationen gibt, die stete Sorge um die völlige aseptische Sicherheit des Operationssaales nicht gerade vergessen, aber doch in den Hintergrund gedrängt und werden eines Tages zu fürchterlichem Erwachen gebracht. Es wird als ein Glück für sie zu betrachten sein, wenn dieses Erwachen durch eine heftige Äußerung des verantwortlichen Leiters ausgelöst wird und nicht durch einen unglücklichen Verlauf eines Eingriffes oder des weiteren Heilungsverlaufes.

Jeder, der im Operationssaal beschäftigt ist, hat immer wieder an sich zu arbeiten, daß er, wie man zu sagen pflegt, auf Draht gespannt bleibt. Nur dann wird er in seinem Dienst aufmerksam und pflichtgetreu bleiben.

Der Operationssaal verlangt, daß in ihm Ruhe herrscht. Lautes Sprechen ist zu vermeiden, Witze zu erzählen ist unpassend und ungehörig; immer soll ein sachlicher Ton walten, nur dem Patienten gegenüber soll sich Arzt und Personal eines herzlichen und teilnahmsvollen Tones befleißigen. Jede Äußerung soll im Ton wie im Wortlaut dem Charakter des ernsten Ortes angepaßt sein.

Der Operationssaal ist kein Parlament, das demokratische Prinzip hat in ihm keinen Raum, wie Kirschner es sehr richtig und schön ausgedrückt hat. Der leitende Arzt befiehlt, alle anderen haben zu gehorchen und seine Weisung zu erfüllen. Jeder Widerspruch im Operationssaal ist unmöglich. Er muß die ruhige und sachliche nur auf die Ausführung des beabsichtigten Eingriffes gerichtete Stimmung auf das empfindlichste stören, und die Zusammenarbeit unmöglich machen. Deswegen kann weder ein Arzt noch eine Schwester, die widerspricht, im Operationssaal geduldet werden. Es braucht dabei nicht betont zu werden, daß es ein Unterschied ist zwischen Widersprechen und dem ruhigen Aufmerksammachen auf einen Irrtum. Aber die Pflicht zum Schweigen geht noch weiter. Befehle bei einer Operation werden schweigend ausgeführt, unnötig ist, daß der Beauftragte seine Bereitwilligkeit noch ausdrücklich betont. Es ist eben jede Ablenkung des für die Operation Verantwortlichen von seiner Arbeit zu vermeiden. Aber auch für diesen gibt es Pflichten im Operationssaal. Ist sämtliches Hilfspersonal zu sofortigem Schweigen im Operationssaal strengstens verpflichtet, so hat der leitende Arzt die Verpflichtung zu Haltung und Würde; ihm liegt es ob, durch vorbildliches Benehmen zu wirken und nicht, wie man wohl hier und da feststellen kann, wie ein brüllender Löwe im Operationssaal zu herrschen, oder in häßlicher Weise in seinem Ton oder in seinen Worten die Gefühle seiner Untergebenen zu verletzen. Selbstbeherrschung und Ruhe sind auch für ihn vorgeschrieben, sie sind die beiden Säulen, auf denen sich ein gleichmäßiger, nur dem Wohl des Kranken dienender Betrieb im Operationssaal aufbaut.

II. Antiseptik und Aseptik, Sterilisierung und Desinfektion.

Was bedeutet es nun, wenn wir von einem aseptischen Gesetz sprechen? Das Wort aseptisch kommt von Sepsis, das Fäulnis bedeutet und der Zeit entstammt, da man keinerlei Vorstellung von dem Wesen einer solchen Fäulnis hatte. Die Erkenntnis kam mit dem großen französischen Naturforscher PASTEUR, der gezeigt hatte, daß die Gärung, wie überhaupt die Zersetzung organischer Massen auf dem Wirken kleinster Lebewesen beruhte, die aus der Außenwelt stammten, deren Anwesenheit die Zersetzung herbeiführte, deren Abwesenheit aber eine Gärung oder Zersetzung vermissen ließ. Diese Erkenntnis bildete die Grundlage des großen Fortschrittes, der nun einsetzte; ewig werden sich die Vertreter der Chirurgie in Ehrfurcht zu beugen haben vor dem Namen JOHN LISTER, der eine neue Ära in der Chirurgie einleitete. LISTER übertrug PASTEURS Entdeckungen auf die Wunden und glaubte schließen zu können, daß auch deren Zersetzung auf der Wirkung kleinster Lebewesen beruhte. Als Träger dieser Lebewesen sah er die Luft an, die er daher soweit wie möglich von der Wunde entfernt zu halten versuchte. Die komplizierte Art des LISTERschen Okklusionsverbandes hat hierin ihren Grund, aber LISTER ging noch weiter und suchte die Luft auch bei Operationen von der Wunde fernzuhalten bzw., da das nicht möglich war, sie mittels

Carbolsäure zu desinfizieren. So kam es zur Aufstellung der Sprayapparate, die das Carbol in feinster Verteilung verspritzten und Wunde, Operateur, Gehilfen und Schwestern, ja den ganzen Operationssaal in Nebel hüllten. Im übrigen wurde alles, was mit der Wunde in Berührung kam, mit chemischen Mitteln desinfiziert, also Schwämme, Instrumente, Haut des Kranken, Hände des Operateurs, Nahtmaterial usw. Das ist das Zeitalter der Antiseptik, der Bekämpfung der Wundentzündung mit chemischen Mitteln. In diesem System wurde die Luft als das gefährlichste angesehen, ein Beweis dafür, wie unsicher, dunkel gefühlt oder auch nur geahnt die Erkenntnisse über das Zustandekommen und das wirkliche Wesen der Wundinfektion noch waren. Zu wirklicher Klarheit gelangte man erst, als es ROBERT KOCH und seinen Mitarbeitern gelang, Art und Eigenschaften der Keime festzustellen, sie einzeln darzustellen, sie zu züchten, ihre Lebensäußerungen kennenzulernen, vor allem aber den Nachweis zu erbringen, daß die verschiedenen Krankheiten ihren eigenen Erreger haben. Seit dieser Zeit steht Art und Wesen der Bekämpfung der Wundinfektion auf festem Boden, seitdem ist auch das Verfahren der Erzielung einer möglichst vollständigen Keimfreiheit immer annähernd das gleiche geblieben. Wir treiben heute nicht mehr Antisepsis, sondern Asepsis. Wir wenden uns mit unseren Maßnahmen nicht mehr gegen die Keime in der Wunde — denn solche Maßnahmen vernichten die Keime doch nicht zuverlässig —, sondern wir versuchen das Hineingelangen der Keime in die Wunde zu verhindern und wir erreichen es mit einem hohen Grade von Zuverlässigkeit dadurch, daß wir alles, was mit der Wunde in Berührung kommen kann, in einen keimfreien Zustand versetzen. Am wenigsten haben wir uns hierbei um die Luft zu kümmern, denn wir wissen heute aus immer wiederholten einwandfreien Versuchen, daß die Luft einmal nur wenig Keime enthält, daß diese dazu noch für die Wunde nicht gefährlich sind und daß die wirklich gefährlichen in der Luft so gut wie nicht vorkommen. Mag die Luft des Operationssaales daher auch immer in der Wunde stehen, wir fürchten sie nicht, aber wir sorgen durch häufiges feuchtes Aufwischen des Saales und durch Vermeidung der Staubaufwirbelung dafür, daß die Luft möglichst wenig Keime enthält. Eine eigentliche chemische Vernichtung ihrer Keime nehmen wir aber nicht mehr vor. Der LISTERsche Carbolspray hat nur noch historisches Interesse. Um so peinlicher und genauer aber müssen wir mit allen anderen Dingen vorgehen, die mit der Wunde in Berührung kommen, ja, auch mit denen, die selbst zwar nichts mit der Wunde zu tun haben, durch deren Vermittlung aber andere Dinge an sie herangebracht oder für die Wunde vorbehandelt werden. Der Tupfer, der das Blut aus der Wunde entfernt, wird mit der sterilen Kornzange gereicht, die ihrerseits wieder mit sterilem Handschuh angefaßt wird, die Seide zur Naht, das Catgut zur Unterbindung wird mit steriler Schere durchschnitten. Es muß also alles — gewissermaßen von der Wunde aus rückwärts gerechnet — über den Operateur und seine Assistenten hinweg, über den Instrumententisch, über den Catgut- und Seidentisch, bis zur letzten sterilen Aufbewahrung der Operationswäsche steril, d.h. unter sicherer Vermeidung der Berührung von steril Gemachtem mit Unsterilem herangebracht werden, bis ein Punkt kommt, wo dieses Prinzip Halt machen kann. Es liegt bei den Verbandkesseln an dem äußeren Verschluß, bei dem Instrumentenkocher an den metallenen Handgriffen, die das Instrumentensieb aus dem sterilisierenden, kochenden Wasser herausheben, bei dem Zureichen von Gegenständen durch eine unsterile Hilfsperson auf der Mitte der Kornzange, die den Gegenstand überreicht. Es bleibt aber auf diese Weise ein vollkommen geschlossener steriler Kreis gewahrt und die Pflicht, ihn an keiner Stelle zu durchbrechen, das ist das, was eben als das aseptische Gesetz bezeichnet wurde. Alle Personen, die mit der Wunde direkt zu tun haben, sind steril, befinden sich innerhalb des Kreises und dürfen erst heraustreten, wenn die Wunde geschlossen ist. Alle Hilfspersonen sind unsteril, befinden sich außerhalb des Kreises und müssen sich hüten, in unsterilem Zustande ihn von außen zu durchbrechen, denn dann muß er erst wieder durch erneute Sterilisierung an der durchbrochenen Stelle geschlossen werden.

Lister erreichte mit seinem antiseptischen Verfahren der Abtötung der Keime durch Carbolwasser mit einem Schlage, was Jahrtausende vor ihm erstrebt hatten, die Heilung von Wunden ohne Eiterung: Als zwingendsten Beweis — als Experimentum crucis — konnte er die glatte Heilung von komplizierten Knochenbrüchen anführen, d. h. Knochenbrüchen, die mit einer äußeren Wunde verbunden waren. Diese Verletzung war so gefürchtet gewesen, daß man zeitweise in Frankreich (im 18. Jahrhundert) solche Gliedmaßen lieber amputierte, als die Träger dem oft lebensgefährlichen Heilungsverlaufe aussetzte. Jetzt heilten sie komplikationslos ab; auch Richard von Volkmann, der das Listersche Verfahren in Deutschland mit als erster erprobte, wie er sagte . . . „mit Mißtrauen und nur aus Pflichtgefühl . . .“ und auf dem Kongreß der Deutschen Gesellschaft für Chirurgie 1874 über seine Erfahrungen berichtete, konnte angeben, daß der komplizierte Bruch seine Gefahren verloren hatte.

12 komplizierte Frakturen — des Experimentum crucis der damaligen Zeit — hatte er hintereinander zur Heilung gebracht,

während vor Einführung der Antisepsis mehr als 45% starben. Und ebenso waren die Erfolge in der sonstigen Chirurgie. Der gefürchtete Hospitalbrand verschwand, die übrigen Wundkrankheiten wurden immer seltener, neue Gebiete des Körpers wurden erschlossen, die Bauchhöhle konnte geöffnet werden, ja selbst aus Gelenken konnten Fremdkörper entfernt werden. So schien das Ziel der Chirurgie, das Operieren ohne die Besorgnis vor den Wundkrankheiten, erreicht.

Aber kehren wir noch einmal auf die Entwicklung der Asepsis aus der Antisepsis zurück. Das neue Verfahren blieb nicht ohne Rückschläge. Zuerst sah man, daß das Carbolwasser nicht gleichgültig für die Wunde war, sie wurde gereizt, überzog sich mit weißem Schorf und heilte schwer. Gleichzeitig traten sowohl bei den Patienten wie bei den Ärzten Nierenreizungen auf, die als Carbolvergiftungen erkannt wurden, und auch der Ersatz des Carbolwassers durch Sublimat und andere desinfizierende Flüssigkeiten hob diese Nachteile nicht auf. Zu etwa der gleichen Zeit, als die Enttäuschung immer größer wurde, gelangte man zu der Kenntnis der Erreger der Wundinfektionskrankheiten und nun erst wurde die Art und das Wesen der Wundinfektion klar. Man erkannte, daß die Bakterien weit verbreitet vorkommen und an allen Gegenständen haften können. Es war also vor allem nötig, die bakterienhaltigen Gegenstände von der Wunde fernzuhalten, die — mit gewissen Einschränkungen — von vornherein bakterienfrei ist. Mußte man sie aber heranbringen, dann mußte man den Gegenstand auch vorher keimfrei machen. Es war daher nicht die Hauptsache, die Keime in der Wunde abzutöten, sondern dafür zu sorgen, daß keine Keime hineingelangten. So kam man von der Antisepsis zur Asepsis. Während das antiseptische Verfahren allein LISTERs Verdienst ist, können wir in Deutschland mit Stolz sagen, daß der Ausbau des aseptischen Verfahrens vor allem deutschen Wissenschaftlern zu verdanken ist; an ihrer Spitze steht der Kieler Chirurg NEUBER, die BERGMANNsche Klinik mit SCHIMMELBUSCH und anderen, und J. VON MIKULICZ. Bei dem aseptischen Vorgehen verzichtete man auf die chemischen Mittel, wie Carbol, Sublimat, essigsaure Tonerde usw. und legte den Hauptwert auf dreierlei Dinge, die mechanische Reinigung, die Sterilisation mit strömendem Dampf und die mit kochendem Wasser. Die Antiseptik arbeitet also mit chemischen Mitteln, sie sucht zu desinfizieren, auch die Keime in der Wunde, die Aseptik arbeitet mit physikalischen Mitteln, sie sucht zu sterilisieren, verzichtet aber darauf, die Keime der Wunde zu beeinflussen. Es ist daher nach dieser Definition nicht von einem Gegensatz beider zu sprechen. LEXER sagt sehr richtig, daß man von einer chemischen und einer physikalischen Antiseptik hätte sprechen sollen. Auch Desinfektion und Sterilisation sind keine Gegensätze, es sind lediglich in unserem Zusammenhange Bezeichnungen für die verschiedenen Arten des Vorgehens zur Vernichtung der Keime. Ganz ausgeschaltet sind die chemischen Mittel auch heute nicht. Die Hände der Ärzte und Schwestern werden mit Alkohol desinfiziert, allerdings wissen wir, daß seine Wirkung nur zum Teil eine desinfizierende ist, zum größeren Teil vielmehr darauf beruht, daß die Poren der Haut verschlossen werden, so daß die Keime der tiefen Schichten nicht nach außen treten können. Jahrzehntelange Erfahrung hat die Art des aseptischen Vorgehens für richtig und bewährt anerkannt, daher ist die Art der Aseptik heute im wesentlichen dieselbe, wie sie in den 80er und 90er Jahren des vorigen Jahrhunderts ausgebaut wurde.

Dazu ist aber eine Erfahrung grundsätzlicher Natur gekommen, die von der gleichen Bedeutung ist wie alle anderen aseptischen Maßnahmen. Man erkannte, daß die Übertragung von Keimen von einem Menschen auf den anderen von der größten unmittelbaren Gefahr ist und zog daraus die Folgerung, daß diese Übertragung unter allen Umständen zu vermeiden ist. Da wir nun weiter wissen, daß einmal an die Hände gelangte Keime mit keinem Desinfiziens wieder entfernt werden können, sondern daß sie erst nach einer gewissen Zeit mit dem natürlichen Abschilferungsprozeß der Haut wieder abgestoßen werden, so erwächst die Pflicht, die Berührung jeder infizierten Wunde und ihrer weiten Umgebung zu vermeiden. Payr spricht von der Non-infektio, in dieser liegt eine der größten und vornehmsten Pflichten des Operationspersonals im weitesten Sinne, also der Ärzte, der Schwestern, der Wärter und der Wärterinnen, gegen welche Pflicht leider noch vielfach gesündigt wird. Es ist ein für einen gewissenhaften Operateur nicht zu ertragender Anblick, wenn er sieht, wie durchtränkte Verbände mit der bloßen Hand abgenommen werden oder wie ein Arzt die Umgebung eines Furunkels abtastet. Jeder hat hier unentwegt an sich zu arbeiten, daß er sich nicht selbst infiziert, nicht etwa in dem Sinne, daß er krank wird, sondern daß er seine Hände frei von pathogenen Keimen hält, um nicht die Wunden anderer zu infizieren. So bildet die Non-infectio einen der Eckpfeiler des aseptischen Gebäudes.

Damit haben wir die Grundlagen der modernen Asepsis kennen gelernt. Es ist jetzt unsere Aufgabe, die praktischen Folgerungen für den Operationsbetrieb daraus zu ziehen. Steril muß alles werden, was mit der Wunde direkt oder indirekt in Berührung kommen könnte; steril muß also die Hand des Arztes und der Schwester sein, steril der Handschuh, der darübergezogen wird, steril die Operationskleidung, die der Arzt mit der operierenden Hand berührt, steril die Haut des Kranken, steril die Tücher, die man darüberdeckt, um auch in weitester Umgebung das Nichtsterile auszuschalten, steril die Instrumente, die in die Wunde eingeführt werden, steril die Unterbindungsfäden und die Nähte aus Seide oder Catgut usw. Die Frage, die wir zu beantworten haben, ist daher die, wie sterilisieren wir das alles? Sie soll in dem folgenden Abschnitt behandelt werden, jedoch wollen wir mit dieser Beantwortung die Besprechung der Vorbereitung dieser Dinge zur Operation verbinden, ihre Aufbewahrung, ihre zweckmäßigste Gestaltung, ihre Behandlung außerhalb der Operationszeiten. Wir geben damit diesem Abschnitt die Überschrift

III. Die Vorbereitung zur Operation.

A. Die Vorbereitung des Arztes und der Schwestern.

1. Die Desinfektion der Hände.

Die Vorbereitung beginnt mit der Desinfektion der Hände und damit mit der schwierigsten und am peinlichsten durchzuführenden Aufgabe. Denn unsere Körperoberfläche wimmelt von den verschiedensten Bakterien, die in der gleichmäßigen Temperatur, in dem Sekret der Hautdrüsen, in den abgestorbenen Epidermiszellen, die besten Bedingungen zum Dasein finden. Die Art der Bakterien ist je nach der Beschäftigung des Menschen verschieden, vielfach kann man diese eben an der Art der Bakterien erkennen; so konnte Fürbringer noch lange nach mehrfacher Säuberung der Hände nach Beschäftigung im Garten Bacillen der Gartenerde an seinen Händen auffinden. Hierin liegt wieder ein Hinweis darauf, daß das Operationspersonal sich auch außerhalb seines Berufes mit seinen Beschäftigungen vorsehen muß, seine Hände nicht allzu sehr einzuschmutzen hat und immer daran denkt, daß gegebenenfalls die Hände in kurzer Zeit operationsfähig sein müssen. Die Hand des Arztes und der Schwester muß stets glatt, gepflegt und frei von Wunden sein, denn in der Nähe von Wunden vermehren sich die Keime in ungeheurer Weise. In diesem Zustande ist die Hand zur Hilfe im Operationssaal ungeeignet und ihr Träger hat bis zur Heilung sich der direkten Beteiligung an der Vorbereitung zu enthalten. Um wieviel mehr wächst aber die Gefahr, wenn eine entzündete Wunde vorhanden ist, ein Furunkel, eine Zellgewebsentzündung, ein Panaritium. Bei den ersten Anzeichen ist eine solche Erkrankung anzuzeigen, damit die erkrankte Person von dem Dienst im Operationssaal befreit und für Vertretung gesorgt werden kann. Öfter beobachtet man, daß solche Personen mit Verbänden im Operationssaal herumlaufen und helfen, so gut es geht. Es muß hierin aber immer ein Verstoß gegen das aseptische Gesetz erblickt werden; besser ist es, wenn der Operationssaal von dem erkrankten Personal so lange gemieden wird, bis die Heilung erfolgt ist und noch etwa 8 Tage darüber hinaus, denn eher werden die gefährlichen Keime nicht von der Haut verschwinden.

Saubere und gesunde Hände werden dann folgendermaßen desinfiziert:

a) *Mechanische Reinigung unter warmem, fließendem Wasser 10 Minuten lang.* Diese Reinigung ist wahrscheinlich die wichtigste, denn sie entfernt schon, was überhaupt entfernbar ist. Man soll sie ganz systematisch vornehmen, und zwar zunächst die Finger und die Hände, dann die Arme bis zum Ellenbogen; dieser Akt soll 5 Minuten dauern. Dann werden die Nägel mit dem Nagelreiniger gereinigt, der Raum unter dem Nagel — der nur klein und kurz sein soll — und der Nagelfalz wird gründlich ausgekratzt. Nunmehr wird die Waschung fortgesetzt, bis wieder 5 Minuten vergangen sind.

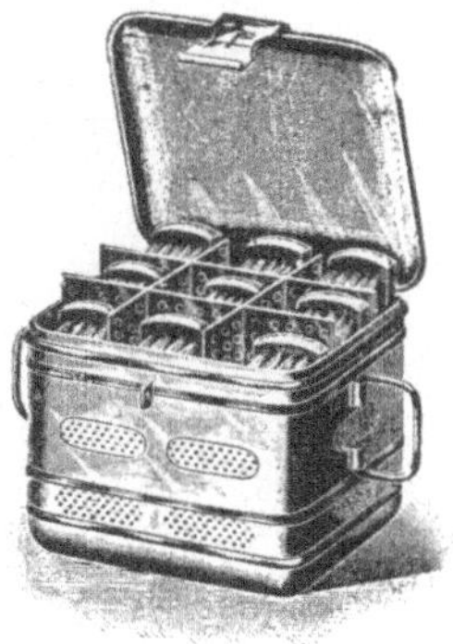

Abb. 1. Bürstenkessel.

b) *Gutes gründliches Abtrocknen mit einem sterilen Tuch.*

c) *5 Minuten Abreiben der Hände und Arme mit 70%igem Alkohol.* Die Sublimatwaschung, die Fürbringer noch hinzufügt, kann nach unseren Erfahrungen fortbleiben. Dem Alkohol kann man einige Tropfen Jodtinktur zusetzen bis zur leichten Braunfärbung. Manche Operateure tauchen die Nägel am Schluß der Alkoholwaschung noch in Jodtinktur, zu welchem Zwecke an manchen Waschtischen ein kleines Schälchen für die Jodtinktur angebracht ist.

Die mechanische Reinigung erfolgt mit einer Bürste, die sterilisiert ist. Obenstehend ist ein Metallkasten abgebildet, in dem die Bürsten im Sterilisator keimfrei gemacht werden können. Die Reinigung der Nägel erfolgt mit sterilem, also ausgekochtem Nagelreiniger, die Kürzung am besten mit einer Nagelzange, die die versteckten Ecken besser beseitigt als eine einfache Schere. Zange und Nagelreiniger werden mindestens einmal täglich ausgekocht und in steriler Schale aufbewahrt. Das Aufbewahren in desinfizierender Flüssigkeit erscheint nicht so sicher wie das immer wiederholte Auskochen.

Die Waschung in Alkohol soll nicht mit der Bürste erfolgen, die die Haut zu stark reizt, sondern mit einer sterilen Mullkompresse oder mit einem sterilen Gummischwamm, wie er heute vielfach im Haushalt verwandt wird. Ich habe den Gebrauch des Schwammes als besonders angenehm und zweckmäßig empfunden, er schmiegt sich infolge seiner Elastizität jeder Erhöhung oder Vertiefung der Hände an und kommt überall hin. Seine Sterilisierungsmöglichkeit ist vollkommen (Abb. 2).

Die Alkoholwaschung kann aus gefüllten Schalen oder unter einem Strahl erfolgen. Wir haben uns stets aus einer Schale

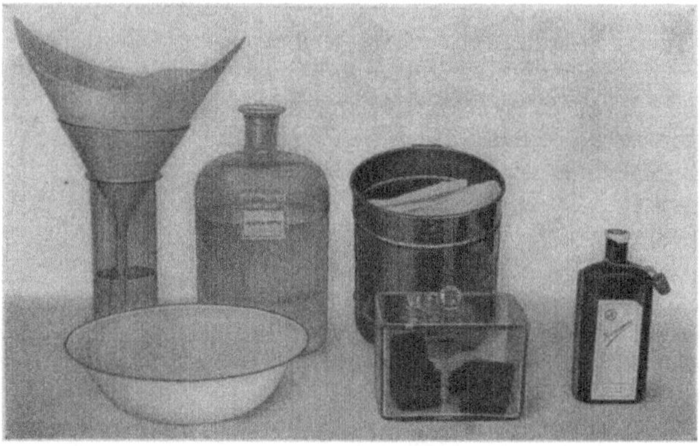

Abb. 2. Geräte zur Alkoholwaschung (Alkohol, Rückfiltrierung zur Reinigung, Schwamm im Glaskasten, Handtücher, Lavaman).

gewaschen und uns nicht recht von den Vorzügen des fallenden Alkohols überzeugen können. Der gebrauchte Alkohol wird durch einen Bausch sterilisierter weißer Watte, die in einen Trichter mit Filtrierpapier gelegt ist, durchfiltriert.

Neben dieser Alkoholdesinfizierung hat sich für kleine Operationen die Desinfektion der Hände mit einem Mittel bewährt, das die Keime infolge Erzeugung eines wachsartigen Überzuges über die Haut ebensogut zurückhält, wie es der Alkohol tut, das ist das *Lavaman*, das in Flaschen in den Handel kommt. Die mechanische Händereinigung erfolgt wie bei der mit Alkohol eben beschriebenen; dann wird durch eine Hilfsperson das Lavaman auf die Hände, unter die eine Schale gehalten wird, aufgegossen und die Substanz unter stetem Reiben und Waschen der Hände verteilt. Man merkt dabei deutlich den Zeitpunkt, an dem das Mittel die Hände und den Unterarm überzogen hat. Vielfache Versuche haben ergeben, daß die Keimarmut der Hände mit *Lavaman* ebensogut zu erzielen ist wie mit der Alkoholwaschung.

2. Die Operationskleidung.

Vor der Waschung zieht sich der Arzt seine Gummischürze um, die am besten aus dunklem, rotbraunem Gummituch gefertigt wird. Mosettigbattist ist dafür nicht zu empfehlen, weil der Stoff sehr bald durchlässig wird und sich von Blutflecken schlecht reinigen läßt. Blutige Gummischürzen werden zur Reinigung in warmes — nicht heißes — Sodawasser gelegt, dem man etwas 3%ige Wasserstoffsuperoxydlösung zusetzt; dann werden sie von beiden Seiten

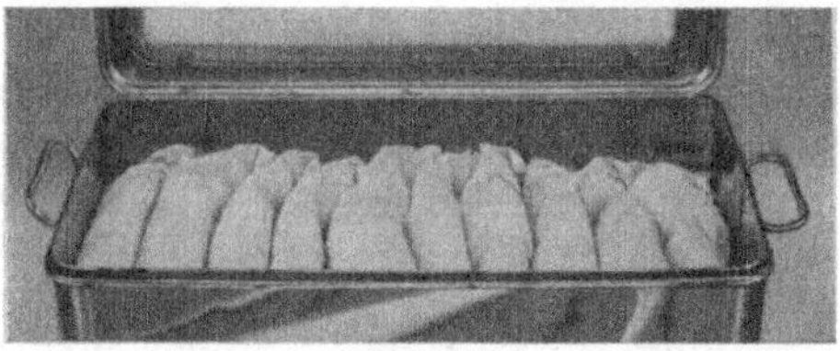

Abb. 3.

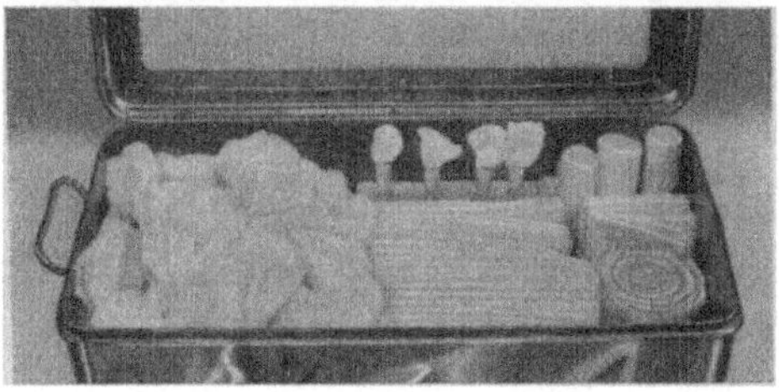

Abb. 4.

Abb. 3 u. 4. Zweckmäßige Packung einer Trommel mit sterilen Mänteln und einer Verbandstofftrommel.

gut gebürstet und zum Trocknen aufgehängt. Mit Eiter beschmutzte Schürzen werden erst eine Stunde in Lysol- oder Carbolwasser gelegt. Auf keinen Fall dürfen Gummischürzen mit kochendem Wasser begossen werden. Der Gummi wird dadurch rissig und platzt ab, auch die Blutflecke gehen dann nicht wieder heraus.

Vorrätige Gummischürzen müssen stets hängend aufbewahrt werden, weil sie zusammengelegt im Kniff brüchig werden.

Ebenfalls vor dem Waschen werden Gummischuhe angezogen, die oft mit Carbol- oder Lysolwasser eingerieben werden. Da die Spitzen der Stiefel in diesen Schuhen stumpf werden und das Leder leidet, macht man sich zweckmäßig einen Überzug über die Stiefel, der aus einem vorne zugebundenen Stück Trikotschlauchbinde besteht.

Mundmasken kann man fertig von der Fabrik beziehen; vielfach sind einfache Drahtgestelle in Gebrauch, ähnlich dem der Narkosenmaske, die immer frisch bezogen werden; schließlich können Tücher aus leichtem Leinen- oder Battiststoff verwandt werden mit Bändern versehen (Länge 35, Breite 20 cm); auch doppelte Gazelagen mit Bändern genügen zu diesem Zweck.

Nach dem Gebrauch werden sie gewaschen, in Sodawasser gekocht, wenn sie trocken sind, geplättet und in einem Behälter oder Tuch sterilisiert. Mundmasken müssen in genügender Menge vorhanden sein. Dasselbe gilt für Kopfkappen, falls die Operateure solche aufsetzen.

Nach der Waschung entnimmt der Arzt der Sterilisationstrommel einen Leinenmantel, der am Rücken schließbar ist und lange, am Handgelenk eng anschließende Ärmel hat. Der Schluß am Rücken geschieht durch eine Hilfsperson. In einer zweiten Trommel — in kleinerem Betriebe in dem gleichen — befinden sich die Tücher, die dem Kranken unter Freilassung der Stelle übergelegt werden, an der operiert werden soll. Mäntel und Tücher faßt man unter der Bezeichnung Operationswäsche zusammen; sie werden gemeinsam sterilisiert. Ebenso wie sie sterilisiert man die Verbandstoffe, diese jedoch in einem Kasten für sich. Die zweckmäßige Packung eines zu sterilisierenden Metallkastens mit Mänteln und eines mit Verbandstoffen zeigen die Abb. 3 u. 4.

3. Sterilisierung der Operationswäsche und der Verbandstoffe geschieht in sog. Verbandstoffsterilisatoren, von denen heute am meisten die alten im Gebrauch sind, die eine Sterilisationstemperatur von 100 und etwas mehr Grad erreichen. Man glaubte früher, daß diese Temperatur genüge, um — wie in der vor 12 Jahren erschienenen letzten Auflage dieses Büchleins angegeben ist — „absolut sicher in kurzer Zeit alle auch noch so widerstandsfähigen Krankheitskeime zu zerstören“. Die Sterilisierung geschah in strömendem Wasserdampf. Durch die Untersuchung von KONRICH wissen wir, daß es gewisse Bakterienarten gibt, die durch die angegebene Temperatur nicht abgetötet werden und daher für den Kranken eine Gefahr bedeuten. Es sind das vor allem die sog. Anärobier, d. h. nur unter Luftabschluß gedeihende Bakterien. Die Sterilisationstemperatur, die auch diese abtötet, ist 120°. Da wir nun nach KIRSCHNER die Keimverarmung bis an die Grenze des Menschenmöglichen zu treiben haben und jede erkannte Verunreinigung, deren Ausscheidung überhaupt möglich erscheint, mit allen verfügbaren Waffen zu bekämpfen haben, so kann nach den KONRICHchen Untersuchungen nur *der* Sterilisator als sicher alle Keime abtötend angesehen werden, der bei gesättigtem Wasserdampf bei Überdruck von 1 at. die entsprechende Temperatur von 120° erreicht. Diese Anforderung erfüllt der Hochdruckdampfsterilisator nach LAUTENSCHLÄGER (Abb. 5).

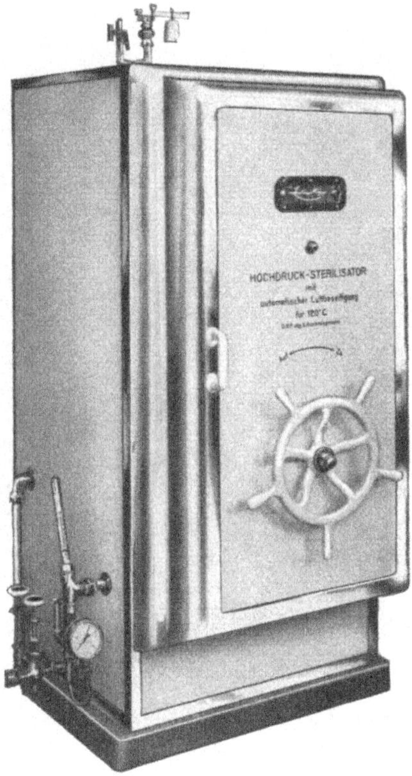

Abb. 5. Sterilisator nach LAUTENSCHLÄGER.

Beschreibung des Sterilisators (s. Abb. 7). Er besteht im wesentlichen aus zwei ineinandergesetzten Kupfermänteln. In den inneren Kessel wird das zu sterilisierende Material in besonderen Verbandstoffbehältern, die weiter unten noch beschrieben werden, eingesetzt. Das in dem Zwischenraum zwischen Innen- und Außenmantel befindliche Wasser wird durch eine Heizvorrichtung verdampft. Der Wasserdampf steigt in der Doppelwandung nach oben und dringt dann von oben her in den Innenkessel mit den darin befindlichen Verbandstoffbehältern ein. Es ist wichtig, daß der Wasserdampf von oben her das zu sterilisierende Material durchdringt, denn nur so kann die sterilisierfeindliche Luft, die spezifisch schwerer ist als der Dampf physikalisch richtig, d. h. von oben nach unten, abgeschieden werden. Untersuchungen von MUNTSCH haben gezeigt, daß schon eine Luftbeimengung von 15% zum Sterilisierdampf den Sterilisiererfolg in Frage stellen kann. Es muß daher angestrebt werden, die Luft restlos aus dem Sterilisiergut zu entfernen. Bei den bisher gebauten Sterilisatoren wurde dies durch eine während des ganzen Sterilisiervorganges bestehende Dampfströmung bewerkstelligt. Bei Sterilisierbeginn ist das Luftventil, das am tiefsten Punkt des Sterilisators angebracht ist, offen. Zeigt das Thermometer am Sterilisator 100° C, so wird das Luftventil gedrosselt, d. h. man läßt jetzt weniger Dampf aus dem Innenraum entweichen, als ihm von der Wasserzone her zugeführt wird. Auf diese Weise entsteht ein Überdruck, der je nach Konstruktion des Apparates zwischen 0,1 und 1 atü liegt. Der nun noch vorhandene Dampfstrom genügt, um ganz allmählich die noch im Sterilisiergut vorhandene Luft auszuscheiden. Der Wasservorrat im Doppelmantel muß natürlich sehr groß bemessen sein, um die Dampfströmung aufrecht erhalten zu können. Daraus ergibt sich, daß die Sterilisation in strömendem Dampf gewisse Nachteile hat:

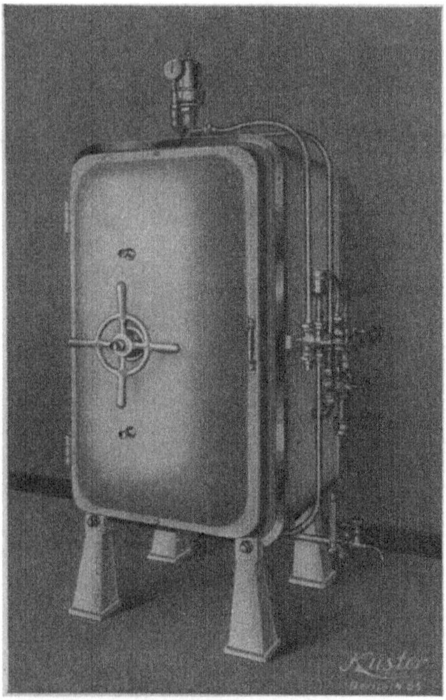

Abb. 6. Sterilisator nach KÜSTER.

1. Den wirtschaftlichen Nachteil, d. h. zur dauernden Wasserverdampfung sind große Heizstoff- und Wassermengen aufzuwenden.

2. Den zeitlichen Nachteil, denn es dauert erheblich länger, ein großes Wasservolumen auf 100° und weiter auf 120° zu erhitzen, als wenn man mit Hilfe eines anderen Sterilisierverfahrens die Wassermenge kleiner bemessen könnte.

Seit etwa 2 Jahren sind nun Apparate mit einer wichtigen technischen Verbesserung, dem Luftabscheider, im Handel, der die oben erwähnten Mängel ausschaltet. In einem Verbandstoffsterilisator mit Luftabscheider wird das Material nicht mehr in strömendem, sondern in ruhendem, gespanntem Dampf sterilisiert. Wie aus der Schnittzeichnung des runden Sterilisators ersichtlich ist, besteht der Luftabscheider aus einem drucksicheren Behälter, der unterhalb des Sterilisierraumes angebracht und mit diesem durch ein Überleitungsrohr verbunden ist. Das Luftventil befindet sich jetzt unten am Luftabscheider. Die Handhabung des Apparates ändert sich nur dahin, daß das Luftventil jetzt nicht mehr gedrosselt, sondern ganz geschlossen wird, wenn das Thermometer 100° C anzeigt.

Naturgemäß müssen die zu sterilisierenden Stücke in einem besonderen Behälter in den Sterilisator gebracht werden. Bisher waren die Verbandtrommeln nach SCHIMMELBUSCH am meisten in Gebrauch bei denen der Wasserdampf durch kleine Löcher in der Wand der Trommel in die darin befindlichen Wäsche- oder Verbandstücke drang. Die Öffnungen können durch einen Schieber geschlossen oder geöffnet werden.

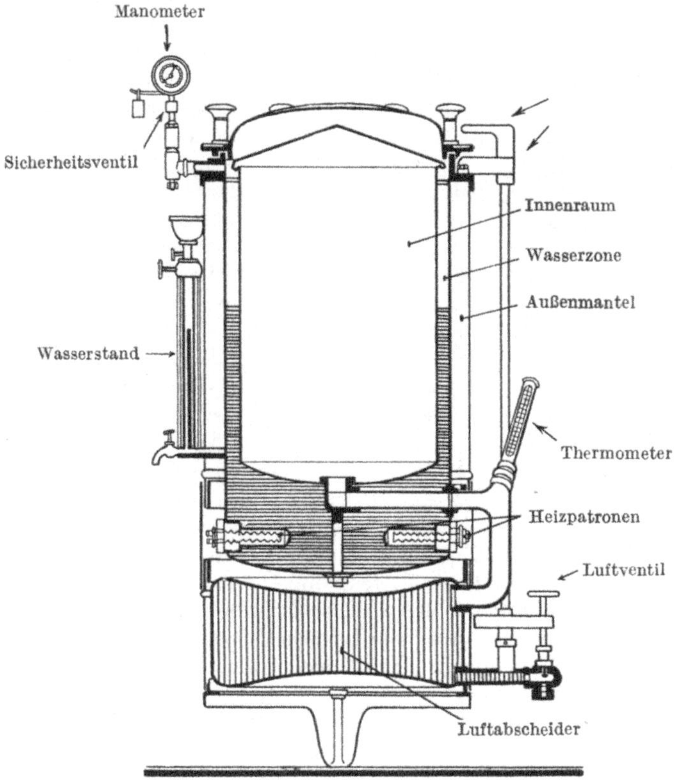

Abb. 7. Querschnitt durch den LAUTENSCHLÄGERschen Sterilisator.

Der Behälter nach SCHIMMELBUSCH hat aber nicht zu verkennende Nachteile. Der Sterilisierdampf dringt seitlich in die Verbandstofftrommeln ein, die spezifisch schwerere Luft soll nach der Seite hin aus den Behältern ausgeschieden werden. Hierbei entsteht eine Dampf-Luft-Turbulenz, und die dadurch entstehenden Luftkerne im Sterilisiergut hemmen die Abtötung der Keime. Das stete Öffnen und Schließen der Schieber am Verbandstoffbehälter nach SCHIMMELBUSCH bedeutet eine Belastung für die den Apparat bedienende Schwester. Wird die Betätigung der Schieber einmal vergessen, so ist die Sterilisation zwecklos. Außerdem setzen sich hinter die Schieber Putzmittelreste.

Neuerdings hat man zwar die gleiche Form der Trommeln, aber eine andere Anordnung der Löcher, durch die der Dampf eintreten soll. Bei den neuen Verbandtrommeln der Firma Lautenschläger Citocert (Abb. 8) tritt der Dampf durch den Deckel ein und durch den Boden wieder aus. An beiden Stellen passiert er eine dichte Köpereinlage. Durch seine Richtung geht auch hier wieder die wichtige Verdrängung von oben nach unten vor sich, nur diese gewährleistet das vollständige Durchdringen des Dampfes. Zweifellos hat die neue Sterilisierungstrommel wesentliche Vorteile vor der alten SCHIMMELBUSCH-Trommel. Außer der richtigen Dampfführung von oben nach unten fällt das Öffnen und Schließen des Schiebers fort, so daß die Gefahr vermieden ist, die Betätigung des Schiebers zu vergessen. Auch kann sich beim Schimmelbusch die Gaze einklemmen, wodurch ebenfalls die Sterilität gefährdet wird. Schafft man sich daher heute neue Verbandtrommeln an, so sind die neuen den alten Trommeln unbedingt vorzuziehen. Werden die Verbandstoffe in Beuteln sterilisiert, so müssen diese aus doppeltem festen Stoff hergestellt sein und als Verschluß einen fest eingenähten Bänderzug haben. Span- oder Weidenkörbe haben als Innenbekleidung festes Segeltuch, doch sind sie zum Sterilisieren für dauernden Gebrauch ungeeignet, weil die große Hitze das Span- oder Weidengeflecht sehr bald brüchig macht.

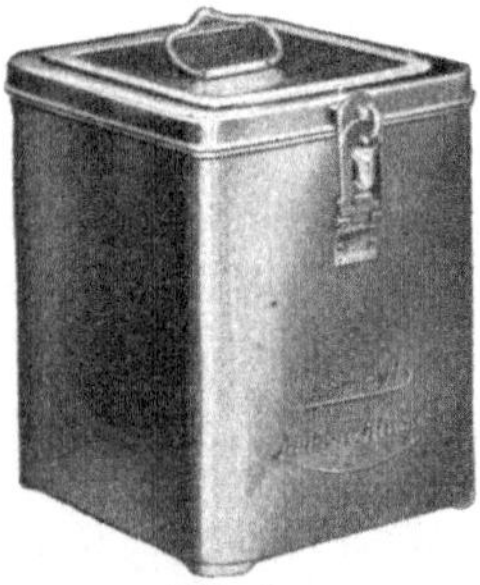

Abb. 8.
Verbandtrommel Citocert nach LAUTENSCHLÄGER.

In größeren Anstalten muß die Sterilisierung jeden Tag geschehen, am zweckmäßigsten werden morgens die Trommeln gleich dahin gebracht, wo sie gebraucht werden, jedes Verbandzimmer hat ja dauernd neue frisch sterilisierte Verbandmaterialien nötig. Hier sei noch einmal kurz darauf hingewiesen, daß die Sterilisierung mit der größten Gewissenhaftigkeit zu geschehen hat, denn von ihr hängt die Keimfreiheit der Wunde und damit die reaktionslose Heilung ab. Eine wesentliche Sterilisierungsanlage zeigt die Abb. 9.

Wir kehren nunmehr zu der Schilderung der Bekleidung im Operationssaal zurück. Der Arzt hat sich die Hände desinfiziert und sichert nunmehr seine Hände durch Überziehen von Gummihandschuhen. In der Regel hält ihm die Schwester die geöffneten

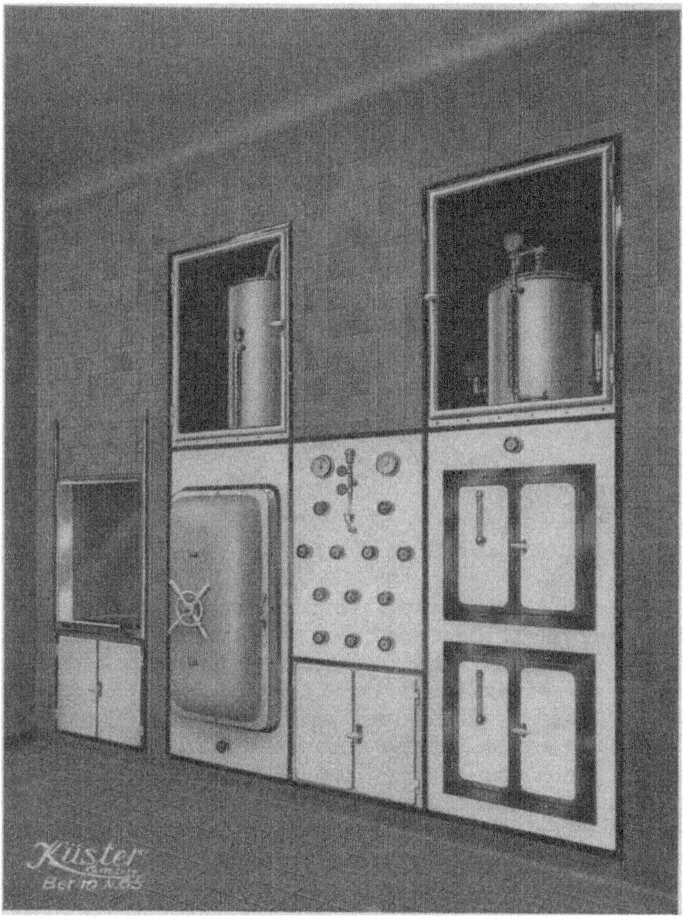

Abb. 9. Große Sterilisierungsanlage der Firma Küster.

Gummihandschuhe hin; die Hand fährt hinein und die Schwester sucht nun den Rand des Handschuhes möglichst weit über den Rand des Ärmels am Handgelenk hinaufzustreifen.

Das Sterilisieren der Gummihandschuhe. Zum Sterilisieren werden die Gummihandschuhe einzeln, ohne daß sie sich gegenseitig berühren, zwischen Gaze oder Filtrierpapier gelegt und gut eingepackt. Zweckmäßig sind dazu kleine Körbchen aus Weidengeflecht, welche eine Innenbekleidung aus Segeltuch haben müssen (Abb. 10). Die Abb. 11 zeigt die Verpackung in dem sehr zweckmäßigen Cheirocert (Lautenschläger). Hier werden die Handschuhe auf Hände aus Preßstoff aufgehängt, damit die spezifisch schwerere Luft nach unten aus den Handschuhen herausfallen kann, und diese dann innen und außen von 120 gradigem Dampf bestrichen werden. Die Zeit- und Materialersparnis durch geringeren Verschleiß der Handschuhe infolge stark verkürzter Sterilisierzeit ist ganz erheblich. In dieser Verpackung werden die Gummihandschuhe eine Stunde im strömenden Dampf sterilisiert. Unzweckmäßig zum

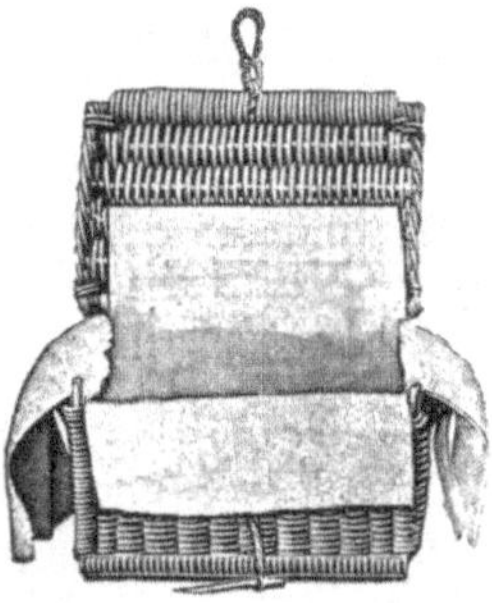

Abb. 10. Weidenkorb.

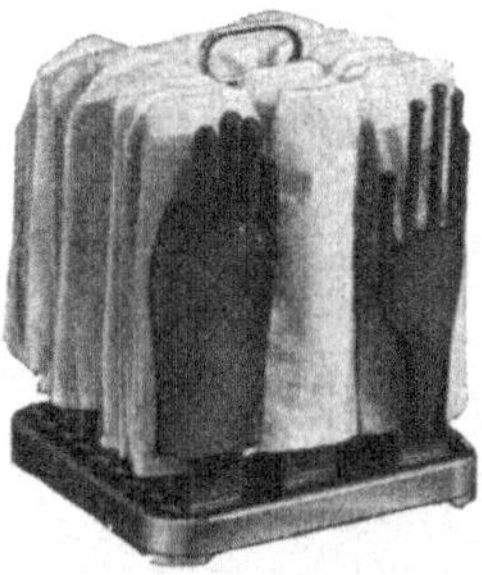

Abb. 11. Cheirocert.

Sterilisieren sind vernickelte Verbandtrommeln, weil Nickel durch Gummi sehr angegriffen wird, jedoch kann man in den neuen verchromten Behältern die Handschuhe ohne Folgen mitsterilisieren. Braucht man schnell einmal sterile Gummihandschuhe, so werden sie einige Minuten gekocht und steril getrocknet. Es empfiehlt sich nicht, nasse Handschuhe anzuziehen; zum Arbeiten sind sie ungeeignet, auch werden die Hände davon angegriffen.

Das An- und Ausziehen der Gummihandschuhe hat mit der größten Vorsicht zu geschehen. Bevor sie angezogen werden, müssen die Hände gut abgetrocknet und gepudert werden. Man kann vor dem Sterilisieren in jeden Handschuh eine gut mit Puder bestreute Mullkompresse stecken, mit der man sich die Hände einpudert. Wir stopfen die Handschuhe nicht aus, sondern sterilisieren eine Streubüchse mit Puder mit der Wäsche zusammen.

Gummihandschuhe, die während der Operation durch Blut oder Fett klebrig geworden sind, kann man sofort durch Aufstreuen einer Spur von sterilem Puder rauh machen.

Reinigung der Gummihandschuhe. Die gebrauchten Gummihandschuhe, die man nicht mit den Händen anfassen darf, werden zunächst $^1/_2$ Stunde in $1^0/_{00}$ige Sublimatlösung gelegt. Dieses greift die Handschuhe weniger an als Lysol und Carbol. Dann werden sie in Sodawasser gelegt, von innen und außen gut gewaschen, unter fließendem Wasser abgespült, einige Minuten gekocht und von beiden Seiten mit einem Handtuch getrocknet. Braucht man die Handschuhe nicht gleich, so werden sie zum Trocknen auf eine Trage gelegt und von Zeit zu Zeit umgedreht. Danach werden sie mit Talkum gepudert, aber nicht so, daß der Puder hineingeschüttet wird; es kommt dann oft vor, daß die Fingerspitzen der Handschuhe voll Puder sind. Man streue vielmehr etwas Puder auf die Gummihandschuhe, wälze sie untereinander und drehe sie dann um.

Flicken der Gummihandschuhe. Zerrissene Gummihandschuhe können sehr gut wieder geflickt werden. Man schneidet aus ganz zerrissenen Handschuhen kleine Fleckchen und klebt mit flüssiger Gummilösung (Paragummi) je eines von innen und außen auf jede defekte Stelle, nachdem man diese mit Äther oder Benzin abgerieben hat. Selbst Finger und größere Teile können auf diese Weise angesetzt werden. Gepudert dürfen die aufgeklebten Stellen während des Reparierens nicht werden. Die Fleckchen fallen wieder ab, sobald Puder dazwischen kommt. Also größte Sorgfalt auch hierbei, damit es nicht vorkommen kann, daß während der Operation kleine Gummistückchen in der Wunde liegen bleiben.

Handschuhe aus Billroth-Batist. Handschuhe aus Billroth-Batist, die uns der Krieg als Ersatz gebracht hat, sind recht unvollkommen. Sie sind durchlässig, schützen also nicht vor infektiösen Keimen und können nicht gekocht, sondern nur in Sublimatlösung desinfiziert werden.

Anhang: Behandlung und Aufbewahren von Gummigegenständen.

(Nach dem „Handbuch für Sanitätsgegenstände".)

Wie man Gummischläuche und andere Gummigegenstände richtig aufbewahrt, ist in dem Handbuch „Vorschriften für die Behandlung der Sanitätsausrüstung"[1] genau beschrieben. Diese Vorschriften sind folgende:

Die aus Gummi angefertigten Gegenstände werden in möglichst luftdicht schließenden, mit Zinkblech ausgekleideten Schränken aufbewahrt. Diese müssen auf Holzklötzen stehen, um gegen die Bodenfeuchtigkeit geschützt zu sein. Unter der Decke werden nebeneinander laufende Holzstäbe angebracht, die mit allen an ihnen hängenden Stücken leicht herausgenommen werden können. Damit die Luft stets einen gewissen Grad von Feuchtigkeit enthält, stellt man ein Gefäß mit Wasser in den Schrank. Dem Wasser werden, damit es nicht fault, einige Tropfen Carbolsäure, Alaun- oder Borsäure hinzugesetzt.

Das Durchschlagen von Nägeln durch die Zinkbekleidung ist wegen Rostbildung zu vermeiden. Man läßt kleine Leisten mit Aushöhlungen für die Stäbe anbringen.

[1] Berlin: E. S. Mittler & Sohn.

Zum Aufbewahren geringer Bestände genügt auch eine lange, mit Zinkblech ausgeschlagene Kiste, die man sich ebenso einrichtet wie den Schrank. Sie muß ebenfalls auf Klötze gestellt werden.

In dem Gummischrank sind aufzubewahren: Gummischläuche und Binden, Irrigatorschläuche, Magensonden, Gummikatheter und Gebläse, Eisbeutel, Wasserkissen, Gummiringe, Gummihandschuhe, Gummifinger. Die Gummischläuche usw. müssen so aufgehängt werden, daß ein Einknicken oder gegenseitiges Berühren vermieden wird. Zum Aufhängen steckt man in die Gummischläuche einen Pfropfen, der so lang sein muß, daß man daran eine Fadenschlinge oder einen Bindenzügel befestigen kann. Würde man den Faden an dem Schlauch befestigen, so würde er, nach längerem Hängen, an dieser Stelle brüchig. Luft- und Wasserkissen, Eisbeutel werden leicht aufgeblasen. Gummibinden werden lose über die Holzbügel gehängt. Gummihandschuhe werden lose in durchlöcherten Pappkästen oder Weidenkörbchen aufbewahrt. Auf alle Fälle muß Luft hinzutreten, fest zusammengepackt dürfen Handschuhe nicht liegen.

Niemals sollen Gummigegenstände mit Metallgegenständen zusammen aufbewahrt werden, auch nicht in einem Raum, der zum Aufbewahren von Salzsäure, Salmiak, Lysol usw. dient. Die Gummigegenstände werden sonst nach kurzer Zeit brüchig.

Von Zeit zu Zeit, etwa alle vier Wochen, werden alle Gummigegenstände, besonders Schläuche und Handschuhe, mit den Händen vorsichtig durchgerieben, durchgeknetet und vorsichtig gedehnt, wobei ein Überdehnen zu vermeiden ist; ein leichtes Einfetten mit Glycerin ist zu empfehlen, auf keinen Fall aber sind Gummigegenstände, Gummihandschuhe, die man aufheben will, zu pudern.

Fangen Gummigegenstände an, hart zu werden, so werden sie in 40^0 warmem Wasser, dem 5% Salmiak zugesetzt sind, unter gleichmäßigem Kneten 15 Minuten gewaschen. Dann werden die Gegenstände noch einmal 15 Minuten in 40^0 warmem Wasser, dem man 5% Glycerin hinzusetzt, in der gleichen Weise bearbeitet. Bevor die Gummigegenstände in den Schrank zurückgehängt werden, müssen sie unter allen Umständen völlig trocken sein. Das Trocknen darf nicht in der Sonne oder in der Nähe der Heizung geschehen.

Das Sterilisieren der Gummischläuche und der zugeschnittenen Gummidrains stößt auf keinerlei Schwierigkeiten. Sie werden 10 Minuten in 3%igem Sodawasser gekocht. Will man sie steril aufbewahren, so werden sie entweder trocken in einem größeren sterilen Glasgefäß oder in 3%igem Borwasser aufbewahrt. Die Gefäße müssen dicht verschlossen werden. Das Aufbewahren in 3%igem Carbolwasser ist nicht zu empfehlen, da die Gummidrains darin brüchig werden und dann in der Wunde abbrechen. Auf alle Fälle vermeide man, schwarze Schläuche als Drains zu verwenden, da sie keine Elastizität besitzen und im Gebrauch zusammenfallen. Am besten ist der dickwandige rote Gummischlauch.

Zwirnhandschuhe. Zwirnhandschuhe werden mit der Wäsche sterilisiert. Sie werden häufig über die Gummihandschuhe gezogen. Einen eigentlichen Schutz gewähren sie nicht. Sie haben den Zweck, die Glätte der Gummihandschuhe, die beim Operieren, besonders bei gewissen Handgriffen (z. B. Zurückhalten der Leber) lästig ist, zu verhüten. Nach dem Gebrauch legt man sie sofort in lauwarmes Sodawasser, dem etwas 3%ige Wasserstoffsuperoxydlösung zugesetzt wird, wäscht sie dann gründlich mit Seife und kocht sie in Sodawasser.

Wie schon ausgeführt, genügt für die Vernichtung besonders widerstandsfähiger Sporen die oben angegebene Sterilisierung nicht mehr, sondern eine absolute Keimfreiheit kann man nur erreichen, wenn man die Handschuhe im Hochdrucksterilisator keimfrei macht. Jedoch halten die üblichen Gummihandschuhe die hohe Temperatur von 120^0 nur kurze Zeit aus. In dem Handschuhsterilisator Cheirocert (Abb. 11) können die Handschuhe in 20 Minuten sicher sterilisiert werden. Diese Sterilisierung muß natürlich für sich erfolgen getrennt von den Verbandstoffen.

Die Gummihandschuhe müssen getrennt nach zwei Sorten behandelt werden. Neue oder nur wenig gebrauchte sollen zu den aseptischen Operationen genommen werden, mehrfach gebrauchte werden zu eitrigen Operationen verwandt, später zu Untersuchungen schwerer infizierter Stellen, wie furunkulöser Ekzeme, Zellgewebsentzündungen, entzündlicher Anschwellungen, schließlich zu Vaginal- und Mastdarmuntersuchungen. Einmal hierzu gebrauchte Handschuhe dürfen nie mehr im aseptischen Operationssaal verwandt werden.

Vor dem Überstreifen der Gummihandschuhe wird vielfach noch ein Stulpen angewandt, der, aus Trikotschlauchbinde hergestellt, die Hand bis zu den Grundgelenken der Finger bedeckt und nach oben hin das Handgelenk durch Überstreifen über den Ärmel abschließt. Diese Stulpen werden durch einfaches Umsäumen des Randes eines Stückes Trikotschlauchbinde und nach Herstellung des Loches für den Daumen aufgerollt und so sterilisiert. Wird jetzt der Handschuh übergestreift, so ist damit tatsächlich ein vollkommener Abschluß der Haut erreicht.

Damit ist die Vorbereitung des Arztes beendet und wir gehen nun über zur

B. Vorbereitung des Kranken.

Der Kranke erhält am Vortage ein warmes Bad. Die Reinigung des Operationsgebietes geschieht durch Abreiben mit Benzin, durch Rasieren und durch Bestreichen des Operationsgebietes mit Jodtinktur, die 5—10%ig sein soll. Da der Alkohol der Jodtinktur leicht verdunstet, so dickt sich diese ein, und man sieht daher manchmal tief dunkelbraune Jodtinktur, die zu starken Hautreizungen Anlaß geben kann. Der Erfahrene weiß, wie dunkel die Farbe sein darf. Die Jodtinktur kann an allen Stellen des Körpers angewandt werden mit Ausnahme des Halses bei Strumaoperationen, wo wir besser nur eine alkoholische Säuberung der Haut vornehmen.

Nach dem Jodanstrich wird über den Kranken ein steriles Tuch gebreitet, das in der Mitte ein Loch hat, in dem das Operationsfeld freiliegt. Wir haben in der Klinik vollkommen geschlossene Abdecktücher, dann Tücher mit einem Schlitz und Lochtücher; allerdings werden in jedem Operationssaal andere Tücher verwandt werden, wie sie eben der leitende Arzt und die Operationsschwester für richtig halten.

Als bewährt sind folgende Tuchgrößen zu empfehlen:

1. Abdecktuch	2 : 1,40 m		
	1,60 : 1,50 m		
	1 : 1 m		
2. Schlitztuch	2,50 : 1,60 m.		

Der Schlitz soll nicht in der Mitte des Tuches liegen, sondern auf der Grenze vom ersten zum zweiten Viertel.

3. Lochtuch	2 : 2,60 m	Lochdurchmesser	35 cm
	2,70 : 1,40 m	,,	28 : 41 cm
	1 : 1 m	,,	$17^1/_2$ cm
	$^1/_2 : {}^1/_2$ m	,,	10 : 7 cm.

Es soll von den Kranken nunmehr nur noch das Gesicht und das Operationsfeld freiliegen. Aber auch das Gesicht muß von dem Operationsfeld sicher getrennt werden, um die Asepsis nicht durch Hustenstöße zu gefährden. Daher setzt man einen Narkosebügel über den Kopf und befestigt an ihm ein abschließendes Tuch.

Von größter Wichtigkeit ist es, den Kranken auf dem Operationstisch warm zu halten, daher zieht man ihm gern lange wollene Strümpfe über, Kinder packt man am besten — jedes Beinchen für sich — in Watte ein.

Es ist noch darauf zu achten, daß die Arme sich nicht an der Kante des Operationstisches drücken, es können hierdurch Schädigungen, ja Lähmungen des Speichennerven hervorgerufen werden. Daher werden die Arme geschützt durch Leder- oder dicke Stoffmanschetten.

C. Die Vorbereitung des Instrumentariums.

1. Die Sterilisierung der Instrumente.

Alle Metallinstrumente werden durch Auskochen steril gemacht. Schimmelbusch führte den Instrumentensterilisator ein, in dem die meisten Bakterien abgetötet werden und zwar schon nach kurzer Zeit. So hat man jahrzehntelang Instrumente durch einfaches 10 Minuten langes Auskochen sterilisiert (Abb. 12). Um das Rosten zu vermeiden, setzt man dem Wasser Soda zu und zwar 2 Eßlöffel chemisch reiner Soda auf 1 Liter Wasser, auch wird empfohlen, 10 ccm Lysol auf 1 Liter Sodawasser hinzuzusetzen, weil dadurch der weiße Niederschlag, der sich von der Soda bildet und das Rostansetzen besser vermieden wird. Sind die Instrumente aber schlecht vernickelt, was man an dem bläulichen Glanze sofort wahrnimmt, so rosten sie trotz aller Bemühungen. Die modernen verchromten Instrumente werden nicht angegriffen.

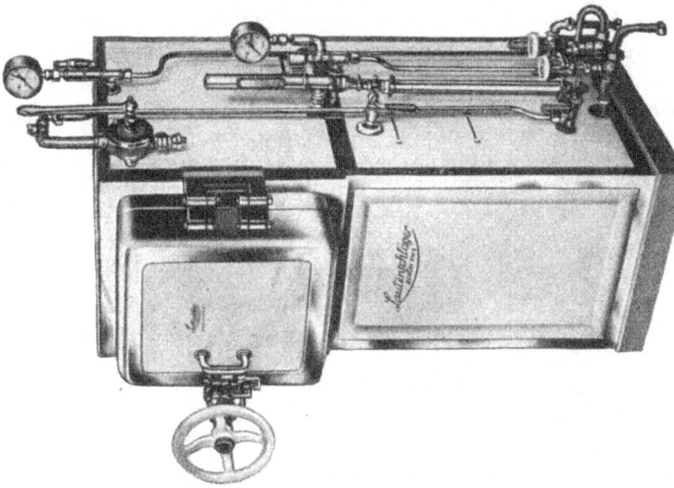

Abb. 14. Multizert (LAUTENSCHLÄGER).

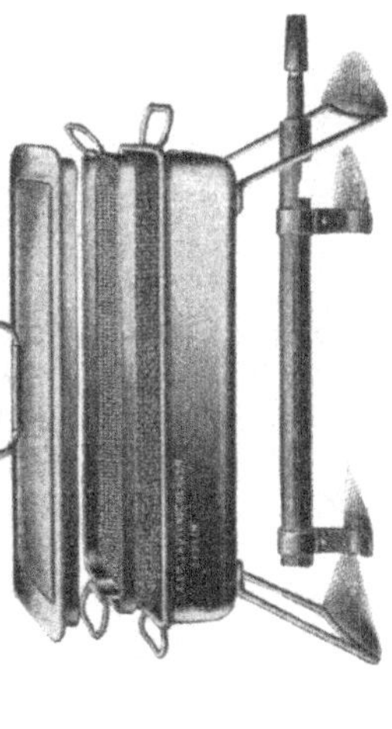

Abb. 12. Älterer Instrumentenkocher für kleine Betriebe.

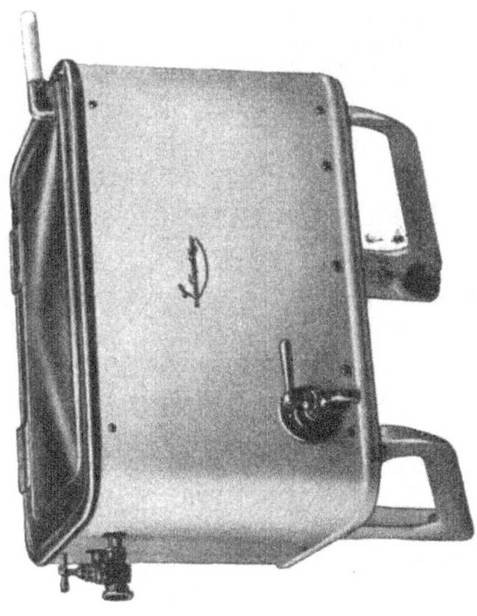

Abb. 13. Elektr. Kocher nach LAUTENSCHLÄGER.

Diese Instrumentensterilisierung ist durch die KONRICHschen Untersuchungen wie alle anderen Sterilisierungsmethoden angegriffen worden. Es konnte auch hier nachgewiesen werden, daß die Sporen vieler widerstandsfähiger Arten nicht abgetötet werden. Man erreicht dies nur mit dem Hochdrucksterilisator, von dem die Abb. 13 das Modell von LAUTENSCHLÄGER zeigt, diese erreichen binnen weniger Minuten 120^{0} und sterilisieren mit Sicherheit in 6 Minuten. Auch der Reindampfsterilisator „Multizert" erreicht in kurzer Zeit Sterilisierung (Abb. 14). Aber die meisten Kliniken besitzen die Hochdruckapparaturen noch nicht, es ist ja auch zu kostspielig, die ganzen vorhandenen Apparate plötzlich abzubauen. Aber es ist

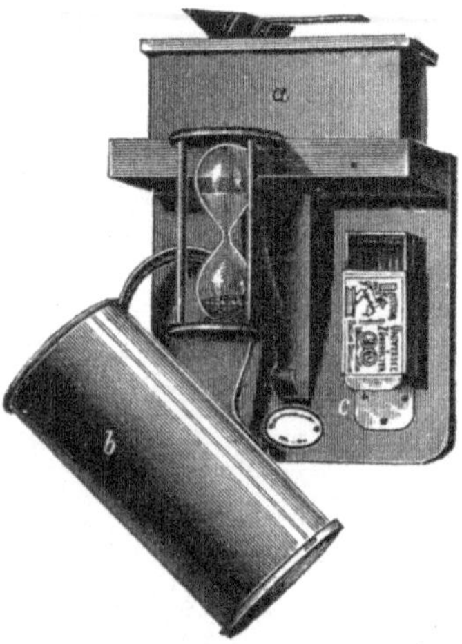

Abb. 15.
Etagere mit Sodakasten, Meßgefäß, Sanduhr und Streichholzbehälter.

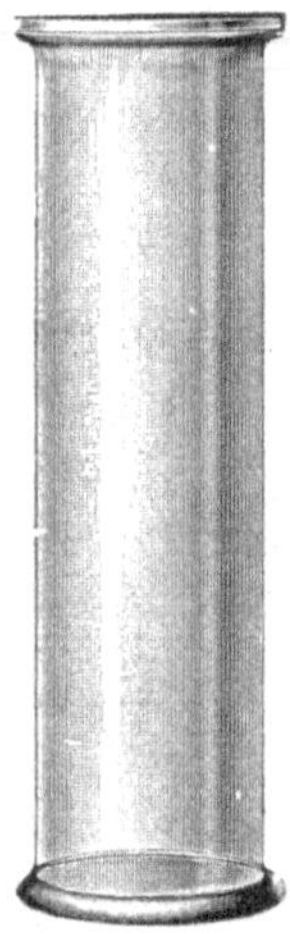

Abb. 16.
Standglas.

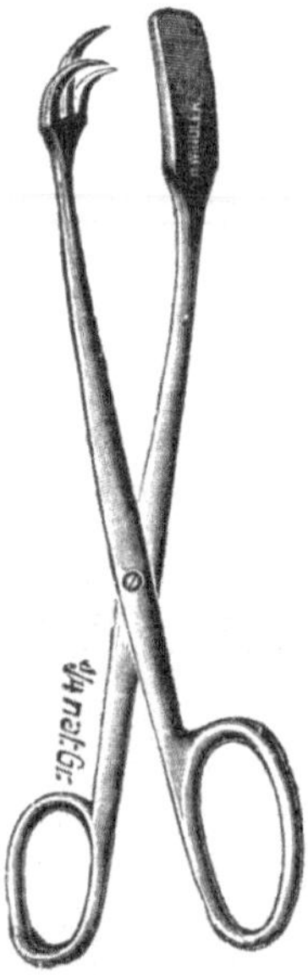

Abb. 17.
Zange zum Herausnehmen der Wäsche und Verbandstoffe.

natürlich wünschenswert, daß bei Neueinrichtungen und bei Ersatz unbrauchbar gewordenen Sterilisiergerätes die modernen Hochdruckapparaturen angeschafft werden, denn nur sie gewährleisten nach dem jetzigen Stande unserer Kenntnisse völlige Keimfreiheit.

Von allen Sterilisationsprozeduren schädigt die Sodasterilisation am wenigsten die Metallinstrumente. Zweckmäßig ist es, die nötigen Utensilien für Soda zusammen neben dem Kocher zu haben. Abb. 15 zeigt ein kleines Wandbrett mit einem Glaskasten für Soda und einen Maßlöffel, welcher genau 10 g faßt. Unten hängt ein Litermaß, eine Streichholzbüchse und eine 5- und 10-Minuten-Sanduhr. Das Wasser im Kocher ist nach Bedarf zu erneuern.

Die Griffe, mit denen die Siebe aus dem Kocher herausgenommen werden, sind täglich auszukochen. Sie bleiben in einem Gefäß mit desinfizierender Lösung stehen (3%ige Lysolseifenlösung) (Abb. 16).

Das Gefäß, am besten aus Emaille, hat seinen Platz neben dem Kocher. Die Siebe mit den ausgekochten Instrumenten werden auf einen aseptisch abgedeckten Tisch gestellt und bis zum Gebrauch gut zugedeckt. Früher wurden die Instrumente nach dem Kochen mit physiologischer Kochsalzlösung abgespült. Davon ist man abgekommen. Die ausgekochten Instrumente werden nicht mehr berührt.

Alle Instrumente werden nach dem Gebrauch erst gut mit warmem, nicht heißem Wasser abgespült, gründlich gebürstet, auf einem Sieb sortiert und 10 Minuten gekocht. Um genau die Kochzeit innezuhalten, ist es zweckmäßig, neben dem Kocher eine 5- und 10-Minuten-Sanduhr anzubringen. Scheren, Klemmen usw. werden im geöffneten Zustande gekocht, aber nicht auseinandergenommen, denn es ist nachher recht schwer, die einzelnen Teile wieder richtig zusammenzufinden. Wenn auch in der Regel die Teile numeriert sind, so verschwinden die Nummern doch recht bald. Einzelne Teile gehen sonst zu leicht verloren.

Instrumente, die nicht mehr gebraucht werden, trocknet man mit einem weichen Tuch ab und legt sie entweder gleich wieder sortiert auf Siebe oder in den Schrank zurück. Instrumente, welche Scharniere, Schrauben usw. haben, müssen nach jedem Gebrauch mit Vaseline oder flüssigem Paraffin geölt werden. Rostige Instrumente werden mit Schlemmkreide und Salmiak geputzt, wenn man sie nicht gleich vernickeln lassen kann, was am besten ist. Alle Instrumente müssen stets in einem tadellosen Zustande sein.

Um zu jeder Zeit sterile Instrumente und Verbandstoffe herausnehmen zu können, müssen ständig einige lange Kornzangen in hohen, mit desinfizierender Lösung gefüllten Standgläsern zur Verfügung stehen (Abb. 16). Die Kornzangen müssen täglich frisch gekocht und die Lösung muß nach Bedarf erneuert werden (Abb. 17). Geeignet sind: 3%ige Lysolseifenlösung, 3%ige Lysoformlösung, oder auch 10%iges gekochtes Sodawasser. Es empfiehlt sich, zum Schutze des Glasgefäßes eine sterile Mullkompresse hineinzulegen, weil sonst sehr leicht durch zu scharfes Hineinstellen der Zange der Boden springt.

2. Die Behandlung von Spritzen und Kanülen.

Die Behandlung von Spritzen und Kanülen muß mit großer Sorgfalt geschehen, denn beide sind empfindliche Instrumente und zerbrechen bei unrichtiger Behandlung leicht. Während man früher Glasspritzen, Hartgummispritzen, Metallspritzen verwandte, kommen heute für die Chirurgie im wesentlichen nur noch zweierlei Spritzen in Frage, nämlich erstens Rekordspritzen und zweitens

LUERsche Glasspritzen; zu erwähnen wäre höchstens noch die Spritze zur Anästhesie der Harnröhre. Der wesentlichste Punkt der Rekordspritze, die vor Jahrzehnten zuerst von der Firma

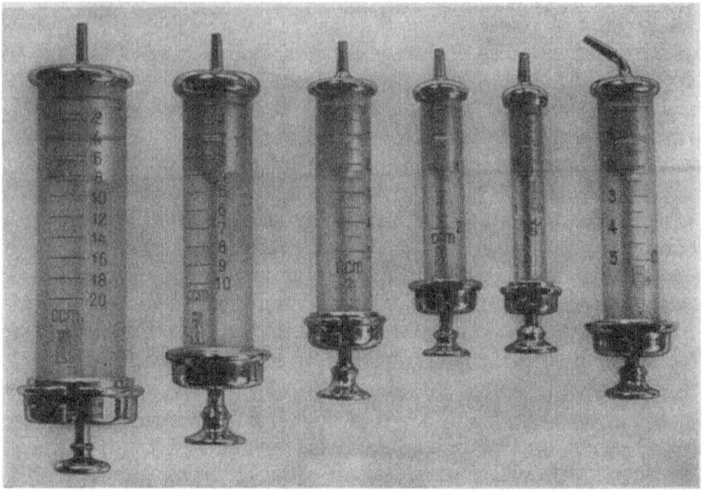

Abb. 18. Rekordspritzen, die letzte nach HACKENBRUCH.

Dewitt & Herz in Berlin, jetzt aber von drei verschiedenen Fabriken hergestellt wird, ist der in den Glaszylinder eingeschliffene Metallkolben. Die gute Arbeit der Spritze beruht auf der tadellosen Gleitfähigkeit dieses Kolbens im Zylinder. Einen Satz Rekordspritzen stellt die Abb. 18 dar. Die letzte auf der Abbildung hat ein knieförmig abgebogenes Ansatzstück. HACKENBRUCH in Wiesbaden hat diese Spritze angegeben und sie ist noch vielfach in Gebrauch bei der Lokalanästhesie, weil das Einstechen der Kanüle angenehmer ist von einer Spritze aus, die annähernd senkrecht zur Kanüle steht. Weniger angenehm erscheint das Aufsetzen eines solchen knieförmigen Ansatzstückes (Abb. 19), das jede Rekordspritze in eine HACKENBRUCH-Spritze verwandelt und zwar deshalb, weil der nunmehr doppelte Aufsatz von Ansatzstück und Kanüle sich leicht löst. Ganz besonders leicht kommt das vor, wenn die Spritze länger im Gebrauch ist und Konus und Ansatz ausgeleiert sind. Die HACKENBRUCH-Spritzen erfordern besondere Kanülen wie sie die Abb. 20a zeigt. Das Ansatzstück wiederum hat diese nicht nötig. Zusammenfassend muß das Urteil lauten, daß die

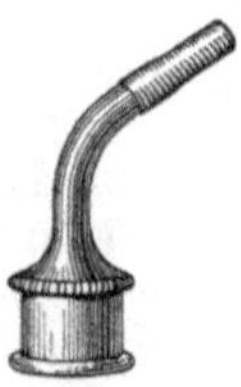

Abb. 19. Knieförmiges Ansatzstück.

HACKENBRUCH-Spritze sehr gute Dienste leistet, daß aber die Ersatzspritze mit dem Ansatz nicht zweckmäßig ist.

Vielfach verwendet man statt der HACKENBRUCH-Spritze und der gewöhnlichen Rekordspritze die sog. Flachspritze nach Dr. ENGWER, bei dem der Ansatz nicht auf der Mitte des Zylinders sitzt, sondern exzentrisch, seitlich, wie die Abb. 20b es wiedergibt; sie wird gern zur intravenösen Injektion verwandt, da sich die Kanüle erheblich mehr als bei den gewöhnlichen Rekordspritzen in die Ebene der zu injizierenden Vene einlegt. Spritzen mit auswechselbarem Glaszylinder werden von der Firma Schott, Jena, unter dem Namen der Ka-Pe-Ge-Spritzen (Abb. 21) in den Handel gebracht. Die obere und untere Metallbegrenzung läßt sich vom Zylinder abschrauben und wenn dieser zerbrochen ist, kann er ersetzt werden. Die Spritze ist heute in so tadelloser Ausführung vorhanden, daß ihre Anschaffung lohnend ist.

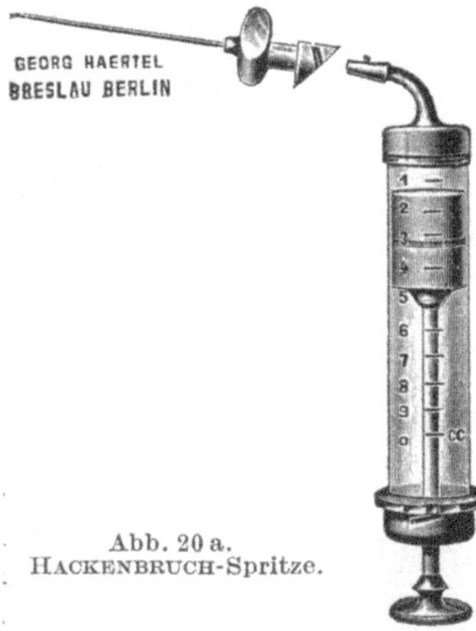

Abb. 20a. HACKENBRUCH-Spritze.

Metallspritzen sind im chirurgischen Betriebe nur selten anzutreffen, dagegen verwendet der Zahnarzt die Metallspritzen mehr als die Rekordspritzen. Sie haben den Vorteil, nicht zu zerbrechen, dagegen den großen Nachteil, daß man nicht sieht, wie die Lösung aussieht, die man einspritzt. Ist eine Rekordspritze im geringsten verunreinigt, so teilt sich dies sofort der Lösung mit. Bei der Metallspritze fehlt diese Kontrolle, daher muß sie vor jedem Gebrauch auseinandergenommen werden, von innen mit einem sterilen Tupfer und einer Pinzette gut ausgerieben und mit Kochsalzlösung durchgespritzt werden. In den Fugen der Metallspritze setzt sich leicht Soda und Rost fest. Die Metallspritze nach HAMMER hat ein besonders konstruiertes Ansatzstück, in dem dann die ebenfalls besonders konstruierten Kanülen unverrückbar fest sitzen.

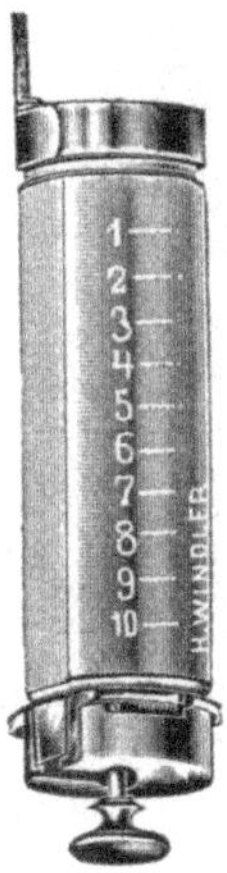

Abb. 20b. Flachspritze nach Dr. ENGWER.

Hohlnadeln oder Kanülen sind schwer zu behandeln, alle Bemühungen, den Rost von ihnen fernzuhalten, sind bisher fehlgeschlagen. Als die Kanülen aus rostfreiem Stahl aufkamen, wurden sie mit Freude aufgenommen, aber bald stellten sich verschiedene Nachteile ein. Einmal haben wir den Eindruck gehabt,

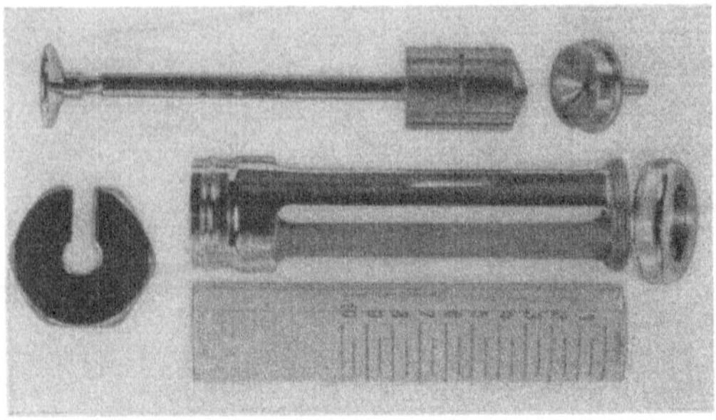

Abb. 21. Ka-Pe-Ge-Spritze.

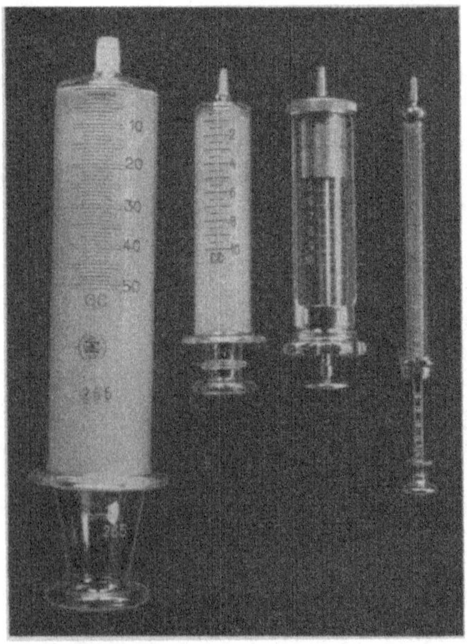

Abb. 22. Glasspritze, Ka-Pe-Ge-Spritze. Tuberkulinspritze (auch für Injektionsbehandlung der Hämorrhoiden).

daß auch sie nicht gänzlich rostfrei waren, jedenfalls ist keine der Schwestern des Operationssaales von der Rostfreiheit überzeugt; dann sind sie biegsamer und geschmeidiger als die aus reinem Stahl, so daß man sie für die feineren Injektionen wie Morphium usw. und vor allem die Quaddelbildung im Beginn der Lokalanästhesie nicht recht verwenden kann. Bei dem Gebrauch der rostfreien Kanülen wurden also sofort nur die stärkeren Sorten verwandt. Im ganzen sind wir nach und nach dann auch bei den anderen Kanülengrößen zu den alten Stahlkanülen zurückgekehrt. Wässerige Lösungen können mit feinen Kanülen injiziert werden, für ölige dagegen, wie z. B. den Campher, braucht man zweckmäßigerweise etwas dickere. Punktionskanülen müssen natürlich noch stärker sein und meistens auch länger. In der Aufbewahrung bleiben die

Kanülen zur Lokalanästhesie vollkommen für sich. Vor dem Gebrauch hat die Schwester darauf zu achten, daß sie tadellos spitz sind und keine Spur von Rost enthalten.

Die Behandlung der Spritzen und Kanülen muß getragen sein von dem Bewußtsein, daß diese Instrumente irgendwelche Medikamente oder Substanzen direkt in den Körper hineinbringen sollen; von ihrer Keimfreiheit hängt also der gute Verlauf des Eingriffes wesentlich mit ab. Nirgends muß daher das aseptische Gewissen stärker geschärft sein als bei der Behandlung der Spritzen und Kanülen. Aber nicht nur die Keimfreiheit müssen wir unbedingt erzielen, eine zweite nicht minder wichtige Forderung ist die nach der Abwesenheit von allen Chemikalien. Daß diese Forderung sicherlich nicht überall erfüllt ist, kann man daran sehen,

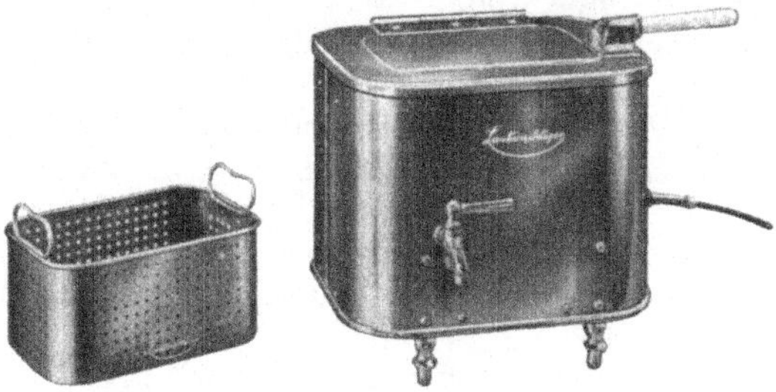

Abb. 23. Kleiner Metallkocher.

daß vielfach die Spritzen noch mit Soda ausgekocht werden, was unbedingt zu verwerfen ist. Aber auch die Aufbewahrung in Alkohol oder in Lysolseifenlösung erscheint mir nicht aseptisch genug, obwohl ich nicht imstande bin, etwas Wesentliches dagegen auszusagen. Die einzig richtige Sterilisierung ist die in Wasser, nach einigen sogar in destilliertem Wasser, ohne das Auskochen in Soda; die einzig richtige weitere Behandlung ist das Fortlegen in eine sterile sichere Umgebung. Das Kochen geschieht in kleinem Metallkocher wie obenstehend (Abb. 23). Danach kann als die beste, sicherste Behandlung der Spritzen und Kanülen folgendes Vorgehen empfohlen werden: die Schwester kocht täglich morgens soviel Spritzen und Kanülen aus, wie sie voraussichtlich braucht; das werden in einem größeren Betriebe an einem Tage, an dem nicht durchgehend operiert wird, 4—5 Spritzen und die dazu gehörigen Kanülen sein. Nach dem Auskochen werden sie in eine sterile Emailleschale gelegt, deren Boden ein Stück steriler Mull bedeckt. Man kann statt des Mulls auch Billroth-Batist nehmen; Mull hakt sich an den Kanülenenden fest, was sich jedoch bei einiger Vorsicht vermeiden läßt. Von der Firma Windler werde ich darauf aufmerksam gemacht, daß man nach Auflegen der Spritzen, die nach Zylinder und Kolben getrennt sind, auf dem Mull beobachtet hat, daß sich winzige Mullfäserchen zwischen Kolben und Zylinder geklemmt haben und die Spritze so zerstört haben. Nach unserer Erfahrung, die sich auf viele Jahre erstreckt, muß das ein vereinzeltes Vorkommnis sein, das hier aber doch erwähnt sein soll.

Über das Auskochen noch einige Einzelheiten. Spritzen und Kanülen werden für sich gekocht, niemals mit anderen Instrumenten zusammen. Sie werden in Zylinder und Kolben auseinandergenommen und mit kaltem Wasser aufgesetzt. Das Einwickeln des Glaszylinders in Gaze ist nicht unbedingt notwendig, aber zu empfehlen, weil der empfindliche Glaszylinder beim Aufsetzen oder Abnehmen des Kochers leicht verletzt wird. Das Kochen geschieht in reinem Wasser ohne Soda.

Die Zusammensetzung der Spritze darf erst nach der Abkühlung geschehen.

Infizierte Spritzen werden auseinandergenommen, in fließendem Wasser gründlich mit Bürste und Tupfer mechanisch gereinigt und ausgekocht. Nur bei schwerster Eiterung sollte man sie nach dem Abspülen einige Zeit in desinfizierende Flüssigkeit legen, im allgemeinen genügt das Abspülen und Abwaschen mit nachfolgendem Auskochen.

Alle Spritzen müssen nach dem Gebrauch sofort auseinandergenommen werden, das gilt für alle ohne Ausnahme. Besonders betont muß es aber werden für solche Spritzen, mit denen man Blut entnommen hat, oder Tetanusantitoxin oder Calorose injiziert hat. Der Kolben trocknet in wenigen Sekunden fest und eine Trennung von Kolben und Zylinder ist nicht mehr möglich. In manchen Fällen gelingt es schließlich doch noch durch Einlegen in 3%ige Wasserstoffsuperoxydlösung, eine Lösung zu bewirken, besser bewährt hat sich mir das Einlegen der ganzen Spritze in Eis, im Winter für längere Zeit ins freie, der Metallkolben zieht sich dann stärker zusammen als der Glaszylinder und eine Trennung ist bisweilen noch möglich. Auch das Einspritzen von Chloräthyl kann durch die Vereisung diese Wirkung haben. Schließlich gibt es beim Instrumentenmacher eine Vorrichtung, durch die die Spritze auf mechanischem Wege gelöst werden kann.

Über das Aufbewahren der Spritzen und Kanülen ist oben gesprochen worden. Es soll hier nur darauf hingewiesen werden, daß bei der Aufbewahrung in absolutem Alkohol, wie es sehr beliebt ist, oder in 3%iger Lysolseifenlösung die Spritzen sorgfältig und gewissenhaft mit physiologischer Kochsalzlösung durchgespritzt werden müssen, ehe sie gebraucht werden. Da viele Medikamente sehr empfindlich sind, besonders die hormonalen wie Adrenalin und Hypophysin und andere und sich durch die geringsten Spuren von Alkohol oder etwas anderem verändern, so ist das reichliche Durchspritzen notwendig. Besser ist das stete Bereithalten ausgekochter steril aufbewahrter Spritzen. Überhaupt soll man Chemikalien am besten vermeiden, der aseptisch geschulte Arzt und die Schwester wird nur dann das Gefühl der unbedingten Sicherheit haben, wenn die Instrumente physikalisch sterilisiert wurden.

Die Aufbewahrung kleiner Kanülen, wie sie der praktische Arzt für seine Zwecke braucht, geschieht am zweckmäßigsten in zwei sterilen PETRI-Schalen, von denen die eine die sterilen Kanülen mit dieser Aufschrift enthält, die zweite die gebrauchten mit der Aufschrift: „gebrauchte Kanülen".

Das Rosten der Kanülen ist so gut wie unvermeidlich. Es gibt tatsächlich keine Möglichkeit, es zu verhindern. Das Durchspritzen der Kanülen mit Alkohol oder Äther mit nachfolgender Durchblasung mit dem Gebläse kann gute Dienste tun, aber ich kenne erfahrene Operationsschwestern, die auf die Trocknung verzichten und die Kanülen fortlegen wie sie aus dem Kocher kommen. Für längere Aufbewahrung empfiehlt sich die Trocknung durchaus. Nach dem Trocknen werden die sterilen und getrockneten Mandrins eingezogen.

3. Die Vorbereitung des Nahtmaterials.

a) Nadeln. Nadeln werden zum Kochen in kleine gelochte Kästchen gelegt (Abb. 24 u. 25). Da die Nadeln, wenn sie trocken

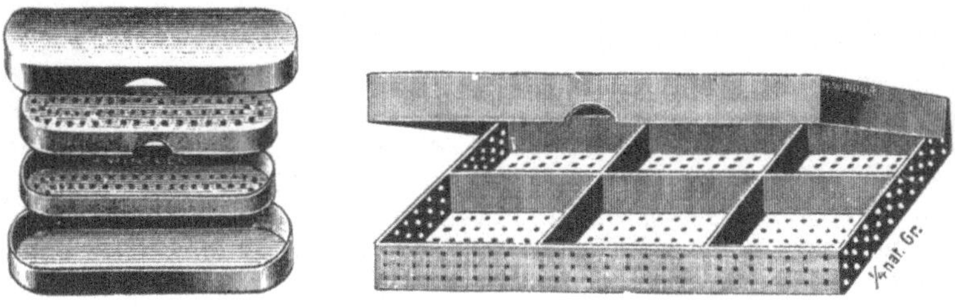

Abb. 24 und 25. Nadelkästen.

liegen, sehr leicht rosten, legen wir sie nach dem Kochen in sterile PETRI-Schalen mit Seifenspiritus, jede Sorte für sich. Vor dem Gebrauch werden sie in einem Schälchen mit Alkohol abgespült und nach dem Kochen wieder in den Seifenspiritus zurückgelegt.

Die PETRI-Schalen werden jeden Morgen frisch gekocht, die Nadeln bleiben dabei in den Schalen liegen, während der Seifenspiritus in ein steriles Töpfchen abgegossen und nachher wieder auf die Nadeln in die Petrischalen zurückgebracht wird. Dickt der Seifenspiritus sich durch Verdunsten ein, so gießt man entsprechend Spiritus hinzu. Von Zeit zu Zeit wird der Seifenspiritus durch frischen ersetzt und der gebrauchte kann für andere Zwecke weiter verwendet werden.

b) Seide. Im Gebrauch ist starke, mittelstarke, feine und Gefäßseide zum Nähen und Unterbinden.

Leider haben die Firmen für die einzelnen Stärken verschiedene Nummern. Es wäre sehr zu wünschen, wenn sie sich auf die gleichen Nummern einigen würden.

Feine Seide wird am besten auf kleine Glasplatten gewickelt, der Faden bleibt dann glatt und ringelt sich beim Nähen nicht. Die stärkeren Nummern wickelt man auf Rollen.

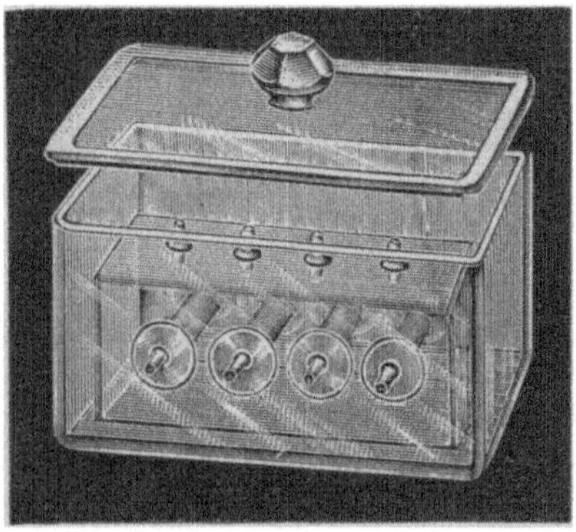

Abb. 26. Aufbewahrungskasten für sterile Seide.

Oft werden Klagen laut, daß die Seide zu leicht reißt. Das liegt an der fehlerhaften Sterilisation derselben. Die einfachste und sicherste Desinfektion ist die folgende: Die Seide wird in einer 1‰igen farblosen, chemisch-reinen Sublimatlösung gekocht und dann in absoluten Alkohol gelegt.

Zum Kochen eignet sich ein kleiner Emailletopf sehr gut, von dem nichts abgesprungen sein darf, weil sich sofort Rost bildet, der in Verbindung mit Sublimat dieses und die Seide braun färbt. Die Seide wird in das kochende Sublimat gelegt. Die feinen Nummern werden 5 Minuten gekocht, die stärkeren 10 Minuten. Das Alkoholgefäß, in das die gekochte Seide gelegt wird, muß steril sein und einen gut abschließenden Deckel haben.

Für einen kleinen Betrieb und für den praktischen Arzt sind Kästen, wie sie die Abb. 26 zeigt, recht zweckmäßig. Von Zeit zu Zeit müssen sie gekocht und der Alkohol erneuert werden. Nach Möglichkeit ist zu vermeiden, daß die Seide zusammen mit den Instrumenten gekocht wird. Denn das Sodawasser macht den Faden weich, schlüpfrig und zerreißbar.

Die sterile Seide soll nicht mit blutigen Händen angefaßt werden; läßt sich dies nicht vermeiden, so muß sie nochmal gekocht werden. Häufiges Kochen aber beeinträchtigt die Haltbarkeit der Seide sehr, deshalb soll sie nur mit sterilen Händen angefaßt werden oder im absoluten Alkohol liegen bleiben, während der Faden mit einer reinen sterilen Pinzette und Schere abgeschnitten wird.

Die Fabriken liefern auch gebrauchsfertige Nähseide in zugeschmolzenen Glasröhrchen. Für den praktischen Arzt ist diese Form ein dringendes Bedürfnis. Die Glasröhrchen sind in der Regel sehr eng; es ist deshalb darauf zu achten, daß nach Eröffnen derselben das Fadenende nicht den äußeren Rand des Röhrchens berührt. Am besten ist es, die Seide sofort mit einer Pinzette aus der Glasröhre herauszunehmen und in ein steriles Gefäß mit absolutem Alkohol zu legen. Der Faden wird mit einer Schere und Pinzette in der Schutzflüssigkeit abgeschnitten, so daß das Fadenende sofort wieder untertauchen kann.

Auch in trockenem Zustande wird sterile Nähseide geliefert. Sie wird mit Papierpackung und Schachtel im Dampf sterilisiert und danach mit einem antiseptischen Mittel (Jod) imprägniert[1].

Gefäßseide und Zwirn werden gekocht wie andere Seide. (Zubereitung der Gefäßnadeln siehe Gefäßnaht, S. 120).

c) Catgut. Da die Desinfektion des Rohcatguts sehr umständlich ist, befassen sich nur wenige Operationsschwestern mit derselben. Wenn wir auch verschiedene Methoden haben, durch welche wir das Rohcatgut einwandfrei sterilisieren können, so werden wir bei der Sterilisation des Rohcatguts in der Klinik nie die Zugfestigkeit des Fadens erzielen, die das während der Fabrikation sterilisierte Catgut besitzt. Die meisten Kliniken sind daher zur Verwendung des gebrauchsfertigen Catguts übergegangen, welches von den Catgutfabriken — Catgutfirmen: Karl Wießners Catgutfabrik, Berlin O 112, B. Braun, Melsungen; Hamburger Catgutfabrik Braun, Hamburg; Pfrimmer & Co., Nürnberg; Dronke, Ehrenfeldt b. Köln — in verschiedenen Packungen geliefert wird. Über die Art der Sterilisation des Sterilcatguts während der verschiedenen Fabrikationsphasen kann sich die Operationsschwester an Hand von Beschreibungen, welche die Firmen zur Verfügung stellen, unterrichten. Wie die mehrjährigen eingehenden Untersuchungen im Reichsgesundheitsamt gezeigt haben, sind die verschiedenen deutschen Sterilcatgutfabrikate in bezug auf Sterilität und Haltbarkeit als gleichwertig anzusehen. In kleinen Kliniken verwendet man am zweckmäßigsten die Kleinpackungen des gebrauchsfertigen Sterilcatguts, Schachteln mit drei oder fünf isoliert verpackten Catgutfäden von 2,5 m Länge, die einzeln zum Ring gerollt oder auf einen Pappstern gewickelt sind. Wenn auch die Fäden mit der Papierumhüllung sterilisiert sind und die Ver-

[1] Gute Seide bezieht man von Decker-Hannover, Georg Haertel-Berlin, Moritz Böhme-Berlin.

packung durch Heißluft sterilisiert ist, so ist doch die Außenseite der Fädenumhüllung und das Innere der Schachtel als nicht steril zu betrachten, denn die Pappschachteln lassen sich nicht in dem Maße keimfrei machen, daß man sie als steril betrachten könnte, und Sporen, die überall in der Tiefe sitzen, können bei Pappschachteln nicht abgetötet werden.

Bei Verwendung des Catguts läßt man vorsichtig die Papierhüllen öffnen und nimmt das Catgut mit einer sterilen Pinzette heraus. Ein Herabgleitenlassen des Catgutringes aus der Papierumhüllung auf ein steriles Tuch darf nicht geschehen, weil die Ränder des Papieres vom Anfassen unsteril geworden sind. Zu empfehlen ist ferner, ein kleineres Quantum der Catgutringe vor der Operation aus der Papierumhüllung zu nehmen und jede Stärke für sich in einem sterilen Glasgefäß aufzubewahren. Noch besser ist es, das Sterilcatgut unter Beachtung größter Asepsis auf kleine sterile Glasrollen zu wickeln und in eine sterile Schale mit 96%igem Alkohol zu legen. Ein Verwirren der Fäden wird dadurch vermieden. Auch ist es wichtig, daß immer nur so viel Catgut an der Luft liegt, als gerade gebraucht wird.

Catgut, das bei *aseptischen* Operationen übrig bleibt und bereits an der Luft gelegen hat, kann man aus Sparsamkeitsgründen in einer Lösung: 5 g Jod purr. auf 1000 g 96%igen Alkohol wieder sterilisieren. Es wird am zweckmäßigsten auf kleine sterile Glasrollen oder Glasplatten gewickelt, wobei darauf zu achten ist, daß das Catgut nicht zu dicht aneinander liegt, damit die desinfizierende Lösung an alle Fäden herankommen kann. Die Glasrollen legt man in ein steriles Glasgefäß mit dicht abschließendem Deckel und gießt von der Lösung soviel hinein, bis das Catgut bedeckt ist. Nach 3 Tagen wird das Catgut in ein zweites steriles Gefäß gelegt und 96%iger Alkohol darauf gegossen, aus dem heraus es verbraucht werden kann. Das Catgut ist vor dem Gebrauch bakteriologisch zu untersuchen. Ebenso verfahre man, falls ganze Päckchen Sterilcatgut nicht mehr einwandfrei steril erscheinen.

Bleibt bei *septischen* Eingriffen, wie Peritonitis, Empyem usw. den Packungen bereits entnommenes Catgut übrig, so werfe man es wegen der großen Infektionsgefahr fort.

Die abgegossene Jodlösung kann wieder verwendet werden; ist sie zu hell geworden, verstärkt man sie durch Hinzusetzen frischer Lösung. Tritt eine zu dunkle Braunfärbung ein, was bei Verwendung von Jodcatgut sehr bald zu geschehen pflegt, so muß die Lösung vollständig ergänzt werden, weil sonst das Catgut aufquillt und leicht schmierig wird. Die abgegossene zu dunkle Lösung wird zur Hälfte mit 10%iger Jodtinktur gemischt und zur Hautdesinfektion verwendet.

Große Krankenhäuser und Kliniken verwenden mit Vorliebe die Knäuelpackungen des gebrauchsfertigen Jodsterilcatguts (ein

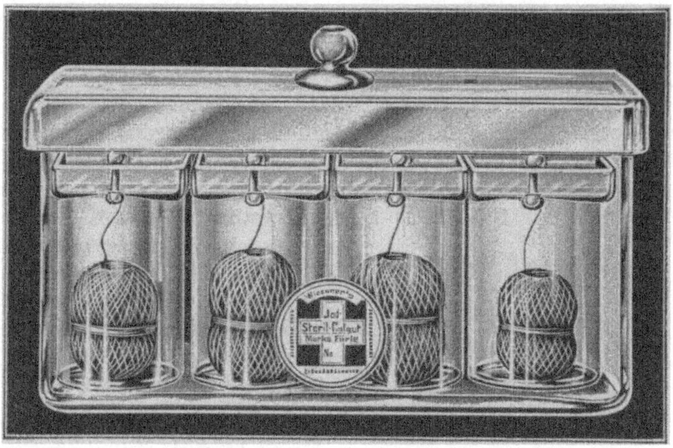

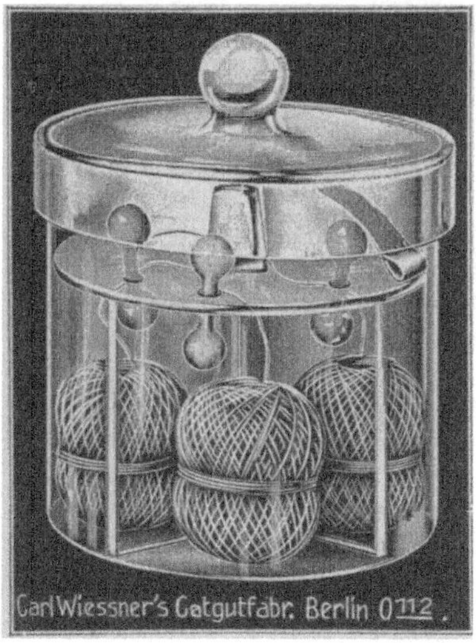

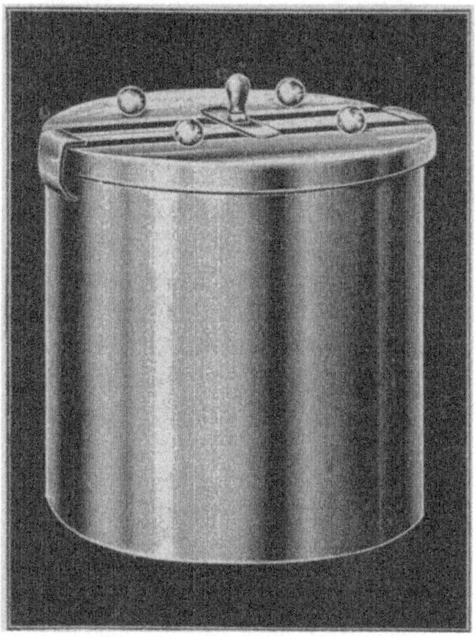

Abb. 27 u. 28. Aufbewahrungs- und Entnahme-Gefäße für Catgut (mit Metallstulpe).

50 m-Knäuel besteht aus 20 aneinander geknoteten Fäden à 2,5 m) die sehr zu empfehlen sind. Eine Anweisung zu einer sachgemäßen

Aufbewahrung liegt den Packungen bei. Die Knäuel, die völlig gebrauchsfertig geliefert werden, nimmt man mit einer sterilen Pinzette vorsichtig aus der inneren Verpackung heraus, stellt sie in passende von den Firmen zu beziehende Glasgefäße und gießt 96%igen Alkohol darauf, aus dem das Catgut sofort verwendet werden kann.

Man achte streng darauf, daß der Alkohol 96%ig ist, da verwässerter Alkohol die Zugfestigkeit des Catguts herabsetzt.

Die Glasgefäße müssen steril sein; sie werden am besten zwischen Wäsche gelegt und mit dieser sterilisiert oder im Trockensterilisator eine Stunde bei 160—200° keimfrei gemacht. Beim Auskochen zerspringen die Gläser sehr leicht. Die Gläser sind für die Aufnahme von 1—4 Knäuel verschiedener Stärke eingerichtet. Die Fädenenden werden von einem Glasklöppel gehalten (Abb. 27 u. 28). Es ist streng darauf zu achten, daß das Catgut von dem Alkohol ganz bedeckt ist und daß der Endfaden nach dem Gebrauch unter dem Flüssigkeitsspiegel liegt. Um die Außenseiten der Gläser steril zu halten, werden sie täglich von außen mit Spiritus abgewaschen, die Glasdeckel gekocht. Während der Operation werden die Catgutgläser mit ausgekochten, vernickelten Schutzstulpen versehen, die in der Mitte eine nicht zu kleine Öffnung zum Durchgleiten der Fäden haben oder Außenseite und Rand des Glases werden mit sterilen Tüchern abgedeckt, um zu verhindern, daß der Catgutfaden mit unsterilem Glas in Berührung kommt. Da sich 4 Knäuel (200 m) verschiedener Stärken in einem Glas vereinigen lassen, ist nicht nur der beanspruchte Raum für ein großes Quantum Catgut geringer, sondern auch der Verbrauch an Alkohol erheblich sparsamer als bei der Glaszylinderpackung. Für einen großen Betrieb ist es zweckmäßig, mit den Knäueln Reservegläser bereit zu halten.

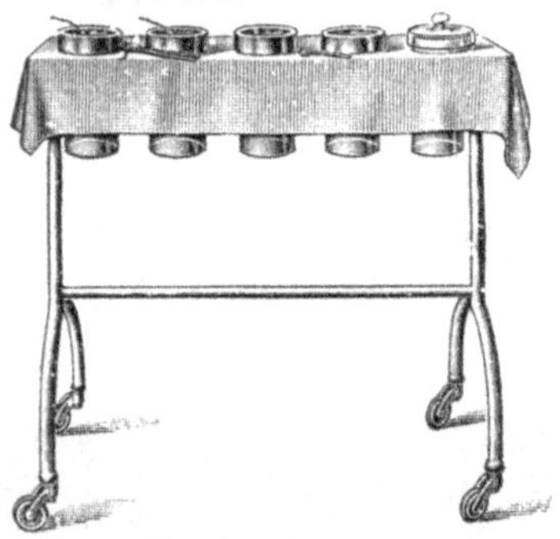

Abb. 29. Catguttisch.

Krankenhäuser, welche auf Glaszylinder gewickeltes „nicht gebrauchsfertiges“ Sterilcatgut beziehen, müssen sich bei Vornahme der Schlußsterilisation genau an die vom Fabrikanten beigefügte Vorschrift halten. Auch bei dieser Packung ist die Verwendung des „gebrauchsfertigen“ Catguts praktischer. Passende Entnahmegefäße sind bei den Fabriken erhältlich.

Für die Entnahme des Zylindercatguts wird von den Firmen der in Abbildung dargestellte Catguttisch empfohlen (Abb. 29).

Die Durchführung einer strengen und absolut zuverlässigen Keimfreihaltung dieses Tisches ist jedoch nicht leicht. Ein Tuch muß hierfür entsprechend der Weite und Zahl der Catgutgläser gelocht werden; die Räume zwischen den Löchern werden durch Bandumsäumung und Bandgegenlegung verstärkt. Dieses Tuch wird sterilisiert. — Vor dem Gebrauch werden die Glasdeckel abgenommen und auf ein steriles Tuch gestellt. — Vorsichtig wird das gelochte Tuch über die Catgutgläser gebreitet und die jedesmal frisch ausgekochten Nickelrandstülpen auf die einzelnen Gläser gesetzt. Nach der Operation werden die Nickelrandstülpen abgenommen, die ebenfalls jedesmal frisch ausgekochten Glasdeckel auf die Gefäße aufgesetzt und dann erst das Tuch abgenommen, weil sonst beim Hochheben des auf der Unterlage nicht mehr sterilen Tuches Keime in die offenen Gefäße kommen können. Ferner ist darauf zu achten, daß das Fadenende nach dem Gebrauch in die Lösung, in der das Catgut steht, hineingetaucht wird.

Um die Gläser außerhalb der Operationszeiten steril zu halten, werden sie, um es noch einmal zusammenfassend darzustellen, täglich von außen mit Spiritus abgewaschen, die Glasdeckel und Glaseinsätze gekocht, der Tisch, während man die Gläser so lange auf einen daneben stehenden sterilen Tisch stellt, frisch steril gedeckt und mit zwei sterilen Tüchern gut zugedeckt.

Für eine Einzeloperation werden die äußeren Tücher zurückgeschlagen, bei mehreren Operationen nimmt man sie vorher vorsichtig ab und verfährt wie oben angegeben.

Das Catgut muß stets mit der größten Gewissenhaftigkeit und Sorgfalt behandelt werden, denn vom Nahtmaterial hängt zum großen Teil der gute Heilerfolg ab.

d) Silkworm. Dieses Material ist der Spinnsaft, den man aus den Spinngefäßen der Seidenraupe gewinnt. Es hat den Vorteil der glatten Oberfläche und der dichten Substanz, der verhältnismäßig leichten Sterilisierbarkeit, dagegen den Nachteil, daß es sehr teuer ist und daß die Fäden merkwürdig starr sind.

e) Draht. Draht wird mit den Instrumenten gekocht. Der früher fast ausschließlich verwandte Aluminiumbronzedraht ist heute durch den reizlos einheilenden rostfreien Kruppschen Stahldraht vielfach verdrängt worden. Der stärkste Draht ist nach Kirschner der Klavierseitendraht, der jedoch so starr ist, daß er erst über einer Flamme vorsichtig durchgeglüht werden muß.

f) Pferdehaar. Pferdehaare werden bei Gaumen- und bei Hasenschartennähten häufig gebraucht. Man sterilisiert sie wie folgt: Starke schwarze Pferdehaare, $^1/_2$ m lang, werden zunächst in heißem Wasser und mit Schmierseife gut gereinigt. Dann werden immer drei Haare über dem Finger zu einem Röllchen zusammengewickelt und 24 Stunden in Äther gelegt. Darauf werden sie an 3 Tagen je 20 Minuten in einer 1‰igen säurefreien Sublimatlösung gekocht und in der Zwischenzeit in 95%igen Alkohol gelegt, worin sie auch bis zum Gebrauch aufgehoben werden.

Sterile Pferdehaare werden von denselben Firmen, die auch sonst Nahtmaterial haben, geliefert.

4. Skalpelle, Schalen, Bürsten.

Frisch geschliffene Skalpelle werden nach Möglichkeit nicht gekocht; sie werden zuerst mit Alkohol gut abgerieben und wenn es geht, schon einen Tag vor der Operation in eine sterile Schale mit absolutem Alkohol oder Seifenspiritus gelegt. Auf den Boden des Gefäßes wird eine sterile Mullkompresse gelegt, damit die Schneiden nicht beschädigt werden und sich nicht gegenseitig berühren, oder die Messer werden im Messerrahmen in den Alkohol hineingestellt. Wer das Kochen der Messer für nötig hält, bewickle die Schneide gut mit Gaze, denn durch ein Zusammenstoßen mit den Instrumenten wird die Schneide stumpf, man läßt sie dann aber nur einige Minuten kochen.

Nach jedem Gebrauch sollen die Skalpelle geschliffen werden. Will man sie nicht zum Instrumentenmacher geben, so zieht man sie selbst auf einem Streichriemen mit etwas Paste ab; dazu ist noch ein Fettstein und etwas Öl nötig. Das Schleifen ist nicht schwer zu erlernen, man muß es sich nur richtig zeigen lassen, auch finden sich überall Wärter, die das Abziehen der Messer sehr gut verstehen und diese Arbeit mit übernehmen können.

Alle Schalen, welche im Operationssaal gebraucht werden, müssen *vor* und *nach* der Operation gekocht werden. Größere Schalen, welche nicht in den Instrumentenkocher hineinpassen, werden im Verbandstoffsterilisator sterilisiert oder mit Spiritus ausgebrannt.

Sehr praktisch sind die in großen Kliniken, besonders in Entbindungsanstalten vorhandenen Heißluftsterilisatoren (Abb. 30), in denen Schalen, Irrigatoren usw. mindestens eine halbe bis eine Stunde zu 200° erhitzt und bis zum Gebrauch aufbewahrt werden.

Bürsten werden 10 Minuten gekocht oder eine Stunde im strömenden Dampf sterilisiert. Es sollen immer möglichst viele vorhanden sein. In einem kleinen Betrieb legt man die sterilen Bürsten in eine Schale mit Sublimat. Bei größerem Bedarf werden sie am besten in einer Verbandtrommel, in einem kleinen Weidenkörbchen oder in einem Leinenbeutel sterilisiert. (Weidenkörbchen siehe Gummihandschuhe S. 18.) Die Bürsten bleiben in diesem Behälter oder werden in eine sterile Schale gelegt.

Die gebrauchten Bürsten kommen in einen besonderen Behälter. Sie werden gut durchgespült, zum Trocknen auf eine Fensterbank gelegt und wieder frisch sterilisiert. Die Bürsten

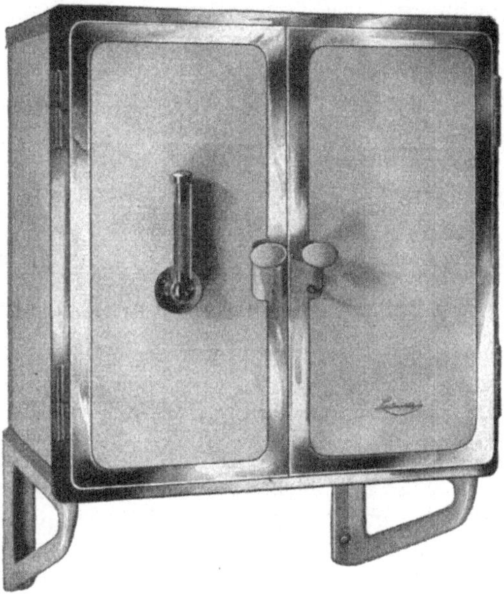

Abb. 30. Heißluftsterilisator.

dürfen aber nicht dauernd in einer desinfizierenden Flüssigkeit liegen bleiben, sondern sie müssen täglich getrocknet werden, sonst werden sie zu leicht morsch.

D. Physiologische Kochsalzlösung.

Über ihre Herstellung siehe den Abschnitt über Infusion unter erste Hilfe im Operationssaal.

E. Die Vorbereitung der Katheter, Bougies und Cystoskope.

Diese Vorbereitung gehört zwar, streng genommen, nicht ganz in die Vorbereitung des Instrumentariums zur Operation, aber Katheter können bei der Operation stets gebraucht werden und müssen deshalb immer vorhanden sein. Da die Besprechung ihrer Vorbereitung und Aufbewahrung sich jedoch schlecht von der der

Bougies und Cystoskope und des ganzen urologischen Instrumentariums trennen läßt, so mag ihre Besprechung im ganzen hier folgen.

Man unterscheidet Katheter für die männliche und Katheter für die weibliche Harnröhre (Abb. 31—33). Bougies sollen die

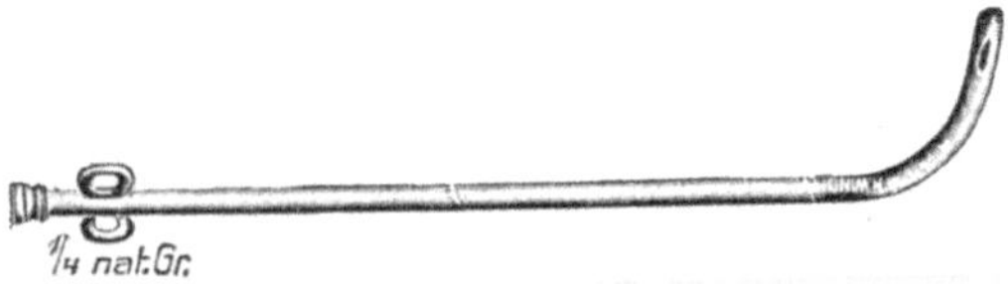

Abb. 31. Metallkatheter. (Krümmung nach GUJON.)

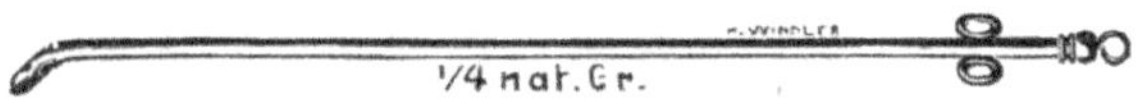

Abb. 32. Katheter mit MERCIER-Krümmung.

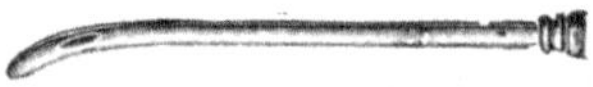

Abb. 33. Katheter für die weibliche Harnröhre.
Am Katheter unterscheidet man Pavillon, Schaft und Fenster.

Harnröhre dehnen. Es gibt sowohl massive Bougies wie die sog. Katheterbougies. Sowohl Katheter wie Bougies gibt es aus Metall (Neusilber), aus Gummi, aus Seidengespinst und aus Glas. Vor dem Gebrauch prüft man die Katheter, ob sie in gutem Zustande sind. Der Gummikatheter muß gleichmäßig

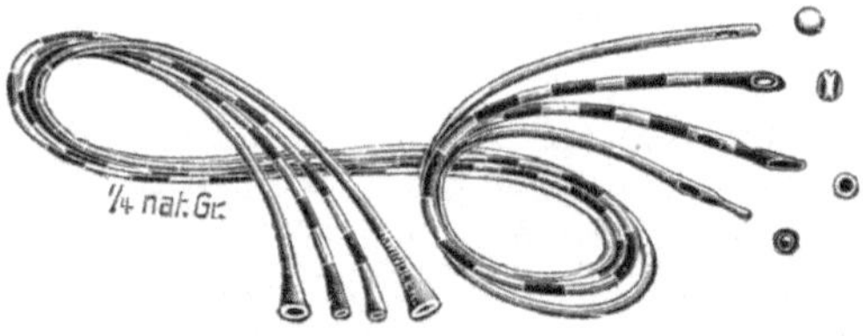

Abb. 34. Ureterenkatheter.

weich sein, er muß sich rollen lassen, er darf keine harten Stellen zeigen, denn an diesen Stellen bricht er leicht. Es ist immer wieder vorgekommen, daß ein brüchiger Katheter in der Harnröhre oder der Blase abgebrochen ist; es kann sehr schwierig sein, ein solches Katheterstück wieder zu entfernen.

Katheter aus Seidengewebe dürfen im äußeren Lacküberzug nicht klebrig sein, sondern müssen glatt, glänzend, frei von Rissen, Sprüngen und Ungleichmäßigkeiten der Wand sein. Auch sie muß man um die Hand wickeln und darauf prüfen, ob sie ohne Risse und Knicke bleiben.

Zu diesen Kathetern kommen die Ureterenkatheter (Abb. 34), dünne lange Katheter aus Seidengespinnstgewebe, die für den inneren Harnleiter (Ureter) bzw. das Nierenbecken bestimmt sind. Die folgende Besprechung der Behandlung der Katheter gilt für die Ureterenkatheter mit, Besonderheiten werden erwähnt.

1. Die Reinigung der Katheter.

Gebrauchte Katheter werden unter fließendem Wasser gut abgeseift und solange durchgespült, bis das Wasser gut durchfließt. Dünne Katheter werden mit einer Spritze durchgespritzt, oder wenn sie ganz fein sind, wird auf die Spritze eine Kanüle gesetzt und der Katheter damit durchgespritzt. Bei Ureterenkathetern muß man dies immer tun, nur zu leicht setzen sich Blutgerinnsel oder verstopfende Gewebsteilchen oder Eitergerinnsel fest.

2. Das Sterilisieren der Katheter.

Bei Metall- und Gummikathetern ist die Sterilisierung selbstverständlich sehr einfach, sie werden nach der Reinigung gekocht wie alle übrigen Metall- oder Gummisachen.

Viel schwieriger ist die Sterilisierung der Katheter und Bougies aus Seidengewebe. Man kann sie zwar auch durch strömenden Dampf und kochendes Wasser sterilisieren, am besten aber unterläßt man diese Art der Sterilisierung überhaupt. Denn die Katheter werden zu leicht und schnell weich und rissig und nicht mehr brauchbar.

Daher hält man sich lediglich an die chemische Desinfektion und gewöhnt sich an ein ganz gleichmäßiges Arbeiten. Zwei desinfizierende Lösungen sind es, die man zum Desinfizieren braucht. Das ist entweder $1^0/_{00}$ige Sublimatlösung, der etwa $^1/_3$ Glycerin beigesetzt ist, oder Oxycyanatlösung 1 : 1000.

Nach dem Reinigen werden die Katheter mit der desinfizierenden Lösung abgerieben bzw. durchgespritzt. Am besten geht man folgendermaßen vor: Nach dem Reinigen nimmt man einen Tupfer mit Oxycyanatlösung und wischt den Katheter damit gründlich von oben bis unten mehrmals ab. Dann legt man ihn in das Glas mit Oxycyanatlösung für 15 Minuten hinein. Dann wird er mit einer sterilen Pinzette an einem Ende angefaßt und herausgenommen und nun legt man ihn auf eine schiefe Ebene auf sterilem Tuch oder man hängt ihn auf. Vorher kann man ihn vorsichtig mit einem sterilen Tupfer an einem Ende anfassen und einige Male durch die Luft wirbeln, so daß möglichst alle Feuchtigkeit entfernt wird. Nach dem Trocknen werden die Katheter in Katheterschalen gelegt, wie sie die Abbildung zeigt (Abb. 35). Diese Schalen sollen aber nur für die Katheter verwandt werden, die öfter gebraucht werden. In jedem Operationssaal wie in jeder urologischen Abteilung hat man jedoch mehr Katheter als man täglich braucht,

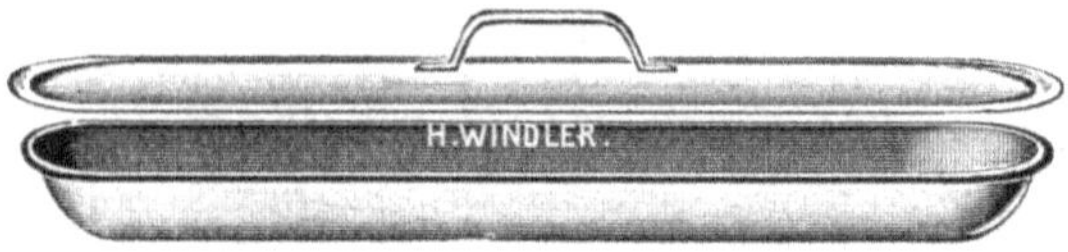

Abb. 35. Katheterschale. 1/6 nat. Größe.

vor allem genügt die Aufbewahrung steril gemachter Katheter in der beschriebenen Katheterschale, dem aseptischen Gefühle nicht ganz. Daher schlägt man solche Katheter am besten in ein steriles Tuch, und zwar jede Sorte für sich mit entsprechender Aufschrift und legt sie dann an trockener Stelle fort.

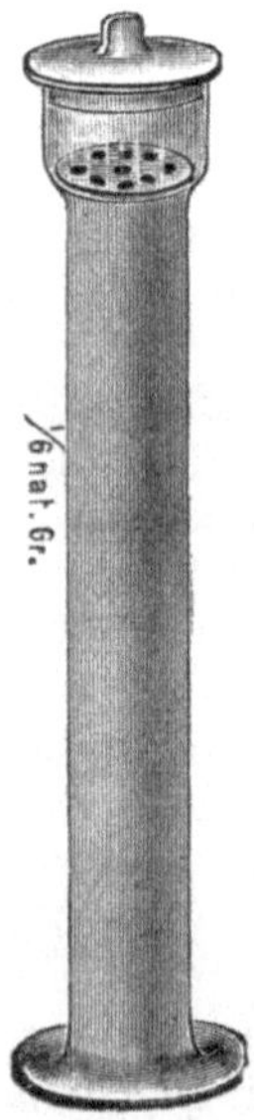

Abb. 36. Standglas für Katheter und Bougies.

Sehr beliebt sind die abgebildeten Standgläser für Katheter und Bougies (Abb. 36), in die die Katheter hineingehängt werden können. Diese Gläser sterilisiert man am besten nicht durch Auskochen, denn das vertragen sie schlecht; besser geht es schon im Heißluft- oder Dampfsterilisator. Man kann sie aber auch eine Stunde lang mit 3%igem Carbolwasser füllen, mit 1‰iger Sublimatlösung oder 1‰iger Oxycyanatlösung eine Stunde stehen lassen.

Ähnlich verfährt man mit den Ureterenkathetern. Auch diese werden nach dem Gebrauch gut gesäubert und in 1‰ige Oxycyanatlösung gelegt, jedoch soll man sie nicht lange darin liegen lassen, sondern wischt sie besser nach etwa 10 Minuten gründlich mit einem desinfizierenden Tupfer ab. Ebenso spritzt man sie mit Oxycyanatlösung aus. Soweit ist die Reinigung des Ureterenkatheters leicht und einfach. Die Schwierigkeit beginnt mit der Trocknung des Katheters. Sehr gut ist das oben beschriebene Ausschwenken, sehr gut ist ferner das Trocknen mit einem Gebläse. Immer aber bleibt der Ureterenkatheter für mindestens 1 Tag unbrauchbar, denn er ist weich und kann daher schlecht geschoben werden. Man muß daher die Ureterenkatheter 1—2 Tage trocknen[1].

[1] Die Aufbewahrung geschieht entweder ebenfalls in einem sterilen Tuch oder aber besser in einer langen Glasröhre (Abb. 37), in der sich an einem Ende Formalintabletten befinden.

Als Leitstrebe für Ureterenkatheter dienen Drahtmandrins; damit diese recht glatt werden, fassen 2 Personen den Mandrin mit je einer Flachzange an den Enden und üben solange einen leichten Zug aus, bis der Mandrin gerade ist, dann wird er soweit in den Katheter eingeführt, daß er mit dem Auge des Katheters abschließt. Natürlich muß der Mandrin vor dem Einführen gut mit Alkohol und Äther gesäubert werden. Wird der Katheter nun zum Gebrauch aus der sterilen Aufbewahrungsstelle (also dem sterilen Tuch) oder der Glasröhre genommen, so muß er entweder mit dem Mandrin eingeführt werden oder er muß auf seine Durchgängigkeit geprüft werden, indem man ihn mit steriler Kochsalzlösung durchspritzt. Die Flüssigkeit muß im richtigen Strahl und nicht nur tropfenweise aus dem Auge des Katheters herauslaufen.

Erwähnt sei noch eine Methode der Sterilisierung von Ureterenkathetern in langen schmalen Leinenschläuchen, die oben und

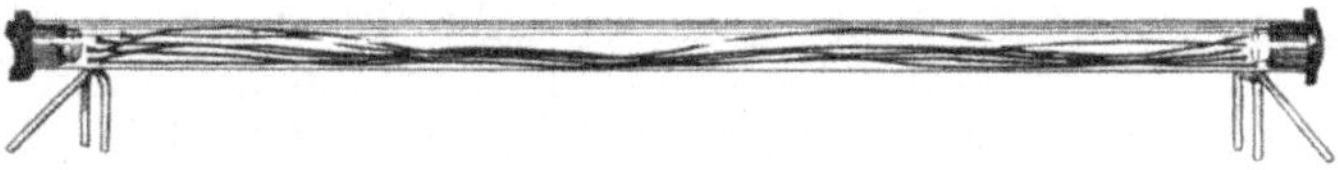

Abb. 37. Aufbewahrungsglas für Uereterenkatheter mit Formalinpastillen.

unten eine kleine Öffnung zum Zuziehen haben; bei Benutzung wird der Katheter nicht aus dem Tuchschlauch herausgezogen, sondern er wird in die Öffnung am Cystoskop direkt eingeführt unter Zurückschiebung des Tuchschlauches. Die Sterilisierung bleibt so sicher gewahrt. Sehr viel gebraucht wird das mit Formalinpastillen versehene lange Cylinderglas (Abb. 37).

3. Das Cystoskop und seine Sterilisierung.

a) Cystoskope. Es gibt verschiedene Arten von Cystoskopen. 1. Untersuchungscystoskope, 2. Spülcystoskope, 3. Ureterencystoskope, 4. Operationscystoskope.

Das moderne Cystoskop hat die Gestalt eines Katheters mit Mercierkrümmung und besteht aus zwei Teilen, einem Metallschaft, welcher ein auswechselbares elektrisches Lämpchen an seiner Spitze trägt und am anderen Ende einen Schieber- oder Kugelverschluß hat. In den Hohlraum des Metallschaftes wird der zweite Teil, die Optik, eingeführt. Letztere muß so klar sein, daß man beim Hindurchsehen jeden Gegenstand im Zimmer gut erkennen kann. Getrübte Optiken werden vorsichtig mit einem mit Äther getränkten Tupfer abgerieben; besonders klar muß das kleine Sehfensterchen sein, welches an der Spitze angebracht ist. Wenn die Optik trotzdem trübe bleibt, so muß sie zur Reparatur gegeben werden.

Es gibt noch alte einfache Untersuchungscystoskope, bei denen die Optik im Schaft fest eingefügt ist und nicht herausgezogen werden kann. Bei diesen muß ein steriler Katheter bereit liegen, damit der Arzt die Blase vorher entleeren und mit steriler Kochsalzlösung oder 3%igem Borwasser füllen kann.

Bei Anwendung des Spülcystoskops wird der alte „Zweiwegehahn" (Abb. 38) oder der Spülhahn (Abb. 39) zum Spülen und Füllen der Blase angewandt. Das Prinzip des letzteren ist, daß durch Öffnen und Schließen eines Schiebers, der sich in der Mitte des Hahnes befindet, die Flüssigkeit bald in die Blase läuft oder herausgelassen werden kann, ohne daß man den Spülhahn herauszunehmen braucht.

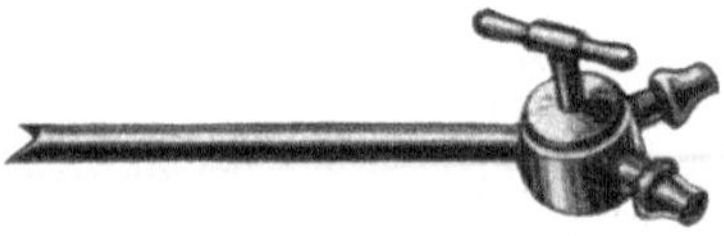

Abb. 38. **Zweiweghahn.**

Das Ureterencystoskop bietet die Möglichkeit, durch einen besonderen Kanal dünne Katheter (Abb. 34) durch die Harnleiter (Ureter) bis in das Nierenbecken einzuführen, um den Urin direkt dort abzufangen. Es hat ebenfalls ausziehbare Optik, damit der Schaft zur Spülung benutzt werden kann.

b) Sterilisation des Cystoskops. Sterilisierung, Reinigung, Instandhaltung und Aufbewahrung der empfindlichen Cystoskope erfordern große Aufmerksamkeit, weil diese Instrumente nicht gekocht werden können. Vor dem Gebrauche werden die Cystoskope durch 5 Minuten langes Abreiben mit Alkohol keimfrei gemacht. Wird das Cystoskop nicht sofort gebraucht, so wird es in ein passendes Standgefäß mit Hydrargyrum oxycyanatum-Lösung (4 : 1000) gestellt und zwar auseinandergenommen, Schaft und Optik getrennt. Das Standglas muß reichlich gefüllt sein, damit alle Teile, die nachher in die Blase eingeführt werden, untergetaucht sind, doch darf der Verschluß für das Kabel nicht naß werden. Auch kann man das steril gemachte Cystoskop bis zum Gebrauch in ein steriles Handtuch einschlagen.

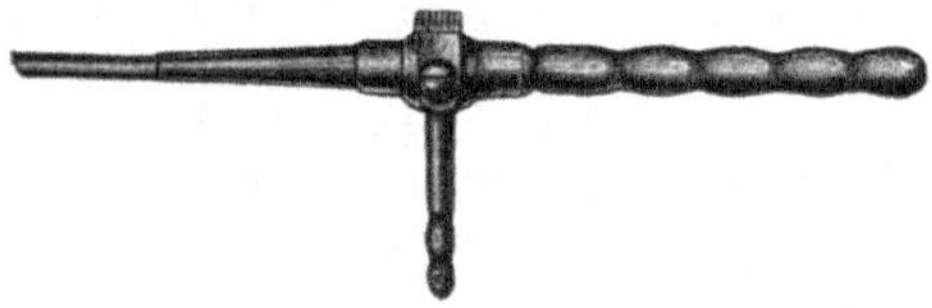

Abb. 39. **Spülhahn nach Baetzner.**

Nach dem Gebrauch wird das Cystoskop sofort mit Wasser abgespült, um das Antrocknen von Blut zu verhindern, und das Cystoskoprohr wird mittels einer Blasenspritze mit 5%iger Carbollösung durchgespritzt. Ist es ein Ureterencystoskop, so muß auch der feine Kanal für die Ureterenkatheter mit Carbollösung und Äther durchgespritzt werden. Cystoskope mit Kugelverschluß müssen auseinandergeschraubt und alle Teile gut mit Alkohol und Äther gesäubert werden. Das Cystoskoprohr wird mit Alkohol und Äther durchgespritzt, oder man läßt beides durchlaufen.

Die Optik darf aber niemals in den Schaft eingeführt werden, bevor nicht Schaft und Optik absolut trocken sind. Am besten wird das Cystoskoprohr durch ein Gebläse lufttrocken gemacht. Ist es ein Cystoskop mit Kugelverschluß, so muß zum Durchblasen der Zweiwegehahn oder eine Glasspitze auf das Cystoskoprohr gesetzt werden, weil die kleine Kugel das Rohr abschließt. Die Optik wird mit einem Wattebausch trocken gerieben.

Die Lampe am Cystoskop muß vor und nach dem Gebrauch sehr vorsichtig ausprobiert werden, am besten unter Wasser; denn man hat dann eine bessere Kontrolle, da das Lämpchen ja in der gefüllten Blase brennen muß. Sollte das Lämpchen nicht brennen, so kann dasselbe schadhaft oder durchgebrannt sein, oder auch schlechten Kontakt haben. Man versuche Auswechslung. Meist liegt aber der Fehler in der Leitungsschnur, und zwar tritt bei häufigem Gebrauch leicht ein Bruch an den Übergangsstellen der beweglichen dünnen Litze zur Kontaktzange oder den Anschlußstiften auf. Man bemerkt diese Bruchstellen bei aufmerksamer Untersuchung leicht.

Die Schaftverschlüsse der Spülcystoskope haben alle eine Gummidichtung, die selbstverständlich ausgewechselt bzw. erneuert werden muß, wenn sie nicht mehr genügend dichtet oder das Cystoskop tropft. Zu beachten ist, daß diese Dichtungsringe, die sich noch beim Ureterencystoskop an der Einführungsstelle der Katheter befinden, mit sterilisiert werden müssen.

4. Die Vorbereitungen in der urologischen Abteilung

stellen etwas Besonderes dar. Sie sollen im Anschluß an das Instrumentarium im urologischen Zimmer besprochen werden.

a) Die Anästhesie der Harnröhre. Zurechtgestellt wird ein Gläschen, am besten graduiert, mit 3%igem Alypin mit einem Zusatz von je 1 Tropfen Suprarenin (1:1000) auf 1 ccm; ein Bindenstreifen oder eine Penisklemme (Abb. 40).

b) Die Dilatation der Harnröhre. Sie wird mit Bougies behandelt. Wir unterscheiden Metall-, elastische und fadenförmige Bougies. Ihre Stärke sowie die der Katheter wird nach der Skala von CHARRIÈRE bestimmt (Abb. 41), bei der jede Nummer den Umfang in Millimetern ausdrückt oder in ihrem 3. Teil den Durchmesser angibt (Katheter Nr. 15 hat also 15 mm Umfang oder 5 mm Durchmesser). Manche Striktur ist aber so eng, daß man sie zunächst mit ganz dünnen, sog. fadenförmigen Bougies dehnen muß. Am gebräuchlichsten ist das Bougie nach LEFORT, das aus 2 Teilen besteht, einem Metallbougie oder einem Seidenkatheter, die nach der Spitze zu dünner werden und ein Schraubengewinde tragen und zweitens aus einer Filiformleitsonde, die auf das Schraubengewinde aufgeschraubt wird (Abb. 42—45). Außer der LEFORT-Sonde kann man noch die Catgutbougies brauchen.

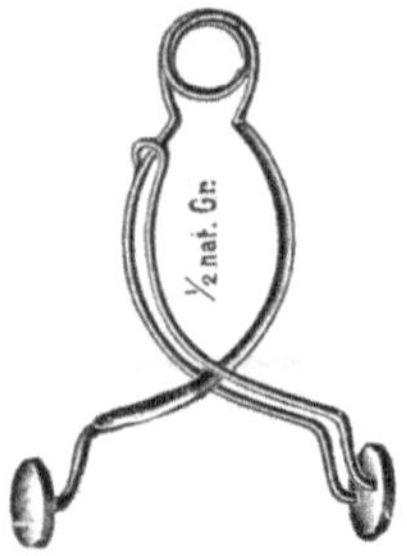

Abb. 40. Penisklemme.

Herstellung der Catgutbougies. Catgutbougies kann man sich selbst herstellen. Man schneidet 2 m lange Stücke von trockenem Cumolcatgut Nr. 7—00 und bindet Gewichte daran, so schwer sie die Fäden aushalten. Dann hängt man die Fäden an einen Haken und befeuchtet sie mit einem nassen Sublimattupfer recht oft am Tage. Dieses Verfahren setzt man einige Tage fort, bis die Fäden ganz glatt und fest geworden sind. Dann schneidet man sich die gewünschten Längen und hebt sie gut trocken auf; am zweckmäßigsten legt man sie zwischen zwei gleichlange schmale Pappstreifen oder Schusterspäne und umwickelt diese mit einer Binde. Auf

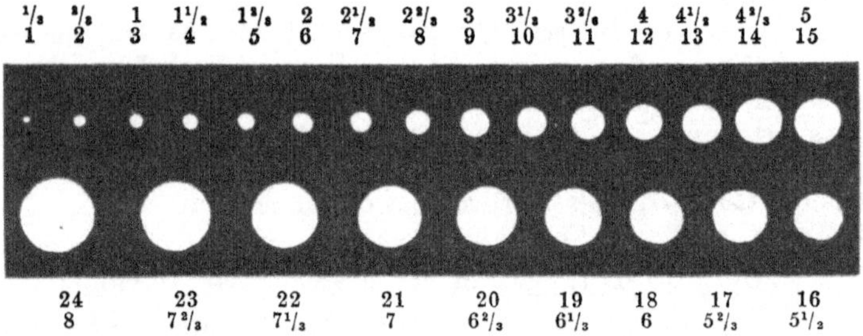

Abb. 41. CHARRIÈRE-Skala. (Maßstab für Katheter und Bougies.)

diese Weise erhält man die sehr empfindlichen Catgutbougies in ihrer Form. Catgutbougies können nicht sterilisiert werden, da sie aufweichen würden. Sie werden vor dem Gebrauch mit einem Sublimattupfer kurz abgerieben.

Heizbougies. Auch Heizbougies, wie sie KOBELT angegeben hat, welche bis auf 40—50° C erwärmt werden, finden Anwendung.

c) Katheterisieren und Bougieren. Zum Katheterisieren stellt man zurecht: Sublimatschale mit einigen sterilen Tupfern, verschiedene Sorten Katheter, steriles Öl, Glycerin oder Katheterpurin zum Einfetten des Katheters, eine sterile Harnröhrenspritze, sterile Handschuhe, eine Schale zum Auffangen des Urins und eine

Schale für gebrauchte Katheter. Bei Strikturen wird die Harnröhre anästhesiert.

d) Blasenspülung. Zur Blasenspülung bei Männern sind dieselben Vorbereitungen zu treffen wie zum Katheterisieren (s. Abschn. c),

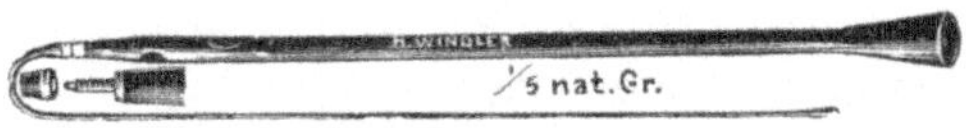

Abb. 42. Katheter nach LEFORT.

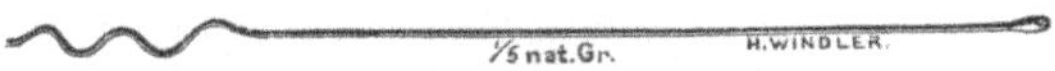

Abb. 44. Fadenförmiges Bougie.

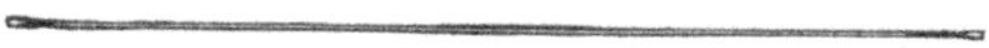

Abb. 45. Fadenförmiges Bougie.

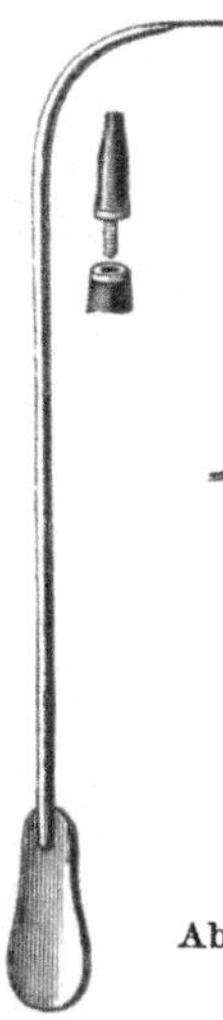

Abb. 43. Bougie nach LEFORT.

außerdem braucht man einen sterilen Irrigator mit warmer physiologischer Kochsalzlösung oder 3%igem Borwasser oder Rivanol 1 : 4000. Bei Blasenentzündungen bestimmt der Arzt die Spülflüssigkeit.

Zur Blasenspülung bei Frauen braucht man sterile weibliche Katheter. Es muß streng darauf geachtet werden, daß man mit dem Katheter nicht in die Vagina kommt; wenn es doch vorkommt, muß der Katheter ausgewechselt oder frisch gekocht werden, damit nicht die Harnröhre infiziert wird.

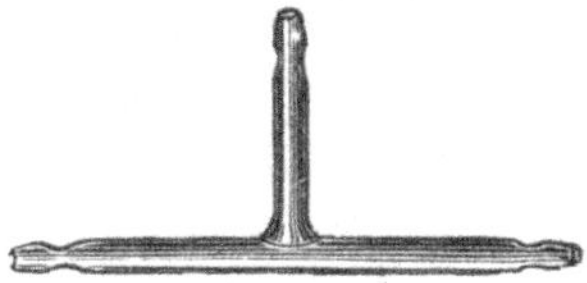

Abb. 46. T-Stück.

Vor dem Einführen des Katheters muß die Öffnung der Harnröhre gut mit einem Sublimattupfer gereinigt werden. Zuerst läßt man den Urin ablaufen und verbindet dann den Katheter mittels eines Gummischlauches mit dem Irrigator. Zweckmäßig ist es, ein T-Stück (Abb. 46) aus Glas zwischen Katheter und Schlauch einzuschalten. An die untere Öffnung des T-Stückes kommt ebenfalls ein Gummischlauch. Durch Abklemmen des oberen bzw. des unteren Schlauches kann dann gespült werden.

Durch nicht streng aseptisches Vorgehen kann der Kranke eine schwere Blasenentzündung (Cystitis) davontragen.

Es kann deshalb gar nicht oft genug betont werden, daß stets mit der größten Gewissenhaftigkeit gearbeitet werden muß.

e) Die Cystoskopie. Die Vorbereitung zur Cystoskopie muß mit der größten Gewissenhaftigkeit geschehen. Diese Untersuchungen werden in Kliniken und Krankenhäusern fast immer in einem hierzu besonders eingerichteten Raum ausgeführt, der in der Regel Steinfußboden hat. Der Kranke wird bei der Cystoskopie bis aufs Hemd entkleidet oder man läßt bei Frauen die Röcke weit zurückschlagen. Auf den Untersuchungstisch wird der Kranke in horizontale Rückenlage gebracht, der Kopf wird durch eine Halbrolle im Nacken etwas erhöht, die Beine in Hüften und Knien gebeugt, die Unterschenkel in Beinhalter gebracht, und das Gesäß bis zur Tischkante hervorgezogen. Unter dem Untersuchungstisch steht ein Eimer oder Becken, wo hinein über das untergelegte Gummituch das Blasenspülwasser fließt. Man stelle bereit: den schon erwähnten Untersuchungstisch mit Beinhaltern, einen Ständer mit Sublimatschale oder Oxycyanatlösung, darin einige sterile Tupfer, Ständer mit sterilem, graduiertem Irrigator, am zweckmäßigsten ist ein Glasirrigator, damit man die Flüssigkeit, die einläuft, genau ablesen kann, daran Schlauch mit Klemme und entweder den Spülhahn oder eine Metallspitze an Stelle der Glasspitzen, die sehr leicht im Schaft des Cystoskops abbrechen. Weiter wird gebraucht warme Kochsalzlösung oder 3%iges Borwasser zur Blasenspülung, ein Eimer, in den die Spülflüssigkeit hineinlaufen kann, und ein Uringlas. Das letztere muß sehr sauber sein, damit man genau feststellen kann, wie der Urin aussieht, ferner benötigt man sterile Reagensgläser zur Urinuntersuchung, eine Spiritusflamme und Streichhölzer, das sterile Cystoskop, sterile Ureterenkatheter, steriles Öl oder Glycerin zum Einfetten des Cystoskops, eine Leitungsschnur für das Cystoskop und einen Rheostaten zum Einstellen des Stromes, einen Akkumulator, oder den wohl meistens vorhandenen elektrischen Anschlußapparat, der bei Verwendung bei Steinfußböden unbedingt erdschlußfrei sein muß, d. h. er gibt Strom ab für das Cystoskoplämpchen, der keinerlei Verbindung mit dem elektrischen Hauptanschluß hat. Dadurch wird vermieden, daß der Arzt oder der Kranke eine Verbindung mit der Erde herstellt, die in jedem Falle sehr unangenehme elektrische Schläge für beide auslöst. Aus letzterem Grunde muß man auch verhüten, daß der Untersuchungstisch auf dem durch Spülwasser oder sonstwie feuchten Boden steht, dann müßte man den Boden trocken aufwischen oder eine wasserdichte Gummischürze unter die Füße des Untersuchungstisches legen. Als Lichtquelle an Stelle eines Akkumulators kann ganz gut die Batterie einer elektrischen Taschenlampe genommen werden. Die beiden Metallstreifen (Verbindungsstreifen) der Batterie werden vorsichtig soweit zusammengebogen, daß die beiden Stifte der Leitungsschnur einen festen Halt haben. Diese Art der Lichtquelle, falls die Batterie gut ist, ist absolut sicher, verhindert ein Durchbrennen der Lämpchen, ist ohne Schwierigkeit auszuführen und bequem in der Tasche zu transportieren. Schließlich vergesse man auch nicht, Morphium und Campher zur Hand zu haben, ersteres für unruhige Kranke, letzteres wenn bei der Untersuchung ein Kollaps eintritt. Manchmal ist auch Narkose nötig.

Wird Blaulösung zur Funktionsprüfung gebraucht, so muß dieselbe stets frisch gekocht werden. Auf 20 ccm steriles Wasser kommt eine Tablette Indigcarmin (Tabl. carmin. coerul. 0,08, Natron chlorat. 0,1 nach VOELKER-JOSEPH, Fabrik[1]). Dazu eine 20 ccm-Spritze mit mittelstarker 6 cm langer Kanüle. Die Blaulösung wird in einem Glaskölbchen gekocht.

Soll eine Röntgenaufnahme des Nierenbeckens der cystoskopischen Untersuchung folgen, so muß ein schattengebendes Präparat bereitgehalten werden. Als solches wird heute am meisten Umbrenal, Abrodil oder Perabrodil verwandt. Ist die Cystoskopie beendet, so wird das Cystoskop wieder gut gereinigt, wie anfangs beschrieben, und alles wird wieder sauber weggelegt.

Das Aufbewahren der Cystoskope in Standgläsern ist für eine größere Blasenabteilung sehr geeignet, weil die sehr empfindlichen Cystoskope darin sicherer hängen, als wenn man sie jedesmal in die Kästen zurücklegen muß.

IV. Die Aufgaben der Operationsschwester vor und während der Operation.

Nachdem nun besprochen ist, durch welche Maßnahmen die Desinfektion und Sterilisierung aller mit der Operation direkt oder indirekt in Verbindung stehenden Gegenstände zu geschehen hat, soll im folgenden Abschnitt nun angegeben werden, welche besonderen Aufgaben die Operationsschwester vor der Operation zu erfüllen hat.

Die Operationsschwester trägt während der Operation eine Haube oder ein Kopftuch, welches die Haare ganz verdeckt, eine Mundmaske und Gummihandschuhe (Abb. 47).

Ihre Hände muß die Operationsschwester vor allen Infektionskeimen streng hüten, sie darf keine Eiterbecken, überhaupt nichts

[1] Brückner, Lampe & Co., Berlin C 19, Neue Grünstraße 11.

Schmutziges anfassen; eitrige Verbände sind nur mit Pinzetten abzunehmen.

Die Eiterkeime haften lange an den Händen (s. Händedesinfektion S. 8). Immer und immer wieder muß betont werden, daß mit der größten Gewissenhaftigkeit gearbeitet werden muß, denn die Gesundheit des Kranken hängt von unserem Arbeiten ab.

Das Instrumentieren muß jedem Betrieb angepaßt sein. In der Regel instrumentiert die Operationsschwester den Ärzten in die Hand, d. h. sie reicht jedes Instrument zu, wechselt die Stieltupfer aus, steckt die Nadeln in den Nadelhalter und hält auch, wenn es nötig ist, Haken. So ist es für den Operateur am bequemsten, vorausgesetzt, daß die Schwester gut eingearbeitet und geschickt ist. Ist es eine Anfängerin, dann ist es besser, wenn sie die Instrumente nur sortiert und sie dem Operateur handgerecht hinlegt, sie würde zu leicht falsche Instrumente geben, was nur störend wirkt.

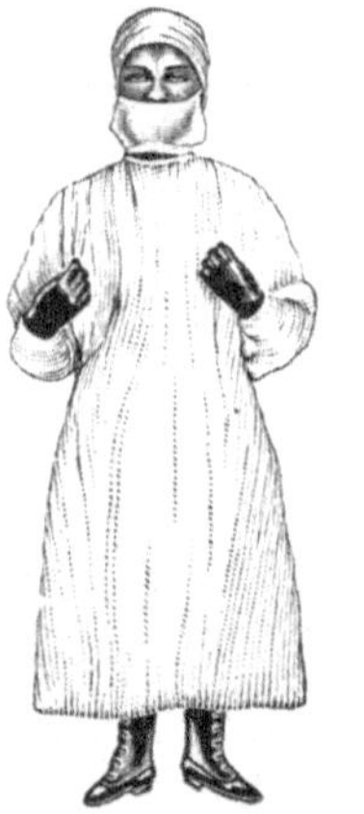

Abb. 47. Operationsschwester mit Kopftuch, Mundtuch, sterilem Mantel und Gummihandschuhen. Die aseptischen Hände sind stets hochzuhalten, auf keinen Fall dürfen sie herunterhängen.

Die Schwester muß streng darauf achten, daß sie nicht mit blutigen Händen in die Wäsche- oder Verbandkessel greift, dazu muß stets eine Faßzange (lange Kornzange) genommen werden, die nur für sterile Sachen bleibt. Die mit blutigen Händen berührten Verbandstoffe dürfen für eine zweite Operation nicht verwendet werden. Dasselbe gilt für Seide und Catgut; zum Abschneiden des Nahtmaterials muß stets eine saubere sterile Schere und Pinzette genommen werden, oder Seide und Catgut müssen wieder sterilisiert werden (s. Nahtmaterial S. 32).

Diese Art des Instrumentierens ist nur dann durchzuführen, wenn nur an einem Tisch operiert wird und zwischen zwei aufeinanderfolgenden Operationen so viel Zeit bleibt, daß die Instrumente frisch ausgekocht werden und die Schwester sich neu desinfizieren kann.

Es ist unbedingt notwendig, daß stets ein besonderer, steril abgedeckter Tisch bereit steht, auf dem alle sterilen Reservesachen liegen, die alle nur mit sauberen sterilen Faßzangen (langen Kornzangen) angefaßt werden dürfen, wenn die Schwester direkt am Operationstisch instrumentiert und blutige Sachen anfassen muß. Grundsätzlich sind nach jeder Operation alle Instrumente, die auf dem für die Operation bestimmt gewesenen Tischchen gelegen haben, auch wenn sie nicht gebraucht worden sind, sofort wieder auszukochen; auf keinen Fall sind sie gleich wieder für die nächste Operation zu gebrauchen. Catgutreste und Seide sind ebenfalls beiseite zu legen und wieder frisch zu sterilisieren.

Bei eitrigen Operationen, wie bei Empyemen, Peritonitis, Abscessen usw. darf die Operationsschwester die eitrigen Sachen nicht anfassen, zum Zureichen soll sie Faßzangen nehmen, sie selbst soll sich vollkommen steril halten, weil sie sonst zu leicht die Eiterkeime auf aseptische Operationen übertragen kann. Deshalb bleibt in einem großen Betrieb eine Schwester absolut aseptisch, die das sterile Material und die Instrumente an die einzelnen Operationstische weiterzugeben hat.

Die Operationsschwester soll stets mit Gummihandschuhen arbeiten. Unbedingt notwendig ist dies für Privatkliniken, weil da die Operationsschwester sehr oft mitassistieren und auch sonst überall mithelfen muß. Sie kann also ihre Hände nicht immer so schützen, wie sie es sollte.

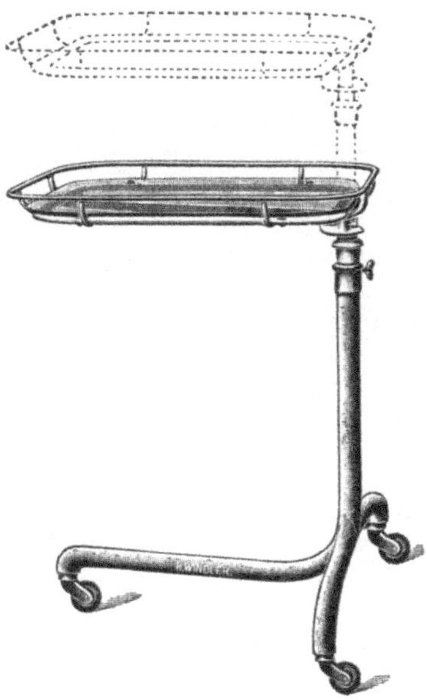

Abb. 48. Instrumententischchen.

Zurechtlegen der Instrumente. Eine Viertelstunde vor Beginn der ersten Operation soll die Operationsschwester desinfiziert sein, besonders aber dann, wenn mehrere Operationen einander folgen, damit sie Zeit hat, die Instrumente zurecht zu legen und zu ordnen. Von diesen können die zu jeder Operation notwendigsten auf einen kleinen verstellbaren Tisch gelegt werden (Abb. 48), der sich leicht über den auf dem Operationstisch liegenden Kranken schieben läßt. Der Operateur kann dann mit einem raschen Griff das Gewünschte selbst wählen. Der kleine Tisch muß immer wieder in Ordnung gebracht werden und muß, wenn es irgend geht, zur Rechten des operierenden Arztes stehen. Auch stelle man in erreichbare Nähe eine Schale, in welche die Ärzte die gebrauchten Instrumente, die während der Operation ausgewechselt werden müssen, legen können. Besser noch als die Schale ist ein mit Tuch bespannter Schalenständer.

V. Erste Hilfe im Operationssaal.

In dem folgenden kleinen Abschnitt sollen die Dinge geschildert werden, die im Operationssaal stets zur sofortigen Verwendung bereitgehalten werden müssen, weil es nicht vorkommen darf, daß ein verletzter oder mit dem Tode ringender Mensch deswegen in größere Gefahr gerät oder gar zugrunde geht, weil die Apparaturen zur Hilfeleistung nicht sofort zur Hand sind.

A. Wundversorgung und dringende Eingriffe.

1. Allgemeines.

Die erste und wichtigste Leistung ist die der richtigen Versorgung einer Wunde. Am zweckmäßigsten hält man sich ein

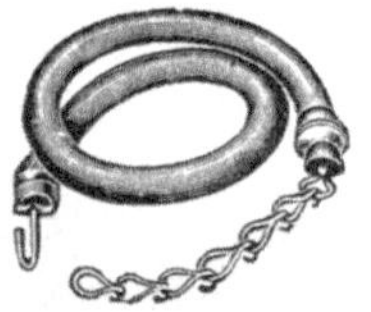

Abb. 49. Schlauch nach v. ESMARCH.

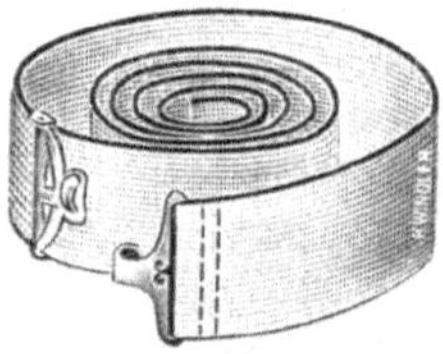

Abb. 50. Binde nach v. ESMARCH.

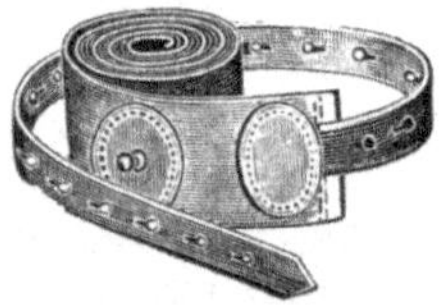

Abb. 51. Militärmodell.

kleines Instrumentarium in Tücher gewickelt bereit zur sofortigen Verwendung. Dazu gehören einige Messer, einige Arterienklemmen, 2 DESCHAMPSsche Nadeln, 2 chirurgische, 2 anatomische Pinzetten, 2 Scheren, 2 scharfe und 2 stumpfe Haken, Nadelhalter, Nadeln im gelochten Kästchen, Catgut, Seide, eine Kornzange. Dies alles zusammen packt man in das sterile Tuch, und zwar so, daß drei Zipfel des Tuches über den Instrumenten zusammenschlagen werden; auf die drei kommt eine sterile Kornzange, die nur mit dem 4. Zipfel zugedeckt wird. Auf diese Weise kann man die Instrumente mit der Kornzange steril herausnehmen.

Zur Wundversorgung gehört bei schweren Blutungen auch die Anwendung des Blutleerschlauches oder der Blutleerbinde. Die obenstehenden Abb. 49—53 zeigen Schlauch und Binde nach v. ESMARCH, das Militärmodell des Schlauches und zwei einfache Schläuche, die durch eine Klammer leicht geschlossen und geöffnet werden können. Für den Oberschenkel brauchen wir den ESMARCHschen Schlauch, für den Oberarm dagegen die ESMARCHsche Binde oder besser noch eine gewöhnliche Gummibinde. Über den TRENDELENBURGschen Spieß siehe den Abschnitt über Operationen (Abb. 163). Vorhanden sein muß ferner der MOMBURGsche

Blutleerschlauch, ein einfacher, 2—2½ m langer Gummischlauch. Viel gebraucht wird auch der Blutleerapparat nach SEHRT, der zwei mit Gummi bezogene Metallbranchen hat. Er hat genau die Form des Gliedes, er soll aber nur gebraucht werden nach Unterlegen von Watte.

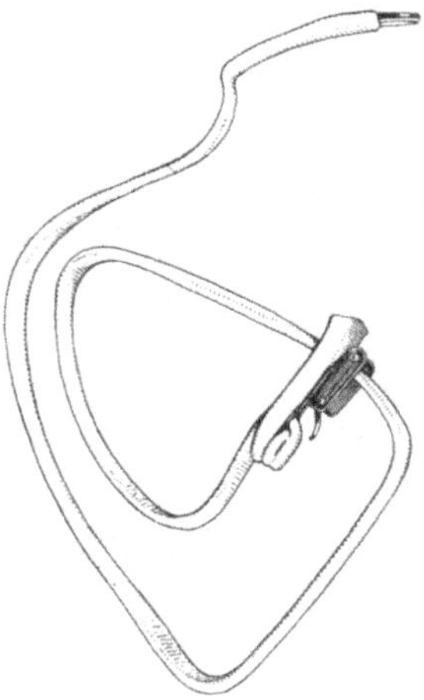

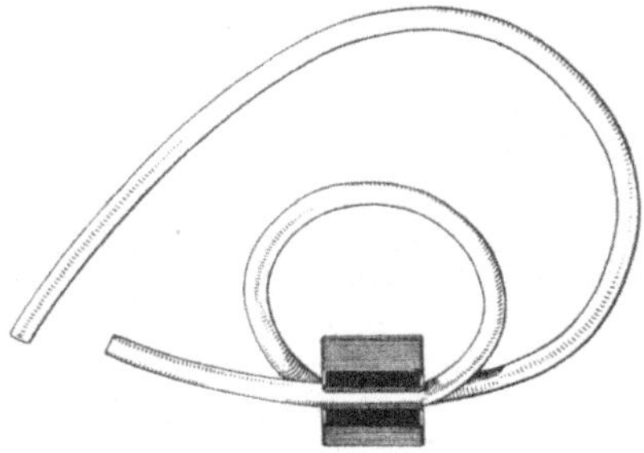

Abb. 52 u. 53. Blutleerschläuche mit Klemmenverschluß.

2. Der Luftröhrenschnitt (Tracheotomie).

Diese Operation ist von solcher Wichtigkeit und muß oft so rasch ausgeführt werden, daß die Vorbereitung dazu jeder im Operationssaal tätigen Person durchaus geläufig sein muß, aber auch der Gang muß bekannt sein, daher soll er hier geschildert werden:

Der Patient wird so gelagert, daß der Kopf weit nach hinten hängt, Längsschnitt genau in der Mittellinie, also scharfes Skalpell, Auseinanderziehen der Wunde mit Häkchen. Jetzt können leicht Venen verletzt werden, daher Klammern bereit halten. Spaltung der weißen Halslinie in der Mitte auf einer Hohlsonde, Auseinanderziehen der Muskeln mit zwei stumpfen Häkchen, Herabziehen des Isthmus der Schilddrüse durch einen stumpfen Haken, Einsetzen eines kleinen einzinkigen scharfen Hakens in den unteren Rand des Ringknorpels. Vorziehen der Trachea, Längsschnitt in die Trachea, Einsetzen zweier kleiner stumpfer Häkchen in die Trachealwunde, Einführung der Tracheotomiekanüle, Festigung derselben mit dem Bändchen um den Nacken herum; also besteht das Instrumentarium aus folgendem: Skalpell für die Haut, 2 dreizinkige scharfe Haken, Hohlsonde zum Spalten der weißen Mittellinie, 2 stumpfe Haken zum Auseinanderziehen der Muskulatur, LUERscher Haken zum Herunterziehen der Schilddrüse, scharfes

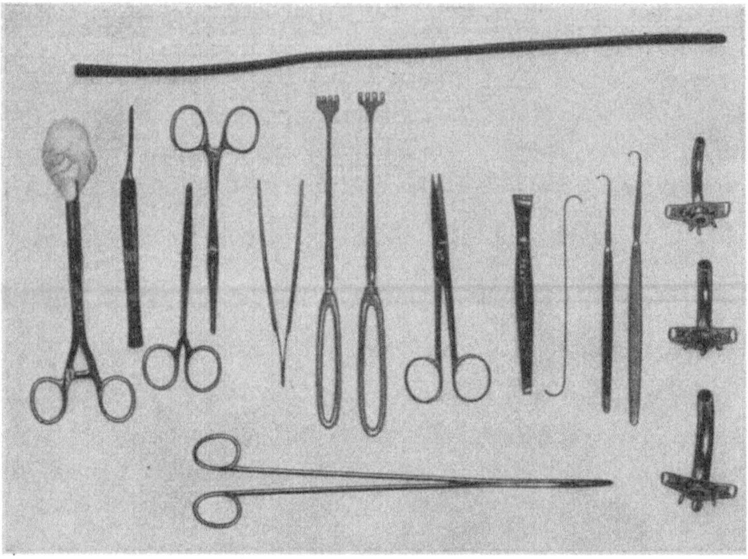

Abb. 54. Instrumente zur Tracheotomie.

Häkchen, spitzes Messerchen, 2 stumpfe einzinkige Häkchen, Trachealkanüle.

Der Erwachsene braucht Kanüle 7—8, das 1—6jährige Kind Kanüle 1—4, das 7—14 jährige Kind Kanüle 5—7. Fertigzuhalten ist stets die

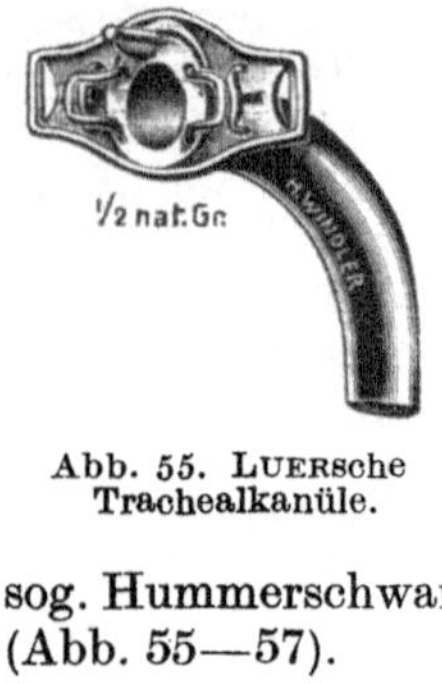

Abb. 55. LUERsche Trachealkanüle.

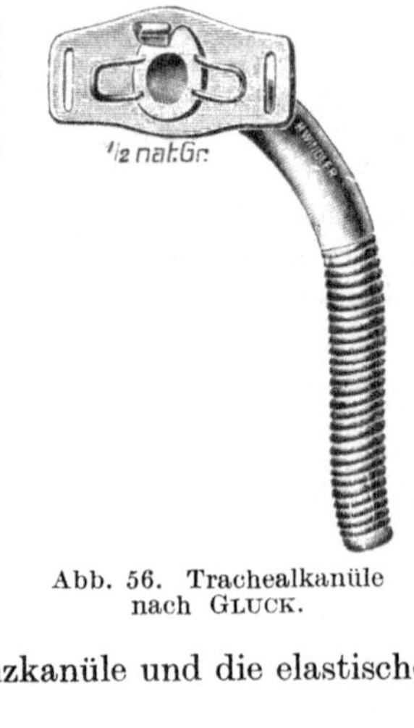

Abb. 56. Trachealkanüle nach GLUCK.

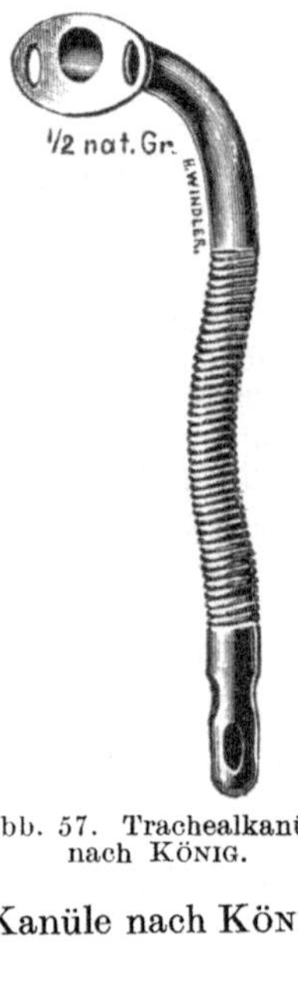

Abb. 57. Trachealkanüle nach KÖNIG.

sog. Hummerschwanzkanüle und die elastische Kanüle nach KÖNIG (Abb. 55—57).

Die Pflege der Trachealkanülen sei besonders sorgfältig. Die am meisten gebräuchlichen Kanülen nach LUER bestehen aus der Innen- und Außenkanüle. Sie seien stets sauber, gut ineinanderschiebbar und ohne scharfen Rand, denn dieser kann zu schweren Entzündungen oder Blutungen der Luftröhre Anlaß geben. Die Kanülen werden mit Federn gereinigt, die man beim Verbandstofflieferanten beziehen kann. Man wäscht die Federn in Sodawasser und Seife, spült sie gut ab, legt sie in Sublimatlösung und trocknet sie. Vor dem Gebrauch werden sie in physiologischer Kochsalzlösung abgespült. Benutzte Federn können auf die oben angegebene Weise gesäubert werden. Sie brauchen nicht fortgeworfen zu werden. Zur Festigung der Kanüle dient gewöhnliches schmales weißes Band.

3. Die Operation der Lungenembolie.

Das Instrumentarium für die Operation ist umstehend abgebildet (Abb. 58). Um auch diese genau verstehen und vorbereiten zu können, soll sie kurz geschildert werden:

Großer lappenförmiger Schnitt über der linken Brust = also: Skalpell, Pinzetten, Arterienklemmen, scharfe Haken. Resektion von 2—3 Rippen = also: Raspatorium, Elevatorium, Rippenschere, scharfe einzinkige Knochenhaken. Aufschneiden des Herzbeutels = also: gekrümmte Schere, Isolierung der Arteria pulmonaris durch den großen TRENDELENBURGschen Haken, in den der Gummischlauch eingeschoben wird. Durchziehen des Gummischlauches. Vorziehen der Arterie. Spreizung mittels der Spreizpinzette — (alle diese Instrumente befinden sich auf der Abbildung) — Einführung der flachen durchlochten Kornzange in die Arterie und Herausziehen des Embolus. Seitliches Abklemmen mittels der TRENDELENBURGschen Arterienklemme, die ganz am Rande der Abbildung liegt. Naht der Arterie. Wundschluß.

B. Wiederbelebung.

1. Durch Medikamente.

An Medikamenten zur Injektion müssen vorhanden sein: Campher, Coffein, Adrenalin, Coramin, Hexeton für Herz und Gefäße; Lobelin für die Atmung. Morphium zur Beruhigung und gegen den Schmerz.

2. Durch Inhalation.

Einen immer größeren Raum nimmt heute die Wiederbelebung durch Gase ein. Seit langer Zeit ist der *Sauerstoff* als Wiederbelebungsmittel in Gebrauch. Seine modernste Form hat er wohl

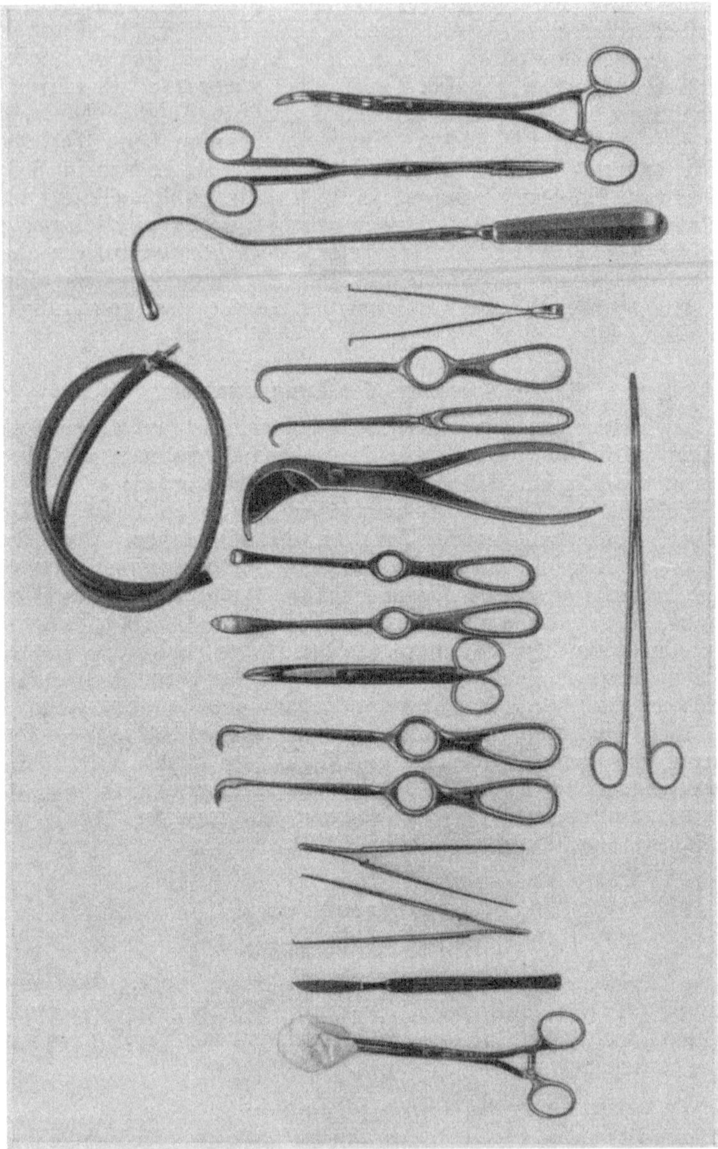

Abb. 58. Instrumente zur Operation der Lungenembolie.

in dem *Sauerstoffinhalationsapparat „Atmos"* (Firma: Sauerstoff-Centrale, Berlin, Karlstraße) gewonnen. Er wird folgendermaßen gebraucht (Abb. 59):

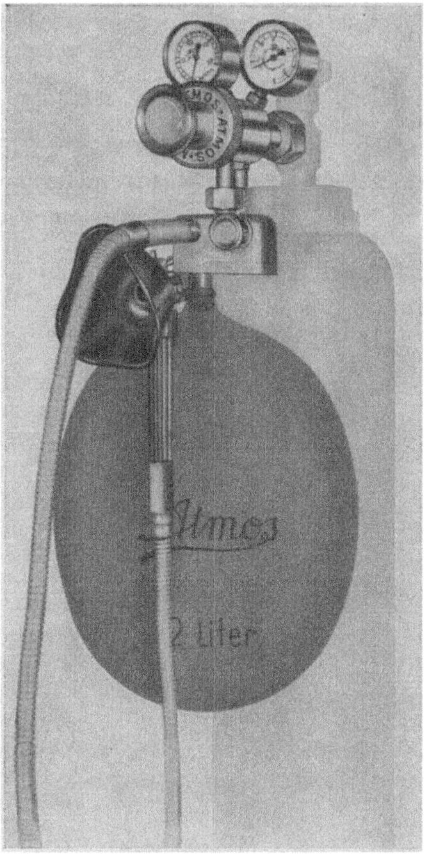

Abb. 59. Sauerstoffapparat „Atmos".

In der Sauerstoffbombe befindet sich Sauerstoff unter 150 at Überdruck (atü), also enthält die Zehnliterflasche, die man gewöhnlich braucht, 15 l Sauerstoff. Naturgemäß ist der Druck dieses Sauerstoffs viel zu groß, um zur Atmung benutzt werden zu können, daher muß der Druck so weit erniedrigt werden, daß die Atmung ermöglicht wird. Zu diesem Zwecke ist ein Reduzierventil angebracht (Druckminderventil), das uns erlaubt, den Druck auf eine Höhe zu bringen, wie wir ihn haben wollen. Wir stellen uns an einem Manometer nun nicht aber die Druckhöhe ein, sondern die Literzahl des Sauerstoffs pro Minute, denn dieses ist uns wichtiger als die Druckhöhe, die sich bei normaler Atmung auf etwa $^1/_{10}$ at beläuft. Angebracht sind an dem Reduzierventil 2 Manometer. Das linke bezeichnet die Druckhöhe, die in der Sauerstoffbombe herrscht, also bei gefüllter Flasche 150 at, das rechte gibt die Literzahl des Sauerstoffs in der Minute an. Schließlich ist noch das sog. Verteilerstück angebracht, das auswechselbar ist und den Zweck hat, den Sauerstoff verschiedene Wege zu leiten. Von diesem Verteilerstück geht der Beutel aus, aus dem der Sauerstoff geatmet wird und in dem er während der Ausatmungsperiode aufgespeichert wird, ebenso der Atmungsschlauch, an dem sich die Maske vermittels eines Maskenhandgriffs ansetzt. Dieser Maskenhandgriff stellt eine sehr zweckmäßige

Neuerung dar. An dem Verteilerstück befindet sich schließlich noch eine Schraube, die die Sauerstoffzufuhr zwischen Reduzierventil und Beutel abdrosselt.

Praktisch wird der Apparat folgendermaßen in Tätigkeit gesetzt: Der Apparat ist betriebsbereit, wenn das Handrad des Reduzierventils ganz herausgedreht ist, in diesem Zustand ist das Reduzierventil geschlossen. Die kleine Verschlußschraube am Verteilerstück muß ebenfalls geöffnet sein.

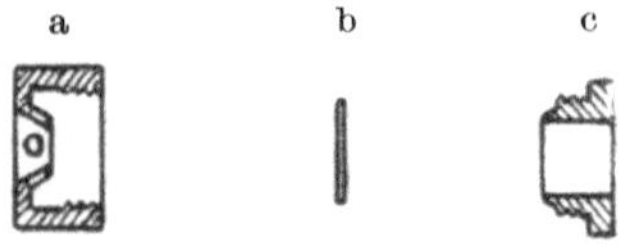

Abb. 60. Einzelteile des Atmungsventiles.

1. Öffnung des Flaschenventils mit einer halben Drehung, sofort zeigt uns das linke Manometer die Druckhöhe an. Bei der Anzeige von 100 Atmosphären wissen wir, daß die Flasche 1000 l enthält.

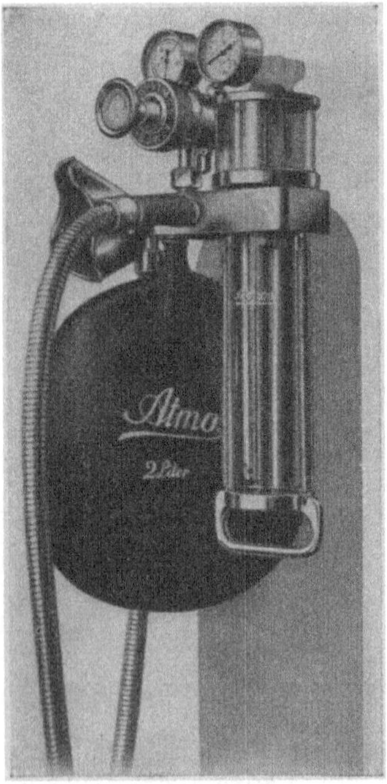
Abb. 61. Kohlensäure-Sauerstoffapparat.

2. Eindrehen des Handrades des Reduzierventils unter Beobachtung des rechten Manometers, bis der Zeiger 10—12 l anzeigt.

Nunmehr ist der Apparat betriebsbereit. Die Maske wird vom Haken am Verteilerstück abgenommen und dem Patienten aufgesetzt. Wir beobachten am Beutel Atmungsfrequenz sowie die Atmungstiefe. Falls wir mit der Inhalation nun aussetzen, aber den Apparat betriebsfertig neben dem Patienten stehen lassen wollen, schrauben wir lediglich die kleine Schraube am Verteilerstück etwas ein und brauchen sie bei Wiederinbetriebnahme des Apparates nur zu öffnen. Ist die Inhalation beendet, so schließen wir zunächst die Bombe durch Rechtsdrehung des Flaschenventils, dabei sehen wir, daß der Zeiger des linken Manometers auf 0 herabgeht. Dann schrauben wir das Handrad des Reduzierventils wieder nach links heraus, so daß es geschlossen ist. Der Bereitschaftskoffer mit dem Sauerstoffapparat funktioniert auf dieselbe Weise.

Es ist daher besonders darauf zu achten, daß das Atmungsventil a—c nicht verklebt ist, sondern daß das Glimmerblättchen des

Atmungsventils sich leicht bewegt. Das Atmungsventil kann, wenn nötig, abgeschraubt und das Glimmerblättchen erneuert werden.

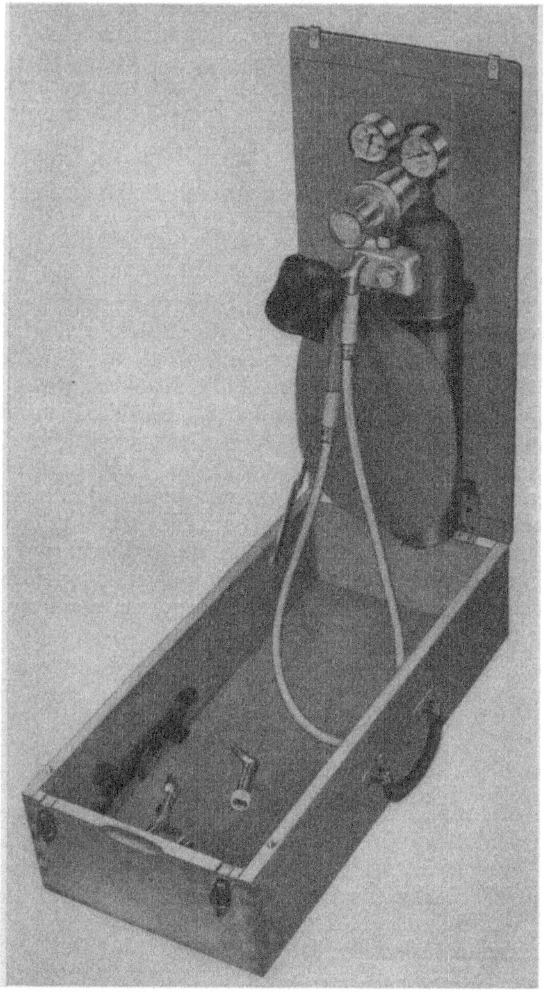

Abb. 62. Transportabler Kohlensäureapparat „Atmos".

Abb. 60 zeigt die Einzelteile des Atmungsventils. Es sind: a der Ventilkrater, b das Glimmerblättchen, c der Ventildeckel.

Außer dem Sauerstoff verwendet man heute vielfach die *Kohlensäure*, die ein viel stärkeres Anreizmittel für die Atmung darstellt als der Sauerstoff. Der Kohlensäureinhalationsapparat darf daher niemals im Operationssaal fehlen. Täglich muß geprüft werden, ob die Kohlensäurebombe noch Kohlensäure enthält.

Einen ganz neuen Apparat bringt wieder die Sauerstoffzentrale in den Handel, und zwar den *Kohlensäure- und Sauerstoffapparat „Atmos"* (Abb. 61).

Dieser Apparat entspricht zunächst genau dem oben beschriebenen Sauerstoffinhalationsapparat. Es ist an dem Verteilerstück, das anders geformt ist, nun eine Glasapparatur befestigt, die aus 2 Teilen besteht. Der obere kleinere Teil enthält 20%ige Weinsäurelösung, der untere größere Teil enthält Natriumbicarbonat. Durch Stellung des oberen Teils nach zwei angegebenen Marken kann nun die Weinsäure in die Natriumbicarbonatlösung in bestimmten Mengen hineintropfen, so daß wir bei Stellung auf Marke 1 eine Entwicklung von 0,6 l Kohlensäure pro Minute erhalten, bei Stellung auf Marke 2 1,2 l Kohlensäure pro Minute. Der Sauerstoff wird durch das Verteilerstück durch das untere Glasgefäß, in dem sich die entwickelte Kohlensäure befindet, geleitet und nimmt die Kohlensäure mit, so daß durch Regulierung der Literzahl des Sauerstoffes ein Gemisch entsteht, das zwischen 3 und 7% Kohlensäure enthält. Man muß allerdings viel größere Mengen Sauerstoff in der Einheitszeit geben. Das rechte Manometer gibt nicht nur die Sauerstoffmenge an, sondern auch den prozentualen Gehalt der Kohlensäure.

Die Abb. 62 gibt einen transportablen Kohlensäureapparat wieder.

3. Durch Infusionen.

a) Salzinfusionen.

Sehr häufig wird im Operationssaal zur Herstellung geordneter Kreislaufverhältnisse die Infusion von Salzlösung ausgeführt. Vorrätig muß dazu sein, einmal die physiologische Kochsalzlösung, die wir dem Kochsalzapparat entnehmen (s. S. 62). Neben dem Kochsalz wird vielfach die Ringersche Lösung verwandt: sie hat folgende Zusammensetzung:

In 100 ccm Wasser sind enthalten:
0,6 NaCl, 0,01 NaHCO, 0,01 $CaCl_2$, 0,0075 KCl.

Ebenso wird das Normosal (Straub) viel verwandt. Am bequemsten sind die gebrauchsfertigen Lösungen, wie das Tutofusin, das auf der Abb. 65 in der Ampulle die Form zeigt, in der es in den Handel kommt. Der Glasauszug oben und unten an der Flasche wird abgeschlagen, die Flasche wird in den mitgegebenen Halter aufgehängt und ist nun gebrauchsfertig.

Abb. 63 zeigt eine graduierte ERLENMEYERsche Kochflasche mit Gummistopfen, Steigerohr, Thermometer, Gebläse, Schlauch mit Kanüle, kurzes abgebogenes Glasrohr. Ein sehr zweckmäßiger

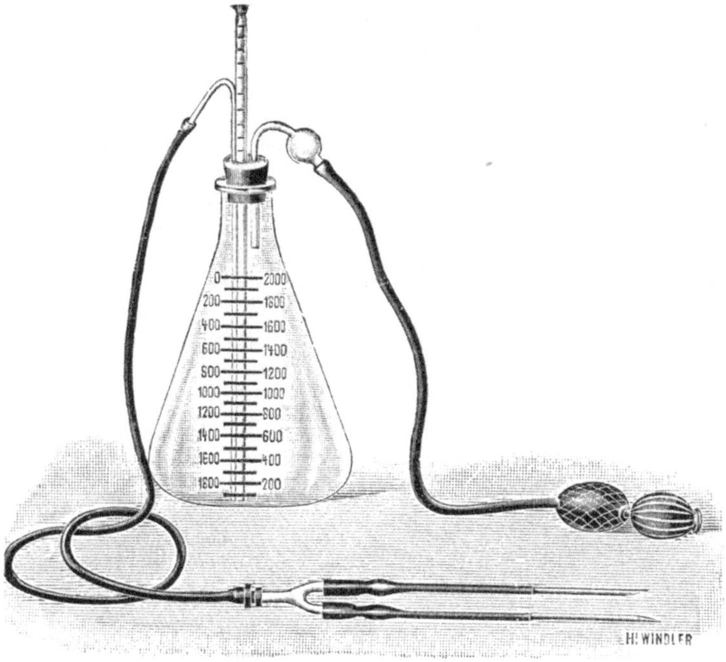

Abb. 63. Kochsalzflasche.

Sterilisierapparat wird unter dem Namen „Infusozert“ (Abb. 64) in den Handel gebracht.

Komplette Kochsalzflasche. Bei Anschaffung der vollständigen Kochsalzflasche ist darauf zu achten, daß das Steigerohr und das Thermometer bis zum Boden der Flasche reichen. Das kurze Glasrohr muß außerhalb der Flasche nach unten abgebogen sein, damit der bei der Dampfentwicklung sich bildende Flüssigkeitsniederschlag nicht wieder zurückfließt, sondern nach außen abtropft.

Vor dem Einfüllen der fertigen Kochsalzlösung oder Herstellung derselben müssen Kolben und alle dazu gehörigen Teile entweder durch Auskochen im Instrumentenkocher oder im Dampfsterilisator keimfrei gemacht werden. Man kann auch den mit Wasser gefüllten Glaskolben einfach aufkochen lassen und die anderen Teile, die im Gummistopfen stecken bleiben, getrennt sterilisieren. Niemals darf Soda zum Auskochen der Kochsalzflaschen genommen werden.

Sind alle Teile steril, so wird der Kolben mit der fertigen Kochsalzlösung noch einmal gekocht.

Um ein Zerspringen der Kolben zu vermeiden, wird auf die Gasflamme ein Drahtnetz mit Asbestschicht gelegt. Ist der Kochsalzkolben zum Gebrauch fertig, dann werden die beiden Glasrohre mit ungeleimter, steriler Watte dicht verschlossen. Diese hält Bakterien besser ab als Gaze.

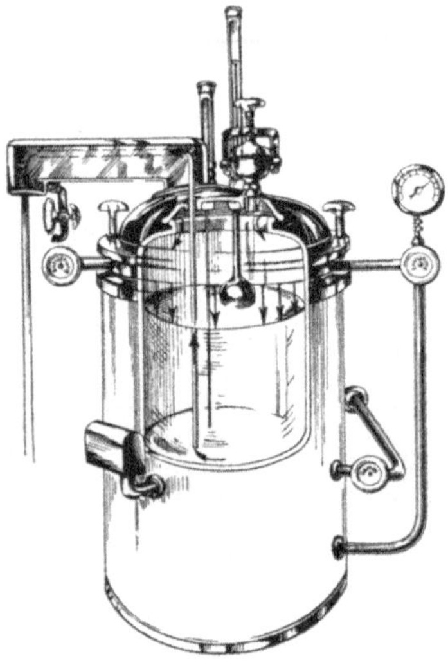

Abb. 64. Infusozert.

Vor der Infusion bzw. Injektion wird die Kochsalzlösung im Kolben auf etwa 42—45° C auf Gas oder im heißen Wasser erwärmt. Die Wattepfröpfchen müssen vorher entfernt werden, damit der entstehende Dampf den Kolben nicht auseinander treibt.

Zur subcutanen Injektion braucht man ungefähr 2 m guten Gummischlauches, der auf das Steigerohr genau paßt. Die Kanüle, die gut eingebunden wird, muß ziemlich stark sein. Sollen zwei Kanülen verwendet werden, so wird der Schlauch mit einem doppelläufigen Glasrohr verbunden, an das zwei etwa 40 cm lange Gummischläuche, mit je einer dicken Kanüle versehen, gesteckt werden.

Zur intravenösen Infusion wird eine spitze oder eine stumpfe Kanüle und ein 2 m langer Gummischlauch gebraucht. Etwa 10 cm vor der Kanüle wird ein kurzes, 5—10 cm langes Glasröhrchen eingeschaltet und fest eingebunden, damit man den Schlauch sofort zudrücken kann, falls sich Luftblasen im Glasrohr zeigen (Gefahr der Luftembolie). Bei Anwendung der stumpfen Kanüle wird die Vene freigelegt, dazu ist nötig: ein schmales Messer, zwei kleine chirurgische Pinzetten, ein kleines, spitzes Scherchen, zwei kleine scharfe Haken, eine DESCHAMPSsche Nadel mit nicht zu feiner Seide oder Catgut, Nadelhalter und Nadeln. In großen Betrieben hat man, wie die Kochsalzkolben, so auch diese Sachen, in ein Tuch verpackt, stets steril vorrätig.

An Stelle der Kochsalzflaschen kommt man auch mit einem sterilen graduierten Irrigator mit Schlauch und Kanüle aus, der dann aber nur hierfür gebraucht werden darf.

Auf ärztliche Anordnung wird der Kochsalzlösung Adrenalin (1 : 1000) hinzugesetzt, und zwar 8—10 Tropfen auf den Liter.

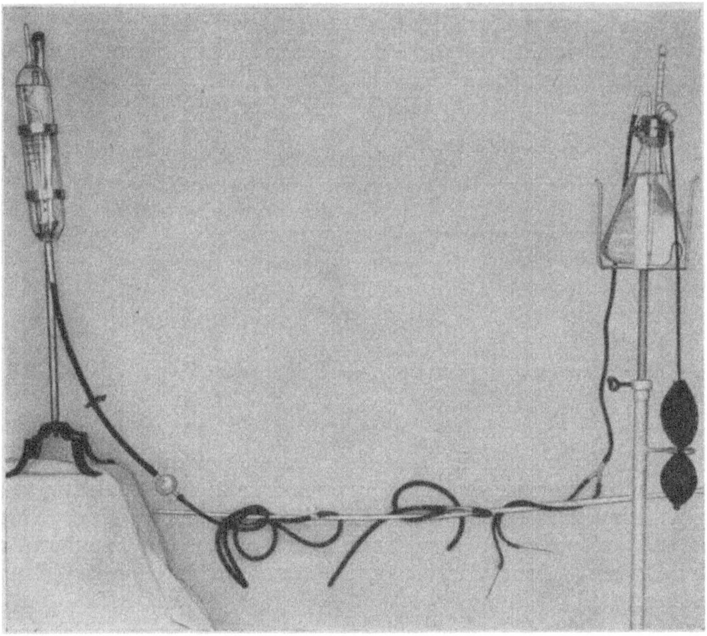

Abb. 65. Instrumentarium zur subcutanen, intravenösen und rectalen Infusion.

Die Abb. 65 zeigt das Instrumentarium zur Subcutaninfusion (rechts mit 2 Hohlnadeln) zur intravenösen Injektion mit der eingeschalteten MARTINschen Tropfkugel und dazwischen zur rectalen Infusion, zu der lediglich ein Darmrohr und ein Ansatzstück aus Glas gehört.

b) Bluttransfusionen.

Die Blutübertragung wird heute vielfach geübt, nicht nur bei ausgebluteten Menschen, sondern auch bei bestimmten Krankheiten, dazu noch in der Chirurgie besonders als Vorbereitung zu größeren Operationen, z. B. beim Magencarcinom. Zur Durchführung der Übertragung bedürfen wir

1. der praktischen Blutgruppenbestimmung,
2. einer praktischen einfachen Apparatur.

α) **Die Blutgruppenbestimmung** ist deswegen notwendig, weil das Blutserum des Empfängers die Blutkörperchen eines Spenders zur Verklumpung bringen kann (Agglutination). Es kann also für einen Menschen A nicht jeder andere Mensch Blutspender sein, sondern nur solche Menschen, deren Blutkörperchen von A nicht verklumpt (agglutiniert) werden. Solche Verklumpung würde zum Tode des Empfängers führen. Man hat nun die Menschen in vier Gruppen eingeteilt, je nach der Wirkung von Serum und Blutkörperchen aufeinander. Die Gruppen sind A, B, AB und 0. Das Verhalten der vier Gruppen zeigen die beiden Schemata:

Blutkörperchen.

		AB	A	B	0
	AB	—	—	—	—
	A	+	—	+	—
Serum:	B	+	+	—	—
	0	+	+	+	—

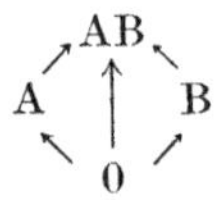

+ Eintritt von Agglutination, — Fehlen derselben.

Abb. 66.

Die Agglutination ist aus dem ersten Schema ersichtlich; es geht aus ihm hervor, daß AB Universalempfänger ist, Gruppe 0 dagegen Universalspender. Die Pfeilrichtung in dem zweiten Schema gibt an, auf welche Gruppe jede Gruppe spenden kann und auf welche nicht. Jede Gruppe kann dazu auf ihre eigene Gruppe spenden.

Zur Feststellung der Gruppenzugehörigkeit verwenden wir die Hämoteströhrchen des Staatlichen serotherapeutischen Institutes in Wien. Es sind braune Röhrchen mit dem Serum der Gruppe B und weiße Röhrchen mit dem Serum der Gruppe A. Wir untersuchen zuerst den Spender, dann den Empfänger. Zeigt der Spender die Blutgruppe 0, so ist die Feststellung der Gruppe des Empfängers unnötig, denn die Gruppe 0 ist Universalspender für alle anderen Gruppen. Zur Untersuchung nehmen wir einen gut gereinigten Objektträger, bringen in die Mitte einen Tropfen aus dem braunen Röhrchen, an den Rand einen Tropfen aus dem weißen Röhrchen, und übertragen nun mittels der Ecke eines zweiten Objektträgers einen Tropfen Blut in die beiden Sera. Naturgemäß muß der frische Tropfen aus je einer Ecke des Objektträgers übertragen werden und nicht aus derselben. Nach 1 bis 2 Minuten zeigt sich entweder Klümpchenbildung oder der Tropfen bleibt homogen. Die Reaktionsbilder, die entstehen, gibt die untenstehende Abb. 67 aus der Chirurgie von Kirschner und Nordmann. An Hand dieser Abbildung läßt sich die Blutgruppe leicht bestimmen.

β) **Autoplastische Blutübertragung.** Die Blutübertragung geschieht autoplastisch (z. B. bei schweren Blutungen in die Bauch-

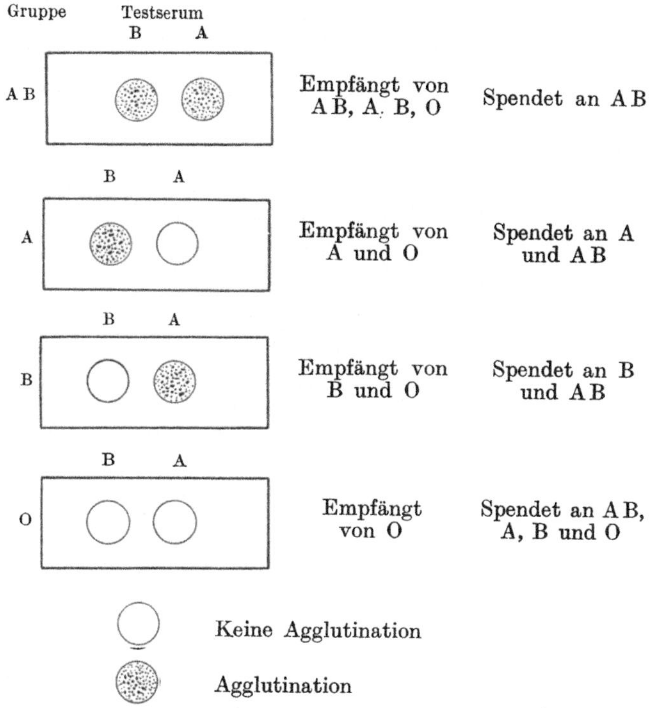

Abb. 67. Reaktionsbilder nach Nordmann.

höhle, infolge Ruptur einer Tubargravidität). Notwendig ist eine Suppenkelle, ein Gefäß mit 500 ccm Inhalt, in dem 25 ccm 2%ige Natrium citrium-Lösung sich befinden, ein zweites Gefäß, über dessen Öffnung sterile Gaze gespannt ist, durch die das Blut geseiht wird, eine Kanüle zur Infusion in die Vene des Kranken.

γ) **Die Transfusion nach Oehlecker.** Notwendig sind zwei Glasspritzen von je 20 ccm Inhalt, ein Ansatzstück mit Zweiwegehahn, 2 kurze bajonettförmig gebogene Glaskanülen, ein Gefäß mit steriler Kochsalzlösung. Die Anwendung zeigt die Abb. 68 nach Oehlecker.

δ) Die Transfusion nach Beck. Der Apparat, nebenstehend abgebildet, besteht aus einer rotierenden Walze, die das Venenblut

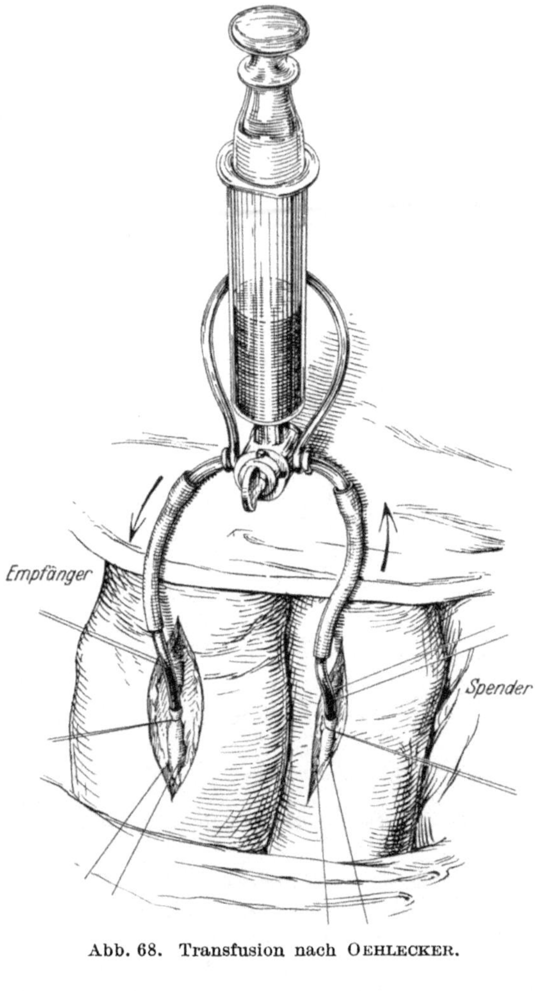

Abb. 68. Transfusion nach Oehlecker.

vom Spender zum Empfänger durch Auspressen eines Gummischlauches hinüberleitet. Schläuche und Kanülen müssen steril gemacht sein. Kochsalzlösung muß bereit stehen in einem sterilen Gläschen.

Dem Gebrauch des Beckschen Apparates muß ein genaues Studium der beigegebenen Gebrauchsanweisung vorausgehen. Hier sollen nur die wesentlichsten Punkte im Gebrauch hervorgehoben werden: Der Apparat wird stets gebrauchsfertig verwahrt. Die

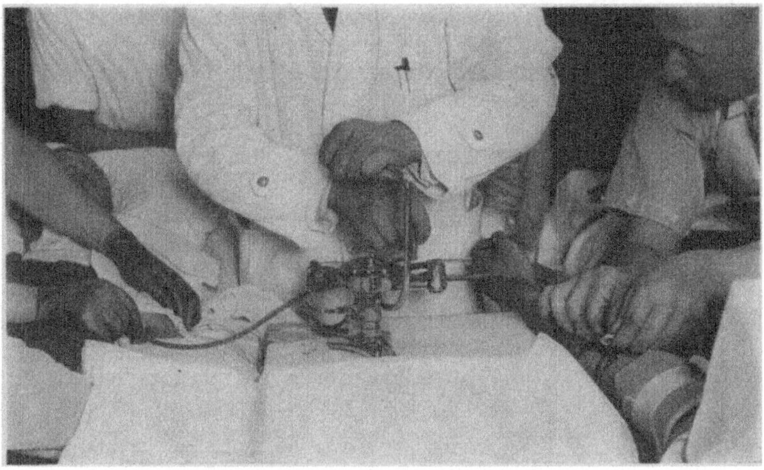

Abb. 69. Bluttransfusion mit dem Apparat nach BECK.

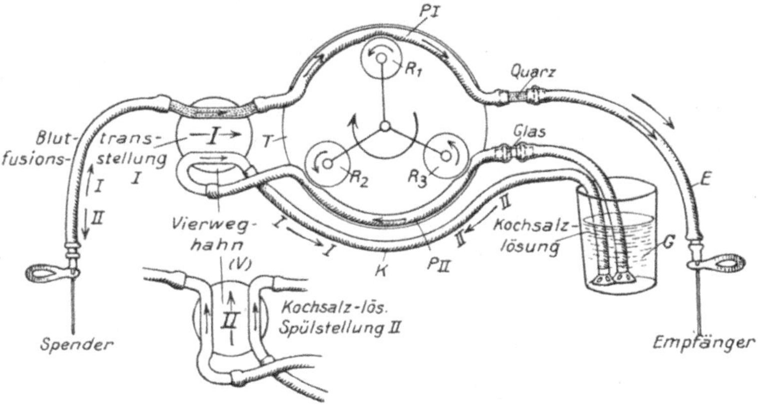

Abb. 70. Wirkungsschema des Bluttransfusionsapparates nach BECK.

Schläuche, die die Trommel durchziehen, müssen genau der Wand anliegen. Ist das Mittelstück eingesetzt, so muß es sich zum richtigen Gebrauch nur mit einem gewissen Widerstand drehen lassen. Dieser Widerstand wird dadurch erzeugt, daß man den Hebel rechts des Kurbelgriffes nach Lösen der Festigungsschraube zum Kurbelgriff hindreht, und zwar so lange, bis man einen festen

Widerstand hat. Jetzt wird die Festigungsschraube wieder angezogen und hält den Hebel in der gewünschten Stellung. Dreht man jetzt die Kurbel, so fühlt man deutlich den Widerstand der rotierenden Walze gegen die Gummischläuche. Nunmehr ist der Apparat gebrauchsfertig. Der Hahn hat nur 2 Stellungen, nämlich 1. parallel mit den Schläuchen vom Empfänger zum Spender: Jetzt ist die Leitung Empfänger—Spender frei, dazu wird aus dem Kochsalzgefäß Lösung durch den einen Schlauch zum Hahnsystem und von dort direkt wieder zurückgesaugt. Bei dieser Hahnstellung findet also ein Kreislauf von Kochsalz statt, der mit dem eigentlichen Blutübertragungsschlauchsystem nicht in Verbindung steht.

Die zweite Hahnstellung ist senkrecht zu der ersten. Jetzt wird das ganze System vom Kochsalzgefäß durch sämtliche Schlauchleitungen hindurch bis in die Vene von Empfänger und Spender mit Kochsalz durchgespült (Abb. 69 u. 70).

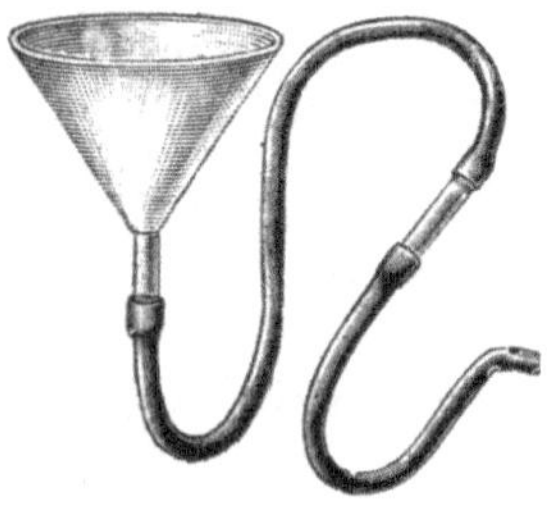

Abb. 71. Magenspülschlauch.

4. Magenspülung.

Da oft plötzliche Vergiftungsfälle in die Klinik eingeliefert werden, so muß zur Magenspülung stets bereit sein: ein großer Glastrichter, daran ein guter Gummischlauch mit Glasverbindungsstück zur Sonde, eine Kanne für warmes Wasser, ein Eimer, ein Brechbecken und ein Stück Gummituch, welches dem Kranken vorgelegt wird.

VI. Der Operationssaal und seine Pflege.

Wenn wir heute unsere modernen und praktisch eingerichteten Operationssäle sehen, so kommt uns kaum der Gedanke, daß man vor einigen Jahrzehnten von alledem noch gar keine Ahnung hatte. Der Chirurg der vorantiseptischen Zeit operierte fast alle seine Kranken im Hause und vermied ängstlich die Benutzung des Krankenhauses, und das hatte seinen Grund darin, daß Wundinfektionen, die in so großem Maße die Operierten dahinrafften, weit seltener auftraten, wenn man die Operationen in der Wohnung der Kranken vollzog. Die früheren Operationssäle galten als Brutstätten von Infektionsherden, weil sehr geringer Wert auf die Sauberkeit gelegt wurde. Muß doch jeder Ort, an welchem häufig Kranke mit infizierten Wunden behandelt werden, eine Brutstätte von Infektionskeimen werden, wenn man nicht auf das Sorgfältigste den Eiter und die ansteckenden Wundprodukte entfernt.

Alles das kennt man heute nicht mehr. In unseren großen Krankenhäusern sind in der Regel zwei Operationssäle, um septische von aseptischen Operationen trennen zu können, wenn nicht gerade Raum, Mittel oder Lehrzwecke dem Hindernisse in den Weg stellen. Wird nur über einen Operationssaal verfügt, so ist ganz besondere Vorsicht und Gewissenhaftigkeit nötig, denn das, was man bei zwei Operationssälen durchführen kann, nämlich daß sämtliche Gerätschaften, Instrumente, Tische usw., auch das Personal, gesondert bleiben, fällt hier weg.

Die Reinigung des Operationssaales. Auch im Scheuern und Reinemachen muß die Operationsschwester bewandert sein, um dem Personal die richtige Anleitung zu geben oder auch selbst mit Hand anlegen zu können. Eine Operationsschwester, die nur mit Instrumenten umzugehen versteht und keine Ahnung vom Reinemachen hat, wird stets nur unvollkommen ihren Posten ausfüllen können. Denn Staub und Schmutz sind die gefährlichsten Feinde eines ungestörten Wundverlaufes. Unsere heutigen Operationssäle sind dank der modernen Technik so eingerichtet, daß sich Staub und Schmutz gar nicht ansammeln kann. Es sind in der Regel hohe Räume mit glatten Wänden, welche von oben bis unten mit weißen Kacheln ausgelegt sind, damit aller Schmutz sofort auffällt und alles leicht gereinigt werden kann. Die Reinigung muß sachgemäß vor sich gehen, sie soll zu gleicher Zeit eine Desinfektion sein, deshalb soll mit Seife, Soda und Lysol nicht gespart werden. Auf einen Eimer heißes Wasser kommt eine Handvoll Soda, eine Handvoll Schmierseife und ungefähr 150 ccm Lysol. Alles wird gut durcheinander gerührt. In einen zweiten Eimer kommt reines heißes Wasser zum Nachspülen. Man geht ganz systematisch vor. Alle Gerätschaften, Tische, Stühle, Körbe usw. werden im Operationssaal zusammengestellt und der Reihe nach gut abgeseift oder mit weichen Bürsten abgebürstet. Gestrichene Gerätschaften dürfen nicht gebürstet werden. Was fertig ist, wird in die Nebenräume gestellt. Sind die Wände so beschaffen, daß sie abgewaschen werden können, so muß das bei jeder gründlichen Reinigung des Operationssaales geschehen. Können die Wände nicht abgewaschen werden, so wird ein feuchtes Tuch um einen Besen gebunden und damit die Wände gleichmäßig abgerieben. Das Tuch muß so oft ausgewaschen werden, als es noch Unreinigkeiten in sich aufnimmt. Das Lysolwasser sowie das reine Wasser ist oft zu erneuern.

Größte Sorgfalt ist dem Fußboden zuzuwenden. Jeder Operationssaal, und ist er noch so klein, hat ein Abflußrohr, was die

Reinigung wesentlich erleichtert, weil dann das Wasser immer Abfluß hat. Reichliches Lysol-Seifenwasser macht den Steinfußboden klar und sauber, natürlich müssen die Fliesen tüchtig mit dem Schrubber bearbeitet werden. Mit einem Schlauch, der an die Wasserleitung angeschraubt werden kann, werden die Wände und der Fußboden nach dem Scheuern gut mit heißem Wasser abgesprengt. Ein Gummischieber (Abb. 72), ähnlich wie ihn die Straßenreiniger haben, eignet sich sehr gut, die Wassermengen nach dem Abflußrohr zu bringen. Nach dem Absprengen wird mit Scheuertüchern und heißem Sodawasser aufgewischt. Werden Scheuertücher gleich von Anfang an genommen, so werden Infektionskeime sehr leicht überall hingeschwemmt und bleiben an den Händen haften.

Besonders sauber müssen auch die Fenster gehalten werden. Je sorgfältiger und gründlicher die Reinigung vorgenommen wird, desto mehr Freude macht es, in einem solchen Raume zu arbeiten. Zu guter Letzt kommt es immer wieder dem Kranken zugute.

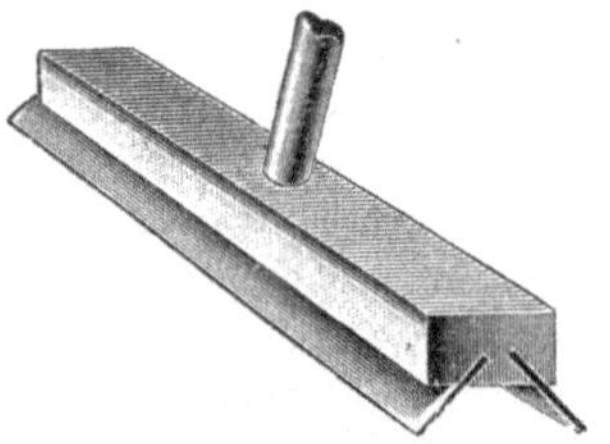

Abb. 72. Gummischieber. In dem hölzernen Querbrett sind zwei fingerdicke Gummiplatten eingefügt.

Wie verfährt man mit den eiterbeschmutzten Operationsgegenständen? Sind die Instrumente für eitrige Operationen gebraucht worden, so spült man sie mit behandschuhten Händen zunächst in 3%igem Carbol- oder Lysolwasser ab, dann läßt man sie eine halbe Stunde darin liegen. Dagegen soll man sie auf keinem Fall unter fließendem Wasser sofort abbürsten, weil zu leicht die Eiterkeime verspritzt werden können. Werden sie schnell wieder gebraucht, so bürstet man sie mit behandschuhten Händen vorsichtig im Carbolwasser ab und kocht sie eine Viertelstunde.

Operationstische und Kissen, die mit Eiter beschmutzt sind, müssen gut mit Lysol- oder Carbolwasser abgewaschen werden. Eitrige Verbandstoffe und Wäsche sollen nie auf den Boden geworfen werden, sondern in einen hierfür bereit zu haltenden Korb, der täglich mit Lysol- oder Carbolwasser abgebürstet werden muß. Auch sollen schmutzige Verbandstoffe usw. auf keinen Fall mit den Händen angefaßt werden, sondern man nehme dazu eine alte, lange Kornzange, die nur hierfür gebraucht wird, oder eine in Abb. 73 dargestellte, eigens hierfür angefertigte Zange. Sie wird täglich ausgekocht und hat stets ihren bestimmten Platz in einem Gefäß mit 5%igem Carbolwasser.

Künstliche Beleuchtung. Zur künstlichen Beleuchtung eignet sich am besten elektrisches Licht. In den modernen Operationssälen ist es so angebracht, daß die Strahlen entweder mittels eines Reflektors auf das Operationsfeld fallen oder aber es wird eine strahlenzentrierende Lampe über dem Operationstisch angebracht.

Bogenlampen, die heruntergezogen werden, sind aus dem Operationssaal zu verbannen. Auf ihnen sammelt sich Staub an, der beim Herunterziehen in die Wunde und auf das aseptische Gebiet fallen kann.

Temperatur. Die Temperatur muß 22—25° C betragen. Heizkörper sollen so angebracht sein. daß sie nicht Staubfänger sind.

Operationstische. Alle Operationstische, fahrbaren Tragen, Instrumententische sollen möglichst aus Metall hergestellt sein. Sie müssen so einfach wie möglich zu bedienen und gut zu reinigen sein. Der Kranke wird fast immer auf dem Operationstisch gefesselt, damit er beim Operieren fest und sicher liegt. Die Riemen und Gurte müssen jedem Operationstisch angepaßt sein. Der Kranke muß bequem liegen können. Zur Polsterung haben wir für jeden Tisch je ein größeres und kleineres Faktiskissen, entsprechend der Länge und Breite der Tische, welche mit festem Gummituch bezogen sein müssen.

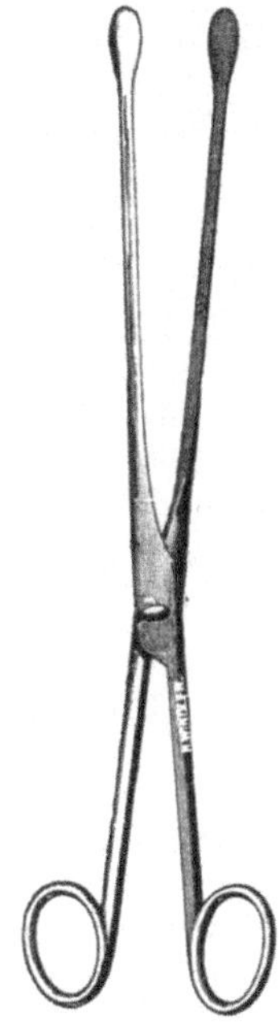

Abb. 73. Zange zum Aufsuchen der schmutzigen Verbandstoffe.

Das im Operationssaal tätige Personal sowohl Ärzte wie Schwestern, wie Pfleger und Pflegerinnen müssen den Operationstisch auf das genaueste kennen. Es ist nichts unangenehmer, als wenn der Operateur warten muß, bis eine verlangte Lageänderung durchgeführt ist, oder wenn er mit ansehen muß, daß die Änderung infolge Unkenntnis des Personals über den Mechanismus des Tisches verzögert wird. Seine Aufmerksamkeit wird abgelenkt, die Konzentration ist zunächst dahin, Ärger und Zorn sind die berechtigten Folgen.

Die Operationstische sind täglich nachzusehen und zu ölen.

Im oder in der unmittelbaren Umgebung des Operationssaales werden Verbandsmaterialien aufbewahrt, die hier folgen mögen.

Wundwatte. Verband- oder Wundwatte wird aus Baumwollfasern hergestellt und nach verschiedenen Fabrikverfahren chemisch gereinigt und entfettet in den Handel gebracht. Zum Gebrauch wird sie keimfrei gemacht, doch wird sie nicht direkt auf die Wunde gelegt. Sie hat den Zweck, das Glied zu polstern, Sekrete aufzusaugen und Bakterien von der Wunde fernzuhalten.

Polsterwatte. Zum Polstern von Schienen usw. bedient man sich der nicht entfetteten, ungebleichten grauen Polsterwatte. Für Gipsverbände eignet sich geleimte weiße Watte, sog. Wienerwatte am besten.

Zellstoff. Zellstoff- oder Holzstoffwatte besteht aus reiner Holzfaser und ist dank ihrer guten Aufsaugefähigkeit ein gleichwertiger Ersatz für Watte. Da Zellstoff bedeutend billiger ist als Watte, ist letztere schon vielfach verdrängt worden. Zellstoff wird in Tafeln, Rollen oder Binden geliefert.

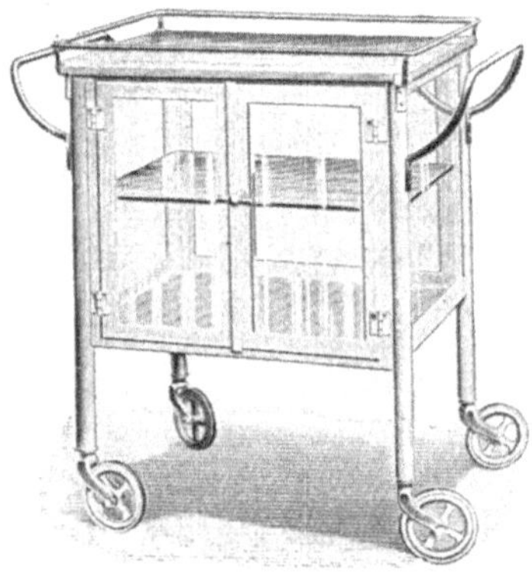

Abb. 74.
Schränkchen für Verbandstoffe.

Mull. Mull ist lockeres, gebleichtes Baumwollgewebe, das in den verschiedenartigsten Fadenstellungen geliefert und verwandt wird.

Man unterscheidet folgende Sorten: 1. Tupfermull, 2. Kompressenmull, 3. Bindenmull.

1. Tupfermull ist 14—17fädig,
2. Kompressenmull ist 18—22fädig,
3. Bindenmull ist 24—28fädig.

Tupfer- und Kompressenmull wird in kleinen zusammengelegten Tupfern, vielfach aufeinandergelegten Schichten (Kompressen) oder zu Krüllmull verarbeitet. Nur steriler Mull wird direkt auf Wunden gebracht, er saugt Sekrete sehr gut auf. Je loser der Mull ist, desto billiger ist er, ist aber in der Regel nur einmal zu verwenden. Je dichter das Gewebe ist, desto teurer ist es auch, hat aber den Vorteil, daß es öfter gewaschen werden kann.

Kambrikstoff. Kambrikstoff ist ebenfalls ein Baumwollgewebe, welches gebleicht, entfettet und chemisch gereinigt und hauptsächlich zu Bauchtüchern verwandt wird. Beim Gebrauch von Kambrikbinden bekommt man einen festen Verband, doch hat die Mullbinde wegen ihrer Billigkeit diese fast überall verdrängt.

Für Bauch- oder Ohrentamponade nimmt man Binden mit fest gewebter Kante, oder die Bindenstreifen werden zusammengelegt, um der Gefahr vorzubeugen, daß einzelne Fäden sich loslösen und in der Wunde als Fremdkörper zurückbleiben.

Stärkegazebinden. Eine weitere Bindenform sind die sog. Stärkegazebinden. Dieselben werden aus gebleichtem Mull durch verschiedene Fabrikationsprozesse gekleistert und im gespannten

Zustande getrocknet und dann zu Binden geschnitten. Die Kleistermasse soll trocknen, geruchlos sein und dem Stoff fest anhaften.

Gipsbinden. Gipsbinden werden aus gebranntem Alabastergips hergestellt. Sie werden fertig aus der Fabrik geliefert, oder man gipst sie mit der Hand. Man wählt dazu eine glatte, saubere Tischplatte und Mull- oder Stärkebinden. Einige Holzspatel oder glatte Hölzchen, welche von beiden Seiten die Binde etwas überragen, werden zuerst eingewickelt, damit man beim Aufwickeln einen Halt hat. Dann wird die Binde mit Gipsmehl bestreut und mit einem glatten Hölzchen oder mit einer Binde, die die gleiche Breite haben muß, ausgestrichen, damit der lose Gips recht gleichmäßig das Bindegewebe durchdringt. Ist die Gipsbinde fertig, dann werden die anfangs eingewickelten Hölzchen vorsichtig heraus-

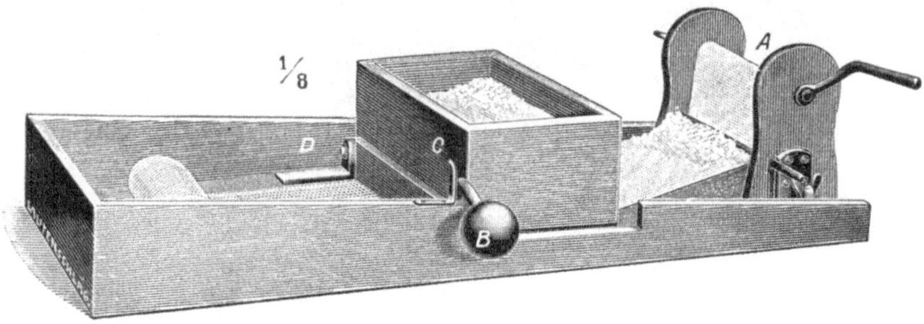

Abb. 75. Gipsbindenmaschine.

gezogen. Bei der Herstellung von Gipsbinden sind zwei Personen erforderlich, damit das Abrollen, Gipsen und Aufwickeln ununterbrochen vor sich gehen kann. Nach einiger Übung hat man es sehr bald im Gefühl, daß nicht zu wenig, auch nicht zu viel Gips auf der Binde verbleibt und daß diese nicht zu fest, auch nicht zu locker gewickelt wird. Ist die Gipsbinde zu fest gewickelt, kann das Wasser beim Einweichen nicht bis in ihre Mitte dringen, ist sie zu locker und enthält sie zu wenig Gips, so saugt sie zu viel Wasser auf und der Gipsverband erhärtet zu langsam oder auch gar nicht. Um ein schnelleres Erhärten des Gipsverbandes zu erzielen, kann der Gips mit etwas Kochsalz oder Alaun gemischt werden, auch kann man es dem Wasser, in das die Gipsbinden gelegt werden, zusetzen.

Zur Herstellung der Gipsbinden bei großem Bedarf gibt es auch Gipsbindenmaschinen (Abb. 75).

Die fertigen Gipsbinden werden am zweckmäßigsten in Blechschachteln aufbewahrt. Auf die schichtweise gelegten Gipsbinden wird noch etwas Gipsmehl gestreut, das dann von oben immer wieder nachsickern kann.

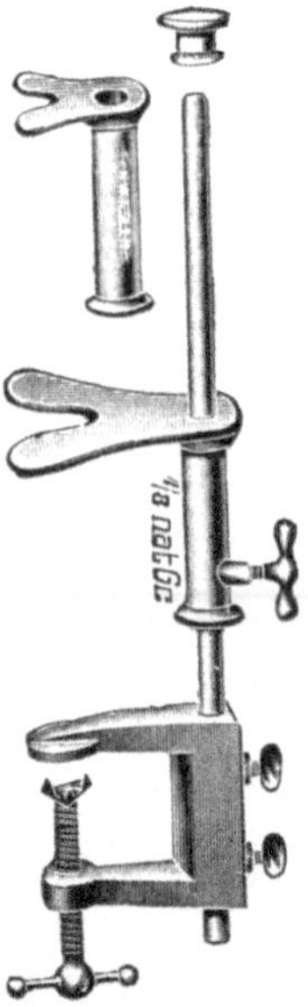

Abb. 76. Gipsbeckenstütze.

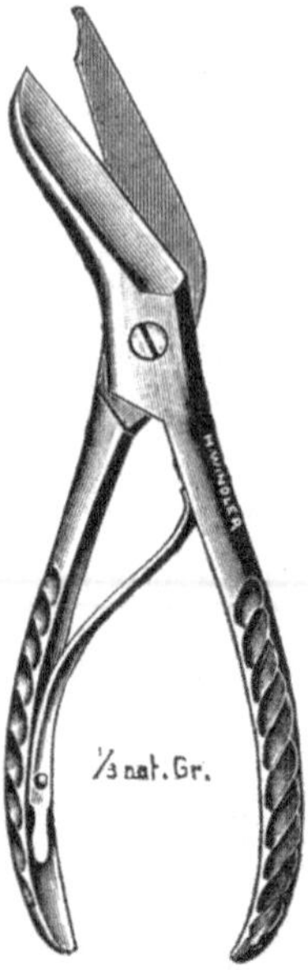

Abb. 77. Gipsschere.

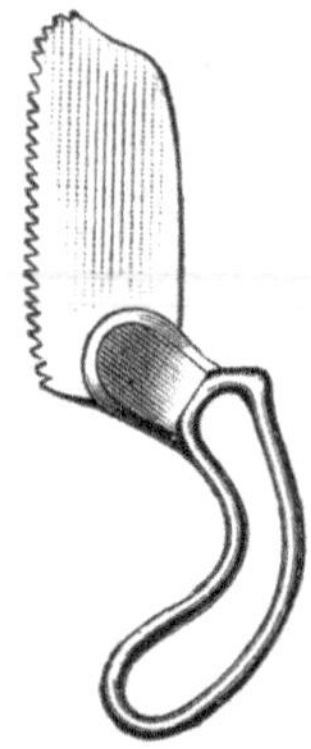

Abb. 78. Gipssäge.

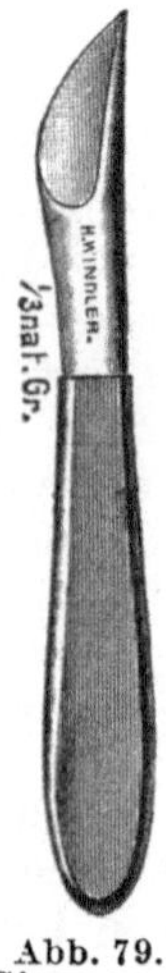

Abb. 79.
Gipsmesser.

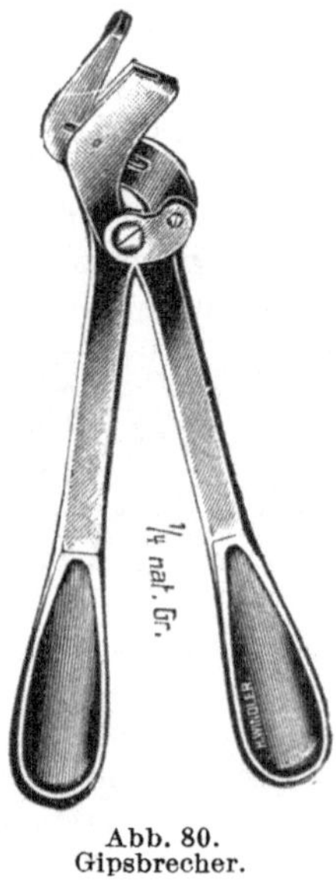

Abb. 80.
Gipsbrecher.

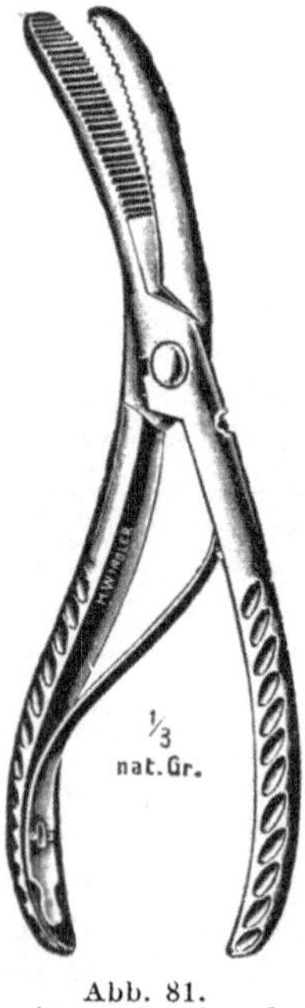

Abb. 81.
Instrument zum Auseinanderbiegen und Hochheben der Gipsränder, die zu fest auf der Haut liegen.

Kurz vor dem Gebrauch werden die Gipsbinden in kaltes Wasser gelegt und bleiben ruhig darin liegen. Sobald keine Luftblasen mehr aufsteigen, werden sie in der flachen Hand vorsichtig ausgedrückt und lose um das gut gepolsterte Glied gewickelt.

Die fabrikmäßig hergestellten Gipsbinden werden mit der Papierumhüllung ins Wasser gelegt.

Das Abnehmen des Gipsverbandes wird erleichtert durch Auflegen von Tüchern, die mit Salz- oder Essigwasser getränkt sind. Zum Aufschneiden des Gipsverbandes werden Gipsbrecher, Gipsschere, Gipssäge, Gipsmesser gebraucht (Abb. 76—81).

Vorbereitung zum Gipsverband. Soll ein Gipsverband gemacht werden, so wird zurecht gestellt: Ein fester Holztisch mit Gipsbeckenstütze, Trikotschlauchbinde, Polsterwatte, Gipsbinden, Schusterspan, eine größere Schale mit Wasser, ein Schälchen mit Vaseline. Der in Abb. 82 dargestellte Gipstisch enthält alle zum Gipsen nötigen Vorrichtungen.

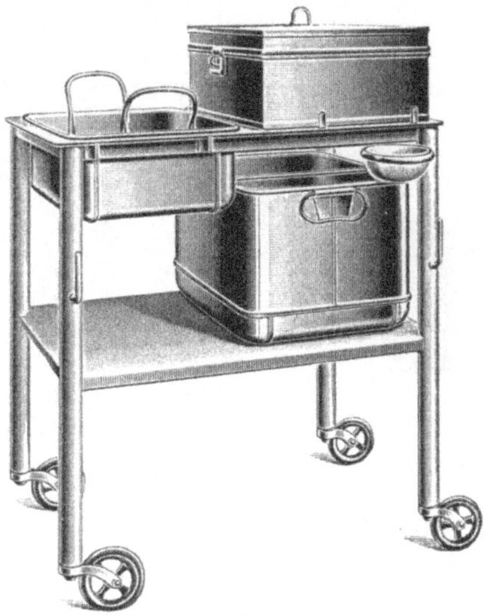

Abb. 82. Gipstisch.

Für einen abnehmbaren Gipsverband sind schmale Blechstreifen, für einen Gehgipsverband Gehschiene und für einen gefensterten Gipsverband runde Hölzer und schmale Aluminiumschienen nötig. Für ein Gipsbett wird außerdem noch gebraucht große Mullagen oder besser noch Trikotstoff, je nach Größe des Gipsbettes, Gipsmehl, Gipsbinden, Sicherheitsnadeln.

Vioformgaze. Vioformgaze 2%ig. Zu ihrer Herstellung kommen auf 1 kg Mull:

20,0 g Vioformpulver,
30,0 g Glycerin,
$1^1/_2$ Liter 80%iger Spiritus,

dazu Wasser, bis der Mull genügend feucht ist. Sterile Zubereitung der Vioformgaze: Der Mull wird abgewogen und sterilisiert. In einer größeren sterilen Emailleschale wird Vioform, Glycerin und Spiritus gemischt, dann desinfiziert man sich selbst und macht auf einem steril abgedeckten Tisch die Vioformgaze fertig, indem die Gaze ordentlich in der Flüssigkeit durchgedrückt wird, bis alles aufgesogen ist. Dann wird die Gaze zum Trocknen ausgebreitet und in größere und kleinere Bindenstreifen geschnitten. Die Vioformgaze kann auch erst fertig gemacht und dann sterilisiert werden, wodurch indessen durch den Feuchtigkeitszutritt der Prozentsatz des Vioforms in der Gaze verringert wird.

Jodoformgaze. Jodoformgaze 7—8%ig. 500 g Gaze ist gleich $13^1/_2$ m. Man braucht:

25,0 g Jodoformpulver,
25,0 g Glycerin,
500,0 g Alkohol,
500,0 g Äther.

Die Vorbereitung ist genau so wie bei der Vioformgaze, doch darf Jodoformgaze nicht im strömenden Dampf sterilisiert werden.

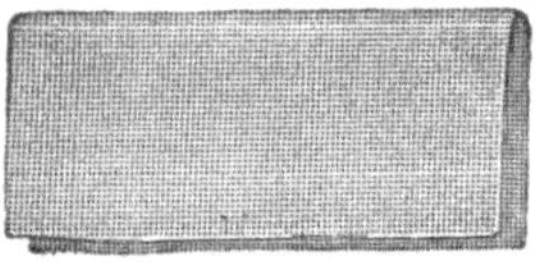

Abb. 83.

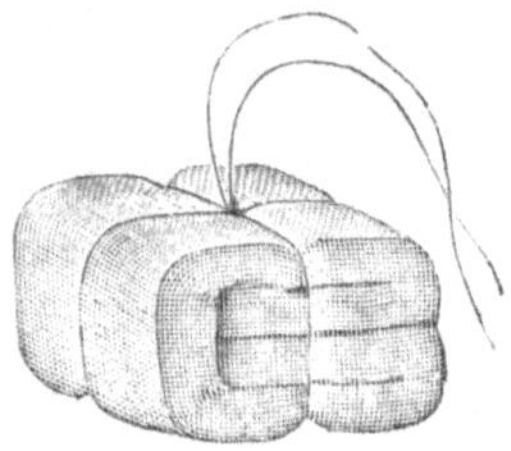

Abb. 83 u. 84. Bellocq-Tampon.

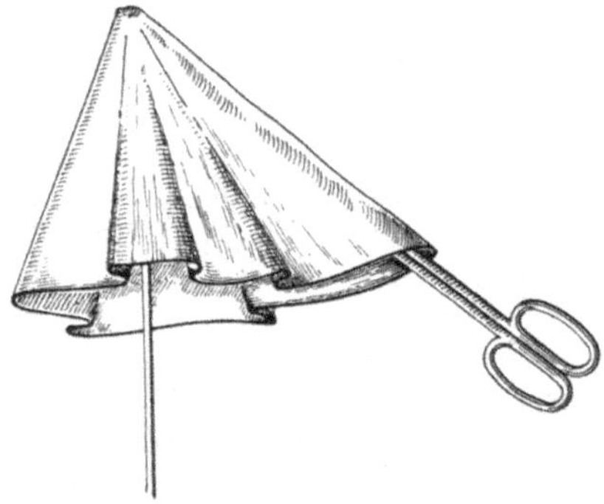

Abb. 85. Mikulicz-Tampon.

Bellocq-Tampon. Man nimmt ein viereckiges Stückchen Gaze, faltet es in einen Längsstreifen (Abb. 83) und diesen wieder zu einem Viereck zusammen (Abb. 84). Eine Stopfnadel mit einem dicken, ungefähr 1 m langen Seidenfaden sticht man nun durch den Tampon und knotet ihn kreuzweise, so fest es geht, zusammen; eine Hilfsperson hält mit einer anatomischen Pinzette den Knoten fest, ehe man ihn fest zuzieht. Auf diese Weise kann der Faden nicht vom Tampon abrutschen. Die Tampons werden am besten in einem Beutelchen sterilisiert.

Mikulicz-Tampons. Es sind große, viereckige, doppelte Gazelagen, in deren Mitte ein langer doppelter Seidenfaden durchgestochen und festgeknotet ist (Abb. 85). In einer großen Wundhöhle wird der Tampon ausgebreitet und da hinein wird mit langen Bindestreifen fest austamponiert. Der Seidenfaden ist zum Herausziehen des Tampons bestimmt.

Perltücher (Bauchkompressen). Perltücher oder Bauchkompressen werden in der Regel aus Kambrikstoff gemacht, auch dichter Mull kann genommen werden. Kambrikstoff nimmt man doppelt, Gaze drei- bis vierfach. Die Größe der Perltücher richtet sich ganz nach den Gewohnheiten des leitenden Arztes, eine zweckmäßige Größe ist 25:35 cm.

An allen Seiten müssen die Tücher gesäumt werden. An einer Ecke wird ein dicker Faden mit einer Holzperle befestigt, die oft auch numeriert wird. Glasperlen eignen sich nicht dazu (Abb. 249).

Sand zur Wundbehandlung. Trockenen Sand schüttet man durch ein feines Haarsieb, füllt ihn in Säckchen, die aus doppeltem, festem Stoff hergestellt sein müssen, und sterilisiert ihn 2 Stunden im strömenden Dampf. Wegen der Gefahr der Tetanusbacillen muß hier die Sterilisierzeit etwas länger ausgedehnt werden. Dann werden die Sandsäcke in einer 10%igen Sodalösung (100 g Soda auf 1 l destilliertes Wasser) tüchtig durchgedrückt und zum Abtropfen aufgehängt. Das Nachtrocknen geschieht in der Sonne oder in der Nähe der Heizung. Der Sand muß vollkommen trocken sein, bevor er gebraucht wird. Die Sandsäcke werden in einem sterilen Tuch aufbewahrt.

Morgenarbeiten im Operationssaal. Die Arbeiten im Operationssaal können nicht nach einem bestimmten Prinzip eingeteilt werden. In jeder Klinik richte sich die Operationsschwester genau nach den bestehenden Vorschriften.

Schwestern sowohl wie Wärter und Wärterinnen müssen ihre Arbeit genau kennen und sie sehr gewissenhaft ausführen.

In kleinen Kliniken kann eine Operationsschwester ganz gut alles übersehen. In größeren Betrieben sind mindestens zwei Operationsschwestern notwendig, die sich etwa so in die Arbeit teilen, daß die eine Operationsschwester das Kochen der Instrumente und alles, was direkt mit der Operation zusammenhängt, übernimmt, während die andere das Zurechtstellen der Schalen usw. besorgt und Narkosen- und Verbandtisch in Ordnung hält. Ist nur eine Operationsschwester da, so muß einen Teil der Arbeit die zuverlässigste Wärterin ausführen. Diese hat dann etwa folgendes zu tun. Zurechtstellen der Wäsche- und Verbandkessel, der Alkohol- und Sublimatschalen, der Bürsten usw. Der Narkosentisch muß sehr genau zurecht gemacht werden (s. Abschnitt VII, Narkose, Abb. 86).

Vorhandene Narkosenapparate müssen von der Operationsschwester geprüft und zurechtgemacht werden.

Größere Mengen warmer physiologischer Kochsalzlösungen müssen bereitgestellt werden.

Alle die kleinen Tische, die für die Instrumente usw. gebraucht werden, sind vor und nach dem Gebrauch mit Lysolwasser abzuwaschen.

Eine andere Wärterin übernimmt das feuchte Staubwischen und das Aufwischen der Fußböden; ist noch eine Wärterin da, so wird diese Arbeit getrennt.

Eine gesundheitsgefährliche Wirkung besitzt der Staub. Deshalb wird man eine größere Reinigung stets den Tag vorher vornehmen, denn unbedingt vermieden muß werden, vor einer Operation zuviel Staub aufzuwirbeln, der dann auf die Wunden und auf die aseptischen Sachen fällt. Staub setzt sich allmählich auf den Boden und auf alle Gegenstände, deshalb soll im Operationssaal nie trocken gefegt oder trocken Staub gewischt werden. Die Gegenstände und Möbel usw. im Operationssaal und der Nebenräume werden mit einem feuchten Tuch abgerieben, der Fußboden wird mit heißem Sodawasser aufgewischt, sofort hinterher gefegt und eventuell noch einmal mit frischem, heißem Wasser nachgewischt. Der Operationssaal und die Nebenräume müssen bis zum Beginn des Operierens in Ordnung sein.

VII. Narkosen.

A. Allgemeines.

Im Betrieb des Operationssaales nimmt die Narkose einen breiten Raum ein. Ärzte und Schwestern müssen mit ihrer Vorbereitung und ihrer Durchführung auf das genaueste vertraut sein, Pfleger und Pflegerinnen, die im Operationssaal beschäftigt sind, müssen mindestens das Instrumentarium, das für die Narkose erforderlich ist, genau kennen, müssen auch in gefahrdrohenden Augenblicken wissen, auf welche Weise sie am schnellsten dem Narkotiseur zu Hilfe kommen können. Überhaupt läßt sich nicht sagen, wer narkotisieren kann, wer nicht. Ein erfahrener Pfleger narkotisiert besser als ein unerfahrener Arzt. Daher ist die Besprechung der Narkose und von allem, was zu ihr gehört, im Rahmen dieses Büchleins notwendig, jedoch nur das rein Praktische — theoretische Ausführungen sollen fortbleiben. Allerdings kann das Verständnis für das Instrumentarium und die Art seines Gebrauches nur dann verstanden werden, wenn das Wesen und der Gang der Narkose bekannt sind. Hierüber muß daher einiges gesagt werden. Die Narkose wird vielfach recht leichtsinnig gehandhabt, oft wird sie den jüngsten Assistenten überlassen und doch gehört eine große Erfahrung dazu, sie in der richtigen Weise auszuführen. In Amerika hat man Berufsnarkotiseure, die aufs Feinste jede Narkose abzustufen wissen. Nichts ist somit gegenüber der Narkose weniger angebracht, als hochmütige Überhebung, die auf dem Glauben basiert, daß man das Narkotisieren nicht wieder verlernen kann; jeder, ob Arzt oder Schwester, sollte von Zeit zu Zeit immer wieder einige Narkosen ausführen, alte Erfahrungen auffrischen und neue sammeln; er wird dann sehen, daß das Narkotisieren mit großem Gewinn für ihn selbst verknüpft ist.

Die Frage, welcher Kranke narkotisiert werden soll und welche Narkose angewandt werden soll, gehört nicht hierher. Sie ist Sache des Arztes, der die Operation ausführt.

B. Vorbereitungen.

Von großer Bedeutung ist die Vorbereitung des Kranken, auch hierüber muß der Narkotiseur aufs Genaueste Bescheid wissen. Das Wichtigste ist die Regel, daß niemand mit vollem Magen narkotisiert werden darf. Vier Stunden müssen vergangen sein, seit die letzte Mahlzeit eingenommen ist. Bei verengernden Prozessen am Magenausgang muß der Magen gespült sein, Erkundigung darüber bei der Stationsschwester und dem Arzt ist erforderlich. Bei Ileus muß unter Umständen der Magen gespült werden. Die Narkosenschwester hat danach zu fragen. Ich bemerke ausdrücklich, daß sich ihre Pflicht auf solche Fälle beschränkt, nicht aber etwa auf alle Fälle, denn die Vorbereitung des Magens bzw. das Nüchternhalten des Patienten ist Sache der Stationsschwester. Hierüber sollen sich alle an einer Narkose mittelbar oder unmittelbar Beteiligten völlig im klaren sein, damit jeder über seine Pflichten Bescheid weiß. Der folgende Fall, der von Schmieden veröffentlicht wurde, möge die Verantwortlichkeit ins rechte Licht rücken.

Ein 7jähriger Knabe wird mit einer Fraktur des linken Oberarmes abends in ein Krankenhaus eingeliefert. Der leitende Arzt sieht ihn am nächsten Morgen um 9 Uhr und ordnet an, daß im Laufe des Vormittags die definitive Einrichtung des Knochenbruches vorzunehmen sei. Das Kind erhält darauf kein 2. Frühstück. Um $^1/_4$12 Uhr wird das Kind geröntgt, um 12 Uhr gibt die Stationsschwester ein reichliches Mittagessen, um $^1/_2$2 Uhr läßt der Arzt das Kind kommen und die Narkose einleiten, um den Bruch zu stellen. Bald darauf bricht das Kind, Mund und Atmungswege werden gereinigt. Erneutes Erbrechen führt zu schwerster Atembehinderung und unmittelbar darauf zum Tode. Die Sektion ließ keinen Zweifel darüber, daß der Tod infolge Aspiration reichlicher Speisemengen in die Atemwege eingetreten war. Von Wichtigkeit ist noch die Tatsache, daß die Stationsschwester bei der Narkose zugegen war, jedoch nichts darüber verlauten ließ, daß sie dem Kind zu essen gegeben hatte.

Wer ist nun der Schuldige in diesem Falle? Das Gericht stellte sich zunächst auf den Standpunkt, daß der Arzt schuldig sei und verurteilte diesen sowohl wie die Stationsschwester an Stelle von verwirkten Gefängnisstrafen zu Geldstrafen. Schmieden hatte ein Gutachten über den Fall abzugeben, vor allem darüber, ob es Pflicht des Arztes gewesen war, sich vor Beginn der Narkose nochmals zu erkundigen, ob das Kind auch nüchtern geblieben sei. SCHMIEDEN beantwortet diese Frage mit Nein, denn einmal sei es weder üblich noch notwendig, noch auch im Betriebe eines Krankenhauses möglich, daß der Operateur solche Fragen stellt. Andererseits mußte der Gedanke, eine solche Frage zu stellen, durch die Anwesenheit der Stationsschwester ganz hinfällig erscheinen.

Hat die Narkoseschwester nun ihre Pflicht verletzt? Auch diese Frage wird verneint, denn sie durfte berechtigterweise die korrekte Vorbereitung des Kindes voraussetzen, als sie mit der Narkose begann.

Die eigentlich Schuldige ist die Stationsschwester. Sie war bei der Narkose zugegen und verabsäumte die pflichtgemäße Meldung, daß sie dem Kinde zu essen gegeben hatte, eine Meldung, die ohne Zweifel dazu geführt haben würde, die Narkose nicht auszuführen. Die Schwester erkennt diesen Fehler an und erklärt ihn durch Unachtsamkeit.

In der endgültigen gerichtlichen Entscheidung wurde der Arzt freigesprochen, es blieb bei der Verurteilung der Stationsschwester.

Der schwere Fehler in diesem Falle besteht nicht in der Tatsache, daß die Stationsschwester dem Kinde zu essen gab, sondern darin, daß sie von dieser Tatsache keine Meldung machte, als sie zur Narkose kam. Sie drängte ihre Gewissensbisse wahrscheinlich mit dem unklaren Gefühl zurück, daß die Narkose in diesem Falle, wie in anderen Fällen, gut gehen würde und belastete nunmehr ihr ganzes künftiges Leben mit dem schweren Vorwurf, den Tod dieses Kindes verschuldet zu haben.

Am Abend vor der Operation erhält der Kranke ein leichtes Schlafmittel, wie Veronal, Adalin, Medinal oder andere. Eine halbe Stunde vor Beginn der Narkose erhalten kräftige Männer eine Injektion von 0,02 Morphium, andere Personen die kleinere Dosis von 0,01. Dazu kommt vor Äthernarkosen 1 mg Atropin. Dieses hat den Zweck, die Schleimhäute trocken zu halten; es fällt dann die starke Sekretion und Speichelung weg, die der Äther erzeugt. In der BIERschen Klinik wird seit vielen Jahren das Kombinationspräparat Holopon-Atropin gegeben, von dem man 1—2 ccm injiziert.

Diese Maßnahme der Trockenhaltung der Atemwege ist am wichtigsten bei Kindern, die in besonders hohem Grade zu einer starken Flüssigkeitsabsonderung der Atemwege neigen. Daher benutzen wir bei ihnen eine Lösung von Extractum Belladonnae von 0,5%; diese geben wir in Tropfenform in zwei Hälften, 1 Stunde und $^1/_2$ Stunde vor Beginn der Narkose nach folgender Dosierung:

bei Kindern von	1 Monat	15 Tropfen
,, ,, ,,	2 Monaten	30 ,,
,, ,, ,,	3 ,, ...	36 ,,
,, ,, ,,	5 ,, ...	40 ,,
,, ,, ,,	9 ,, ...	60 ,,
,, ,, ,,	2 Jahren	80 ,,
,, ,, ,,	4 ,, ...	100 ,,
,, ,, ,,	8 ,, ...	120 ,,

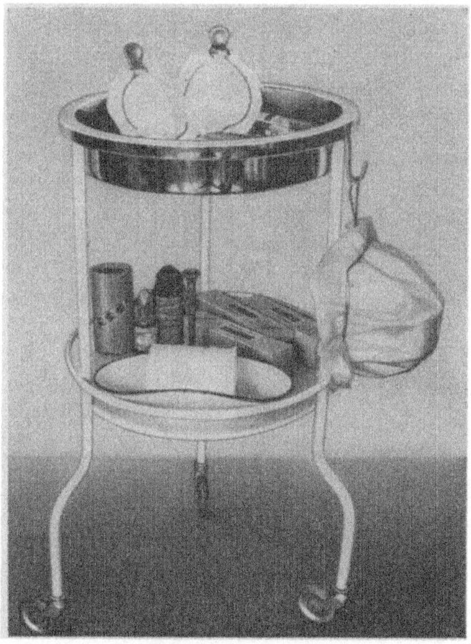

a

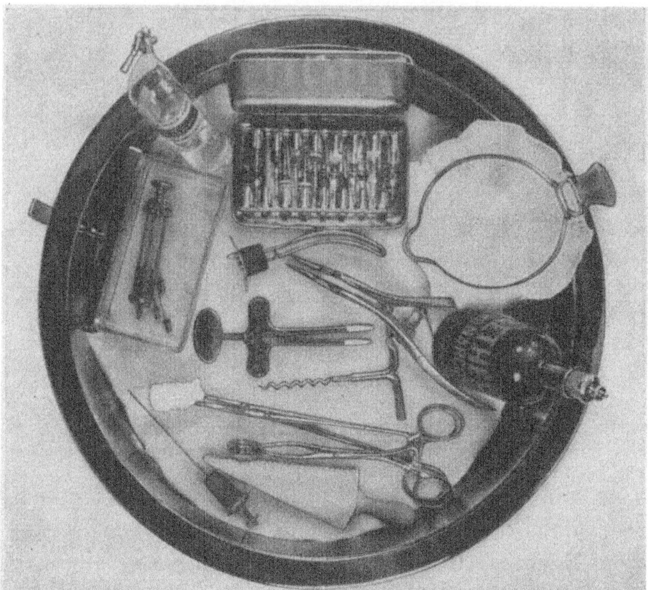

b

Abb. 86 a u. b. Narkosentisch (b obere Platte).

Der Kranke wird auf dem Operationstisch in eine bequeme horizontale Rückenlage gebracht. Der Kopf liegt flach, soll aber

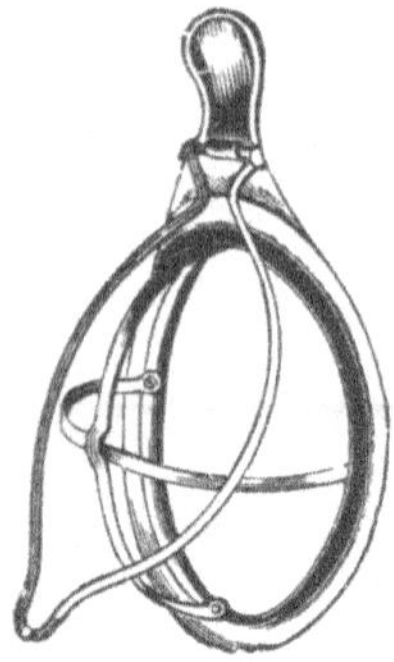

Abb. 87. Maske nach SCHIMMELBUSCH.

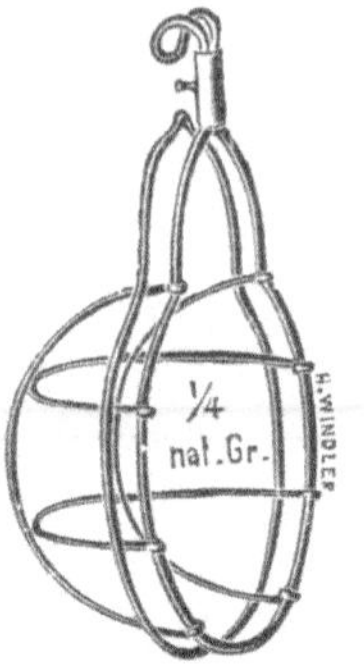

Abb. 88. Maske nach v. ESMARCH.

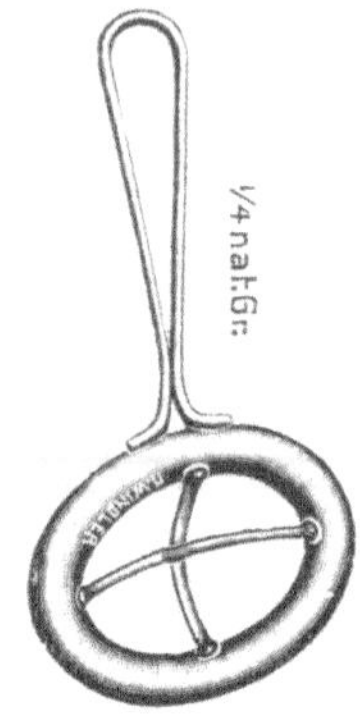

Abb. 89. Maske für Kindernarkosen.

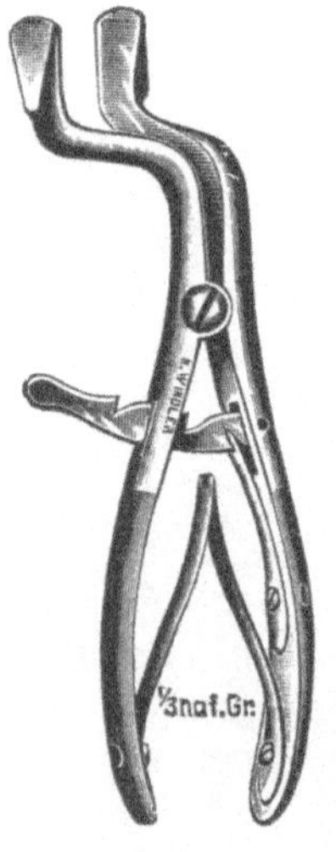

Abb. 90. Mundsperrer nach KÖNIG-ROSER.

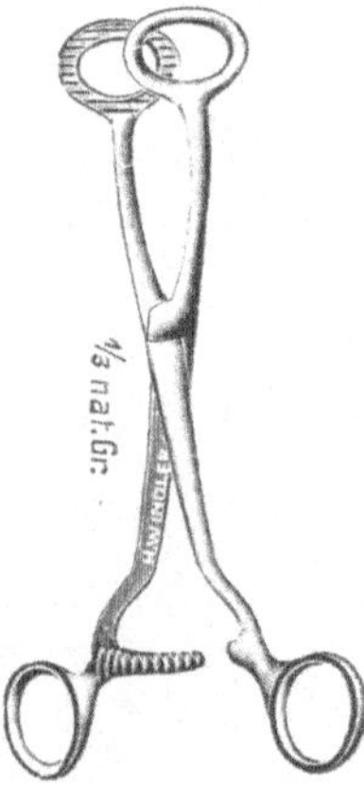

Abb. 91. Zungenzange nach COLLIN.

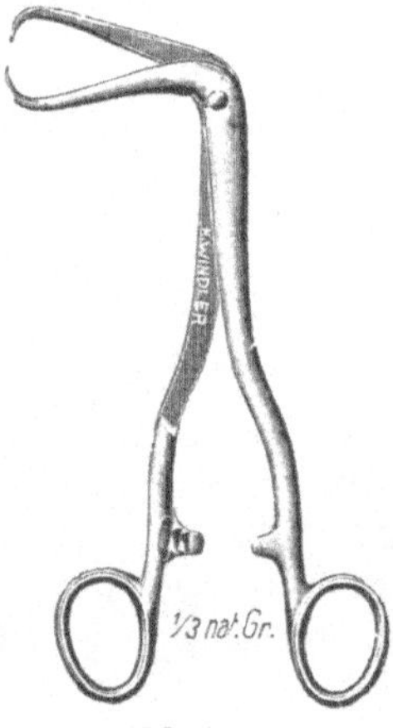

Abb. 92. Zungenzange nach v. MIKULICZ.

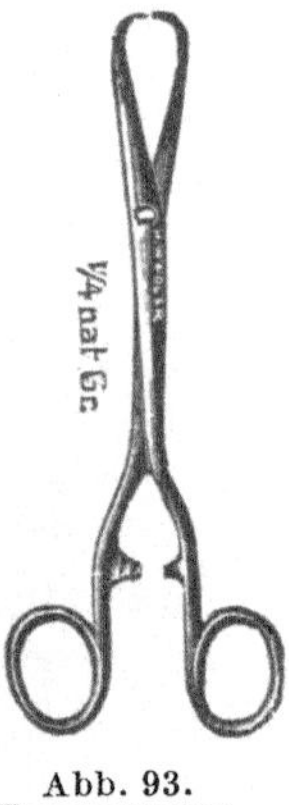

Abb. 93. Zungenzange nach KÖNIG.

nicht nach hinten hängen, am besten legt man eine flache Halbrolle unter den Nacken.

Vor der Narkose darf unter keinen Umständen vergessen werden, die Frage zu stellen: „Haben Sie etwas im Munde?" Diese Frage muß in dieser Form gestellt werden, nicht aber: „Haben Sie falsche

Zähne im Munde?", denn der alte Tabakkauer gibt vielleicht seine falschen Zähne her, läßt aber den Priem in einer Backentasche ruhig sitzen, und eine empfindliche Dame fühlt sich durch die Frage vielleicht verletzt. Auch kann man es erleben, daß die Patienten in aller Gemütsruhe einen Bonbon lutschen. Rutscht dieser aber die Atemwege hinab, so kann eine schwere Lungenentzündung oder aber der baldige Erstickungstod die Folge sein; ein solches schweres Ereignis würde immer moralisch und rechtlich dem Narkotiseur zur Last fallen.

Vor dem Beginn der Narkose hat man weiter das Vertrauen des Kranken zu gewinnen, man unterhält sich freundlich

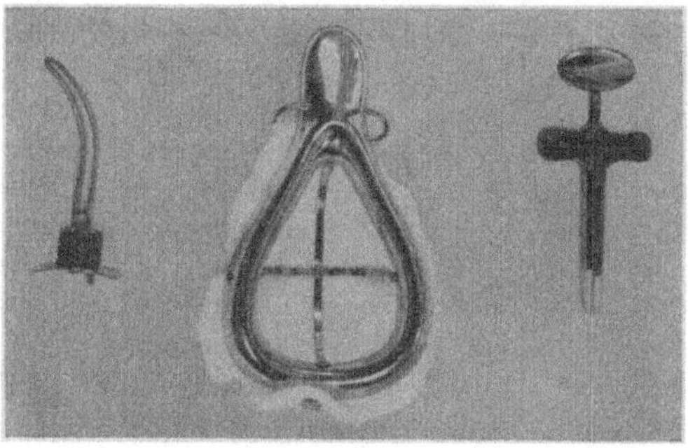

Abb. 94. Mayospatel, überzogene Narkosenmaske, Kiefersperrer nach HEISTER.

und ruhig mit ihm, sagt ihm vor allen Dingen, was mit ihm geschieht.

Ehe die Narkose beginnt, rüstet sich der Narkotiseur mit allem aus, was nötig ist. Am zweckmäßigsten ist der umstehend abgebildete Narkosentisch (Abb. 86a u. b), auf dem griffbereit liegen: eine frisch bezogene Narkosenmaske, ein Kiefersperrer, eine Zungenzange (Holzknebel), ein Stieltupfer (Abb. 87—93). Besonders wichtig ist der MAYO-Spatel, der über die Zunge in den Schlund gelegt wird (Abb. 94). Dieser ist genau darauf zu prüfen, ob der Tupfer unverrückbar fest in der Zange sitzt, damit ein Abstreifen im Halse nicht möglich ist. Weiter eine Brechschale, eine kleine Spritze mit Kanüle.

Damit sind die Vorbereitungen zur Narkose beendet. Die Narkose kann begonnen werden.

Die wichtigste von allen Narkosen ist heute immer noch die Äthernarkose, auf die sich die folgende Schilderung im wesentlichen bezieht.

6*

C. Durchführung.

Äther wurde im Jahre 1846 von den Amerikanern Jackson und Morton eingeführt; schon ein Jahr später folgte das Chloroform durch den Edinburger Gynäkologen Simpson. Äther ist im höchsten Grade feuergefährlich, weil seine Dämpfe mit Luft gemischt die heftigsten Explosionen verursachen können, daher darf man in der Nähe einer offenen Flamme niemals mit Äther narkotisieren. Wenn es sich nicht vermeiden läßt, so soll wenigstens die Beleuchtung möglichst weit von der Narkose aufgestellt werden. Ätherdämpfe sind sehr schwer und sammeln sich daher am Boden, deshalb darf man keine brennenden Streichhölzer auf die Erde werfen. Ganz besonders gefährlich ist der Gebrauch des Thermokauters.

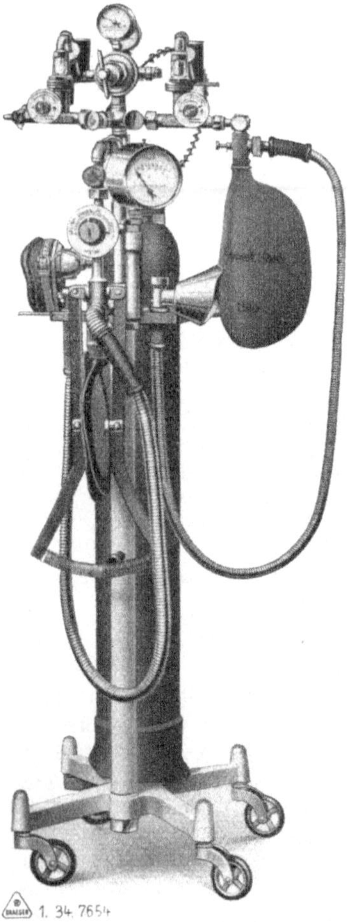

Abb. 95. Dräger-Narkoseapparat für einfache und Mischnarkose nach Roth und Kroenig und für Überdrucknarkose nach Bruns.

In einer großen Klinik wurde der Thermokauter bei einer Lungenoperation gebraucht. Obwohl vor Gebrauch des Thermokauters die Maske fortgenommen wurde und die Ätherzufuhr abgestellt wurde, gab es eine heftige Explosion, der das operierte Kind sofort erlag. Sämtliche an der Operation beteiligten Personen wurden mehr oder weniger schwer verletzt. Dieses Ereignis gab dem Reichsministerium des Innern Veranlassung, vor dem Gebrauch des Thermokauters bei Äthernarkose ausdrücklich zu warnen.

Die *Narkose* verläuft in mehreren Stadien, über die der Narkotiseur Bescheid wissen muß. Man unterscheidet das *Stadium des Beginns*, das charakterisiert ist im Anfang durch den mehr oder weniger großen Widerstand des Kranken gegen das Narkoticum. Langsam schwindet das Bewußtsein, der Kranke lallt, erzählt Geschichten, schluchzt, ist erregt, lacht, kurz, er bildet vielfach den Anblick eines Betrunkenen. Der Narkotiseur tropft gleichmäßig und ruhig und kümmert sich um die Äußerungen des Kranken überhaupt nicht. Ganz im Anfang kann er die Maske noch einmal lüften, um sich gewissermaßen mit dem Narkoticum einzuschleichen, dann aber tropft er langsam (etwa 100—150 Tropfen in der Minute) und gießt niemals. Nach kurzer Zeit ist das Anfangsstadium überwunden und der Kranke kommt in das *Exitationsstadium* (Erregungsstadium). In diesem Stadium ist die Narkose am schwierigsten durchzuführen. Denn die Exitation kann unter Umständen

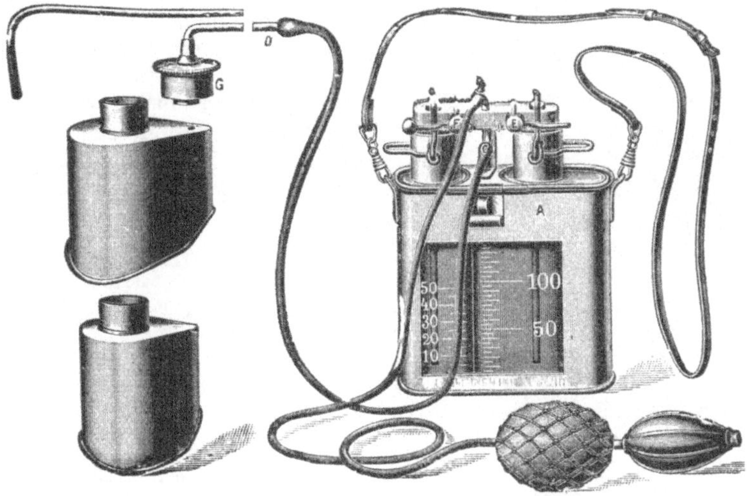

Abb. 96. Apparat zur Äther-Chloroformmischnarkose nach BRAUN mit Doppelgebläse und zwei Masken.
Der Apparat besitzt eine größere Flasche für Äther und eine kleinere für Chloroform. Der mittels des Doppelgebläses der Maske zugeführte Luftstrom kann nach Belieben durch den Äther oder das Chloroform oder durch beide Narkotica gepreßt werden. Durch zwei Hähne kann die Zufuhr der Dämpfe reguliert und Chloroform oder Äther ganz abgestellt werden.

so heftig und stark sein, daß es notwendig ist, den Kranken durch eine, manchmal durch zwei Hilfspersonen halten zu lassen. Diese starken Erregungszustände sind aber nicht die Regel, sie kommen im wesentlichen bei Trinkern oder bei sehr kräftigen Männern vor, bei Kindern oder Frauen sind sie sehr selten. Wird das Exitationsstadium vertieft, so wird ein Stadium erreicht, das durch Aufeinanderpressen der Kiefer, durch Anhalten der Atmung, durch Blau- und Dunkelrotwerden des Gesichtes charakterisiert ist. Das Anhalten der Atmung kann manchmal beängstigend lange dauern und ungeübte Narkotiseure werden in diesem Stadium ängstlich. Es gilt jetzt aber ruhig weiter zu tropfen und die Narkose zu vertiefen, denn bald läßt der Krampf nach, die Atmung wird wieder ruhiger, die anormale Farbe des Gesichtes nimmt ab, alle Muskeln erschlaffen. Wir sind damit im *Stadium der Toleranz.* Jetzt ist das Schmerzempfinden völlig aufgehoben. Der Kranke liegt da, wie im tiefen Schlaf, die Pupillen sind klein, reagieren allerdings nur gering, die Reflexe sind erloschen, auch das Berühren der Hornhaut löst kein Abwehrkneifen der Lider aus. Der Puls ist stark verlangsamt, die Atmung regelmäßig, meist aber sehr tief. Dies ist das Stadium, in dem die Operation ausgeführt wird. Der Narkotiseur hat den Patienten in diesem Stadium unter genauer Beobachtung des Gesichts, der Atmung, des Pulses und der Pupillenweite zu halten. Die Tropfenfolge kann jetzt

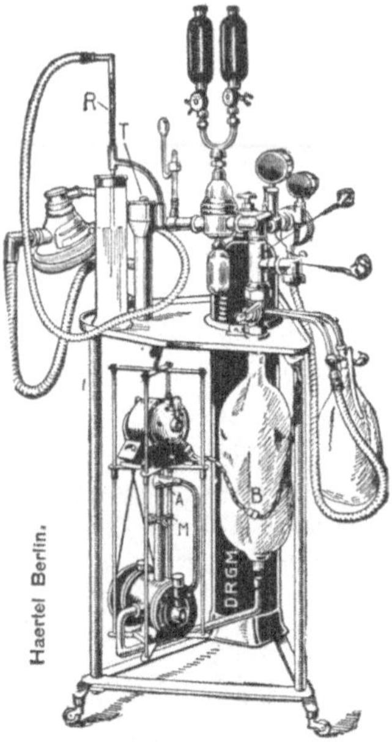

Abb. 97. Der Überdruckapparat nach LOTSCH ist mit einem Elektromotor oder mit Sauerstoff in Betrieb zu setzen.

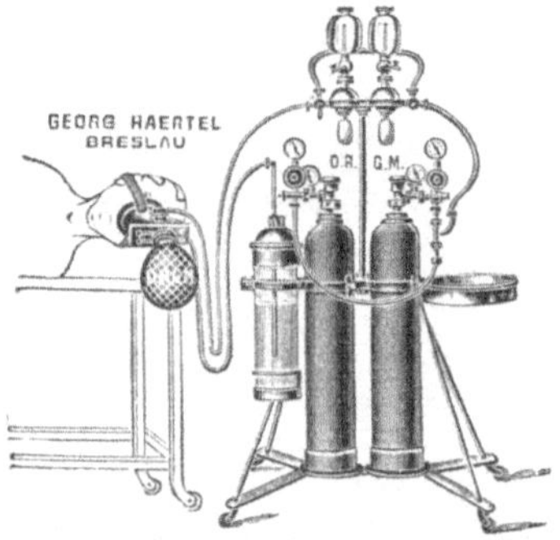

Abb. 98. Der Überdruckapparat nach TIEGEL erfordert nur die Verwendung von Sauerstoff.

erheblich langsamer sein, denn mit ganz geringen Gaben kann man den Kranken in diesem Stadium halten. Ist die Operation beendet, so tritt nach Fortlassen der Narkose bald das *Stadium des Erwachens* ein.

Bis zur völligen Rückkehr des Bewußtseins ist der Operierte zu beobachten, entweder durch den Narkotiseur oder aber durch eine andere Person, die den Operierten unter Übernahme der Verantwortung für ihn nunmehr weiter betreut.

Narkosenapparate. Narkosenapparate, die dem Kranken neben den Ätherdämpfen gleichzeitig Sauerstoff zuführen, werden viel benutzt. Beschreiben lassen sich diese Apparate schlecht, sie müssen praktisch erlernt werden. Wer gut narkotisieren kann, wird auch Narkosenapparate bedienen können. Am gebräuchlichsten ist wohl wegen seiner vorzüglichsten Konstruktion und einfachen Bedienung der ROTH-DRÄGER-Apparat (Abb. 95). Der Apparat gestattet:

1. Die reine Chloroform-Narkose in Verbindung mit Sauerstoff,
2. die reine Äther-Narkose in Verbindung mit Sauerstoff,
3. eine Mischnarkose, bei welcher die beiden Narkotica Chloroform und Äther in beliebigen Mengen gemischt werden können.

Der Apparat nach BRAUN ist ebenfalls sehr zweckmäßig (Abb. 96). Die Druckdifferenznarkose nach SAUERBRUCH bei Lungenoperationen wird stets von einem Arzt ausgeführt, doch muß die Operationsschwester mit der Bedienung des Apparates vertraut sein. Die Abb. 97 und 98 zeigen die Apparate nach LOTSCH und TIEGEL.

Man wähle stets die einfachsten Apparate. Es ist im Operationssaal nichts unbrauchbarer, als ein zu komplizierter Apparat, den im entscheidenden Augenblick niemand bedienen kann (Bedienung der Sauerstoffbomben s. S. 57).

D. Gefahrdrohende Zustände.

Jede Narkose ist eine Vergiftung, die man aber im Laufe der Jahre so weit zu beherrschen gelernt hat, daß das Leben nicht gefährdet ist. Es besteht aber, wie bei jeder Vergiftung, dauernd die Gefahr, daß eine bestimmte Schwelle überschritten wird, jenseits deren das Leben ernstlich bedroht erscheint. Dieser Gefahr ist im wesentlichen durch ganz vorsichtige Dosierung des Narkoticums zu begegnen.

Viel wesentlicher sind aber die Gefahren, die durch gewisse Zustände eintreten können, so kann die Gefahr der Erstickung eintreten, so kann sowohl die Atmung wie das Herz plötzlich still stehen. Auch hierüber muß sich der, dem die Narkose anvertraut ist, völlig klar sein. Wenn der Patient im Exitationsstadium bricht, so ist sofort der Kopf auf die Seite zu drehen und eine Schale unter den Mund zu halten. Vor allen Dingen ist die Narkose nicht abzubrechen, sondern weiter fortzusetzen, denn der Reflex läßt in tiefer Narkose nach. Gewöhnlich kommt die Verlegung der Atemwege durch Speichel zustande, der sich im Kehlkopf sammelt und den Luftzutritt sperrt. Um ihn zu entfernen, führen wir einen Stieltupfer tief in den Kehlkopf ein und räumen damit die Flüssigkeit weg. Dann legen wir den oben erwähnten Spatel von MAYO ein, der das Zurücksinken der Zunge nach hinten verhindert. Gefährlicher als die Verlegung durch Speichel ist aber die Verlegung durch erbrochene Speisen. Nur rasches Tieflagern des Kopfes verhindert das Hineingelangen des Erbrochenen in die

Lunge. Die anderen Möglichkeiten, die zur Verlegung der Atemwege führen können, sind selten; daß ein Gebiß hinunterrutscht, kann nicht vorkommen, wenn der Narkotiseur, wie oben gesagt, seiner Pflicht nachgekommen ist und den Patienten vor der Narkose nach Gegenständen im Munde gefragt hat. Am häufigsten aber kommt die Erstickung durch Zurücksinken der Zunge zustande. Dies wird wirksam bekämpft durch Vorschieben des Unterkiefers (ESMARCHscher Griff): Beide Hände kommen auf das Ohr, die Zeigefingerspitzen hinter die Kieferwinkel, gewöhnlich können diese dann mit Leichtigkeit den Kiefer nach vorn schieben, so daß die Schneidezähne vor dem Oberkiefer stehen. So kann der Kiefer oft mit der linken Hand gehalten werden. In manchen Fällen genügt dieses Vorschieben aber nicht, besonders wenn in der Exitation ein Krampf der Kinnmuskulatur eingetreten ist, so daß die Kiefer mit größerer Gewalt aufeinandergepreßt sind. In diesem Falle hat man die Kiefer mit der Kiefersperre zu öffnen und die Zunge mit der Zungenzange hervorzuziehen. Atmet der Patient auch jetzt noch nicht, so ist künstliche Atmung anzuwenden.

Hierbei sind wir aber schon bei dem Stillstand der Atmung. Reflektorischer Stillstand durch Reizung der Schleimhaut im ersten Stadium kann verursacht sein durch zu rasches Gießen des Äthers, er geht gewöhnlich bald vorüber. Wiederholt sich dieser Stillstand, so soll man entweder die Narkose abbrechen, oder aber ganz vorsichtig und tastend weiter vorgehen. Jedenfalls ist dieser Vorgang dem verantwortlichen Arzt zu melden. Der Atmungsstillstand durch Überdosierung ist äußerst gefährlich, die Toleranz ist überschritten, die Pupille ist weit, die Herztätigkeit schlecht; sofortiges Abbrechen der Narkose, künstliche Atmung, Herzmittel sind notwendig.

LEXER hält in allen diesen Fällen mit tödlichem Ausgang den Arzt für verantwortlich.

Aus alledem geht hervor, daß der Leiter der Narkose seine ganze Aufmerksamkeit dem Kranken widmen muß, Atmung und Gesichtsfarbe, Puls und Pupillen sind dauernd zu kontrollieren und jede Abweichung vom Normalen ist zu melden. Es ist auch nicht angängig, daß der die Narkose ausführende der Operation zusieht. Die Operation geht ihn nichts an, er hat den Kranken zu bewachen. Es kann nun immer wieder die Erfahrung gemacht werden, daß junge Ärzte durch die Operation von der Narkose abgelenkt werden, daher lassen viele Operateure die Narkose durch Schwestern ausführen. Ich halte diese Maßregel nicht für richtig, denn schließlich soll der junge Arzt narkotisieren lernen. Sehr zweckmäßig ist es aber, den Narkitoseur vom Operationsfelde durch ein vorgelegtes Tuch zu trennen.

Damit ist die Äthernarkose, ihre Vorbereitung, ihr Verlauf, ihre Durchführung und ihre Gefahr besprochen worden. In der gleichen Weise verläuft die Narkose mit *Chloroform*.

Dieses wird heute viel seltener angewandt als Äther, hat aber immerhin noch Verteidiger. Auch kann man das Chloroform zur Vertiefung einer Narkose sehr zweckmäßig anwenden. Es ist nicht feuergefährlich, hat dagegen die gefährlichere Eigenschaft, bei Zersetzung das giftige Phosgengas zu bilden, das sehr unangenehme Narkosezwischenfälle verursachen kann, ja sogar den Tod des Kranken. Die Entwicklung von Phosgen tritt ein, wenn Chloroformdämpfe an eine offene Flamme kommen, wenn Korkstückchen in das Chloroform hineinfallen, auch unter Einwirkung von Sonnenlicht. Chloroform und Äther werden daher in dunklen Flaschen im Eisschrank oder im kühlen Keller aufbewahrt. Es sollen nur frisch geöffnete Flaschen zur Narkose verwendet werden, angebrochene Flaschen vernichtet man besser. Kleinere Operationsbetriebe sollten sich daher nur kleinere Flaschen anschaffen.

Neben diesen Narkosen wird vielfach zur Betäubung noch der sog. Rausch oder die Rauschnarkose angewandt, bei der das kurze Zwischenstadium benutzt werden soll, in dem zwischen dem Stadium des Beginnens und dem Exitationsstadium Schmerzfreiheit eingetreten ist, dagegen das Bewußtsein zum Teil erhalten ist. Da dieses Stadium nur sehr kurzdauernd ist, kann man in ihm nur sehr kurze Eingriffe ausführen. Die älteste dieser Rauschnarkosen ist der *Ätherrausch*.

Es werden 20—30 ccm Äther in die große Maske nach JULLIARD gegossen. Diese wird gut ausgeschüttelt, damit der Äther nicht auf die Haut tropft. Man hält sie über das Gesicht des Kranken, läßt ihn erst einige Male tief Luft holen, damit er sich an den Geruch des Äthers gewöhnt, und legt ihm dann erst die Maske fest auf und dichtet sie noch mit einem Tuch ringsum ab. Tritt Erstickungsgefühl ein, so wird die Maske kurz gelüftet. Nach 20 Atemzügen, die vom Narkotiseur genau gezählt werden, ist das kurze Stadium der Empfindungslosigkeit eingetreten. Der Arzt bestimmt, ob die Maske fortgenommen werden soll.

Der alte Ätherrausch hat heute keine große Bedeutung mehr, er hat dem Rausch mit *Chloräthyl* und anderen Mitteln weichen müssen. Das Chloräthyl verdampft sehr schnell und führt schon nach wenigen Atemzügen die Schmerzlosigkeit herbei, während das Bewußtsein nicht gerade erhalten ist, wie vielfach angegeben wird — es sind wohl Ausnahmefälle, bei denen das Bewußtsein bleibt —, aber auch nicht ganz geschwunden ist. Das Mittel wird auf eine einfache Maske aufgetropft, es genügt auch eine mehrfache Lage Mull, aber es ist wichtig, darauf zu achten, daß das Gesicht von den Tropfen verschont bleibt, denn das Chloräthyl verdampft mit — 11° Verdunstungskälte. Es soll getropft werden, nicht aber gespritzt, da dann die Gefahr der Überdosierung besteht, und diese Gefahr ist sehr groß. In der BIERschen Klinik hat sich folgendes Verfahren der Rauschnarkose bewährt: Der Patient zählt von 60 an rückwärts; sobald er sich verzählt, heißt es „Maske weg" und der Eingriff kann gemacht werden. Dauert der Eingriff länger, muß die Narkose mit Äther fortgesetzt werden. Das Erwachen aus dem Chloräthyl geht in wenigen Minuten vor sich, unangenehme Nachwirkungen sind so gut wie keine vorhanden.

Die Rauschnarkosen, die man mit gasförmigen Mitteln erzeugen kann, wie Stickoxydul, Äthylen und Acetylen (Narcylen) kommen für uns nicht in Frage, weil die Explosionsgefahr dieser Mittel zu groß ist und weil viele andere Gründe dagegen sprechen.

In den letzten 10 Jahren sind eine Reihe von neuen Narkosemitteln angegeben worden, von denen sich besonders drei einen dauernden Platz im Operationssaal erobert haben, nämlich Evipan, Avertin und Pernokton. Von diesen werden Pernokton und Evipan intravenös gegeben, während das Avertin im wesentlichen als rectaler Einlauf verabfolgt wird. Seine intravenöse Injizierung und deren schnelle Wirkung ist von KIRSCHNER in eindrucksvoller Weise gezeigt worden, jedoch wird das Evipan weit mehr verwandt.

Evipan. Die Vorbereitung des Kranken ist die gleiche wie vor der Äthernarkose, der Magen soll leer sein, die letzte Mahlzeit mindestens 4 Stunden zurückliegen. Die Mischung des Evipans geschieht mittels der zwei von der Firma gelieferten Ampullen. Man zieht die ganze Dosis des destillierten Wassers aus der einen Ampulle in eine 10 ccm-Spritze auf und spritzt sie in die zweite Ampulle, die das Evipan enthält. Dabei ist zu beachten, daß das ganze Wasser herausgezogen wird, da sonst die Gefahr besteht, daß die Lösung höherprozentig wird; ferner daß eine vollkommene Lösung eintritt und schließlich muß die Spritze völlig frei von Resten von Alkohol sein, in dem sie vielleicht gelegen hat. Mehr als 10 ccm sollen nicht gegeben werden, jüngere Patienten können größere Gaben erhalten, fiebernde, geschwächte, fette, anämische sollen 30—50% geringere Gaben erhalten. Die Dosierung im allgemeinen geschieht nach folgendem Schema:

Alter		10–15	15–25	25–40	40–55	55–65	65–75	über 75 Jahre
		ccm je kg						
männlich	kräftig	0,16	0,15	0,14	0,13	0,12	0,11	0,10
	schwach	0,15	0,14	0,13	0,12	0,11	0,10	0,09
weiblich	kräftig	0,15	0,14	0,13	0,12	0,11	0,10	0,09
	schwach	0,14	0,13	0,12	0,11	0,10	0,09	0,08

Abb. 99. Evipandosierung. (Nach HESSE, LENDLE, SCHOEN.)

Die Injektion erfolgt ganz langsam, etwa 15 Sekunden pro Kubikzentimeter. Die Narkose tritt sehr schnell ein, genaueste Bewachung des Kranken ist erforderlich, der Kiefer muß oft bald nach vorn geschoben werden. Manche Ärzte lassen die Nadel in der Armvene liegen um Evipan nachspritzen zu können, auf jeden Fall hat hier nur der operierende Arzt zu entscheiden, ob mehr gegeben werden soll.

Pernokton. Dieses Narkoticum bewirkt ebenfalls sehr rasches Einschlafen. Die Injektion soll ganz langsam erfolgen, noch viel langsamer als die des Evipans, ja, der gute störungslose Verlauf der Narkose hängt direkt von der Langsamkeit der Injektion ab. Man kann ruhig rechnen, daß man für die Injektion von 1 ccm niemals weniger als 2 Minuten gebrauchen soll. Es ist beim Pernokton bis zum Eintritt der tiefen Schlafwirkung genügend Zeit vorhanden, so daß man nicht wie beim Evipan das frühe Abklingen der Wirkung zu befürchten braucht. Daher soll man auch mit der Injektion 25—30 Minuten vor dem Beginn der Operation anfangen. Auf der Höhe der Operation erhält der Kranke eine Injektion von 0,01 Morphium, um das möglicherweise nach Pernokton eintretende Erregungsstadium abzufangen. Die Dosierung geschieht nach folgendem Schema:

		75 Pfd. ccm	100 Pfd. ccm	125 Pfd. ccm	150 Pfd. ccm	175 Pfd. ccm
Kräftige Männer	bis 50 Jahren	—	5	6	7	8
	über 50 Jahren	$3^1/_2$	$4^1/_2$	$5^1/_2$	$6^1/_2$	$7^1/_2$
Schwächliche Männer	bis 50 Jahren	$3^1/_2$	$4^1/_2$	$5^1/_2$	$6^1/_2$	$7^1/_2$
	über 50 Jahren	3	4	5	6	7
Kräftige Frauen	bis 50 Jahren	3	4	5	6	7
	über 50 Jahren	$2^1/_2$	$3^1/_2$	$4^1/_2$	$5^1/_2$	$6^1/_2$
Schwächliche Frauen	bis 50 Jahren	$2^1/_2$	$3^1/_2$	$4^1/_2$	$5^1/_2$	$6^1/_2$
	über 50 Jahren	2	3	4	5	6

Abb. 100. Pernoktondosierung. (Nach BUMM.)

Durchschnittlich rechnet man auf 12—15 kg Körpergewicht 1 ccm, gibt jedoch nicht mehr als höchstens 4—5 ccm.

Avertin. Injiziert wird eine 3%ige Lösung in die Armvene. KIRSCHNER hat einen besonderen Apparat angegeben, der umstehend abgebildet ist (Abb. 101).

Diese drei Narkotica werden sowohl als Kurz- oder Rauschnarkose gegeben wie das Chloräthyl oder aber als Basisnarkoticum, das heißt, man benutzt ihre schnelle Wirkung um die Schlaftiefe dann mit einem länger wirkenden Mittel festzuhalten: gewöhnlich wird mit Äther fortgefahren.

Die rectale Avertinnarkose. Das Avertin, ein Barbitursäurepräparat kommt in zwei Formen in den Handel, flüssig und fest. Es hat sich als am zweckmäßigsten herausgestellt, das Mittel in einer $2^1/_2$%igen Lösung von Aqua dest. zu geben. Wir geben nach der Vorschrift des Arztes und zwar pro Kilogramm Körpergewicht 0,08—0,125 g. Um die Menge von destilliertem Wasser, die zu einer $^1/_2$%igen Lösung gehört, zu bekommen, multiplizieren wir die zu gebende Dosis mit 40. Ein Beispiel möge dies erläutern:

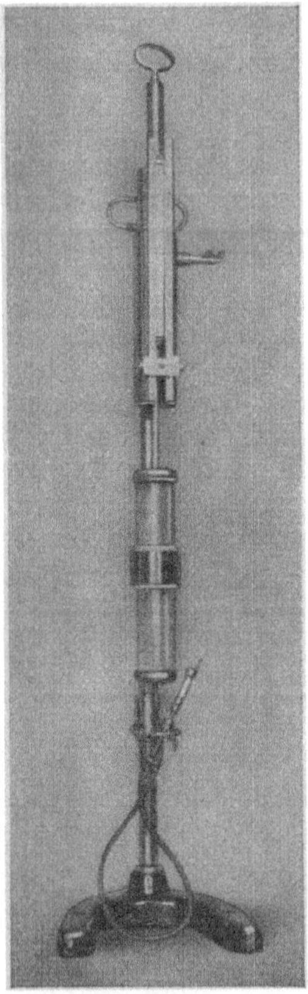

Abb. 101. Avertin-Narkoseapparat nach KIRSCHNER.

Der Patient wiegt 50 kg, er soll erhalten nach der Vorschrift des Arztes 0,12 g, demgemäß erhält er 50 × 0,12 g also 6 g. Um diese in $2^1/_2$%iger Lösung zu bekommen, multiplizieren wir 6 mit 40 = 240. Der Patient erhält also einen Einlauf von 240 ccm destilliertem Wasser, in dem 6 g Avertin aufgelöst sind. Gewöhnlich verwendet man Avertin flüssig. Die entstandene Lösung muß vollkommen rein bleiben, jede Art von Trübung macht sie unbrauchbar. Vor allen Dingen dürfen bei durchfallendem Lichte keine feinen ölfarbigen Tröpfchen erscheinen, denn diese Tröpfchen geben an, daß das Avertin nicht ganz aufgelöst ist. Bei Verwendung der festen Substanz (Avertin fest) bringen wir die errechnete Menge in die ebenfalls berechnete Menge Aqua dest. Rein technisch vollzieht sich die Vorbereitung und Durchführung der Avertinnarkose folgendermaßen:

1. Ausrechnung der Avertingabe.
2. Ausrechnung der Flüssigkeitsmenge (von Aqua dest.).
3. Erwärmung der Flüssigkeit auf 40°.
4. Vermischung der errechneten Avertinmenge mit der erwärmten Flüssigkeit.
5. Sehr gründliches Durchschütteln bis zur völligen Lösung des Avertins.
6. Die warme Lösung eingießen durch ein Darmrohr, das mit einem Trichter verbunden ist.

Das ganze notwendige Instrumentarium findet sich in nebenstehender Abb. 102.

Die Vorbereitung zu der Avertinnarkose besteht in einer gründlichen Entleerung des Darmes am Vortage, am besten mit 1 bis

$1^1/_2$ Eßlöffel Ricinusöl. In den meisten Kliniken wird auch ein Reinigungseinlauf gemacht, nach unserer Erfahrung ist dieser jedoch nicht notwendig. Abends vor der Operation wird ein leichtes Schlafmittel gegeben.

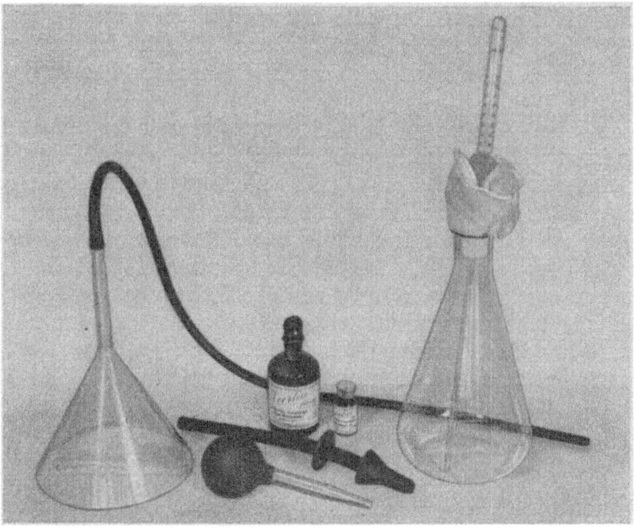

Abb. 102. Avertininstrumentarium mit Darmrohr nach BUTZENGEIGER.

Zur Prüfung der absoluten Reinheit der Avertinlösung ist die Reinheitsprobe mit Kongorot angegeben worden. Man gibt auf 5 ccm Lösung, die man in ein besonderes Gläschen gießt, 1—2 Tropfen einer wäßrigen Kongorotlösung von 1:1000. Ist die Avertinlösung rein, so muß sie sich orangerot färben, bei Blaufärbung darf sie nicht verwendet werden, weil Zersetzungsprodukte entstanden sind.

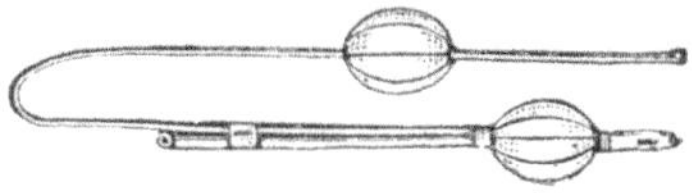

Abb. 103. Darmrohr nach NORDMANN.

Zum Einlauf wird vielfach das Darmrohr nach BUTZENGEIGER oder nach NORDMANN benutzt (Abb. 103). Wir haben jedoch schon seit langer Zeit ein gewöhnliches Darmrohr verwendet, das durch Leukoplast an die zusammengepreßten Gesäßbacken fixiert wird.

Im Beginn der Narkose fällt leicht der Unterkiefer zurück und es tritt eine Art Atembehinderung ein, daher muß der Kiefer vorgehalten werden und der MAYO-Spatel eingelegt werden. Wird

Äther zugesetzt, so darf man nur ganz vorsichtig und langsam geben, denn es handelt sich ja nicht um eine reine Äthernarkose, sondern um eine Zusatznarkose.

Vielfach sind bei Avertin Atemstörungen beobachtet worden, das Mittel hiergegen ist *Coramin*. Nach KILLIAN kann man in sehr schweren Fällen eine Ampulle intravenös, eine zweite intramuskulär geben. Auch *Cardiazol*, *Hexeton*, *Coffein* können gegeben werden. Nach KOTZOGLU ist auch Cocain in 10%iger Lösung wirksam.

Nach dem Vorgange von SIEVERS verwendet man Avertin flüssig in der Kinderchirurgie. Hierzu muß eine 3%ige Lösung hergestellt werden. Man gibt 0,125 pro Kilogramm Körpergewicht, d. h. also mehr als beim Erwachsenen. Eventuell muß eine Zusatzdosis gegeben werden mit 0,025 g pro Kilogramm Körpergewicht. Man gibt also eine fraktionierende Dosierung. Die Zusatzdosis soll aber nur gegeben werden, wenn die Narkosentiefe in der ersten Dosis nicht erreicht wurde.

Kurze Erwähnung mag noch die *rectale Äther-Ölnarkose* finden, die mit folgendem Gemisch ausgeführt wird:

Äther pro Narkosi	100,0 g
Oleum-Olivarum	42 g
Butyr cacao	5,9 g
Paraffin. liquid.	45,0 g
Chinin. hydrochlor. . . .	1,0 g

Der Patient soll 2 g Äther pro Kilogramm Körpergewicht erhalten. Die Berechnung ist folgende:

Ein Gewicht von 50 kg vorausgesetzt

$$100\,\text{g} : 260\,\text{ccm} = 100 : x$$

$$= x\,\frac{260 \cdot 100}{100} = 260\,\text{ccm}.$$

(Nach HESSE, LENDLE, SCHOEN.)

Der Einlauf geschieht ganz langsam, es muß mindestens 1 Stunde gewartet werden bis zum Beginn der Operation. Der Kranke schläft 3—4 Stunden. In Deutschland ist diese Narkose wenig geübt.

VIII. Lokalanästhesie.

A. Mittel und Instrumentarium.

Für jede Lokalanästhesie wird ein kleines Tischchen steril gedeckt, darauf kommt ein steriles, graduiertes Töpfchen, eine Spritze, Kanülen (mit Kochsalzlösung gut durchgespritzt), ein Stieltupfer und einige lose Tupfer (Abb. 104).

Anästhesietisch nach BRAUN. Nach BRAUN hat ein fahrbarer Anästhesietisch folgende Vorrichtungen aufzuweisen: Eine Stellage zum Absetzen der Instrumentenschale, in der Spritzen und Kanülen ausgekocht werden, einen Emaillekasten für Meßgefäße und dergleichen, einen Literkolben für Kochsalzlösung und eine Spirituslampe. Alle Schalen, Gefäße usw., die auf dem Tisch stehen, sind vor dem Gebrauch zu kochen.

Zur Unempfindlichmachung der Schleimhäute verwendet man Cocain oder Alypin, zur Einspritzung in die Gewebe fast aus-

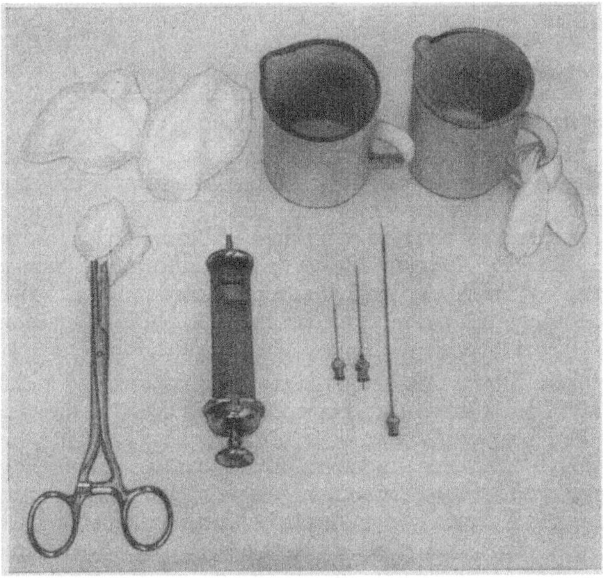

Abb. 104. Zur Lokalanästhesie. In das mit dem Tupfer gekennzeichnete Töpfchen 1%ige Lösung, in das andere $^1/_2$%ige.

schließlich Novocain, und zwar in $^1/_2$-, 1- und 2%iger Lösung. Die jeweilige Stärke und Menge bestimmt stets der Arzt.

Cocain. Für die Anästhesie der Mund-, Rachen- und Speiseröhrenschleimhäute wird fast immer nur Cocain genommen. Es wird entweder eine 5—10- oder eine 20%ige Lösung mehrmals aufgepinselt (s. auch S. 98). Um die Giftwirkung zu vermindern und um die Anästhesie an Ort und Stelle wirksam zu machen, muß viel Suprarenin hinzugesetzt werden, auf 1 ccm Cocain 2 Tropfen Suprarenin. Das Schälchen mit der Cocainlösung darf niemals mit auf das Anästhesietischchen gestellt werden, weil sonst sehr leicht Verwechslungen vorkommen können. Cocainlösung wird im Schälchen erst dann zurecht gemacht, wenn es gebraucht wird, danach wird das Schälchen sofort wieder entfernt.

Alypin. Siehe Harnröhren- und Blasenanästhesie.

Novocain. Novocaintabletten ohne Suprarenin. Die Lösung wird wie folgt hergestellt:

100 ccm	phys. Kochsalzlösung	+ 1	Tabl.	0,5 =	½%ige	Novocainlösung
100 ccm	„ „	+ 2	„	0,5 =	1%ige	„
100 ccm	„ „	+ 4	„	0,5 =	2%ige	„

Die Novocaintabletten kommen in die physiologische Kochsalzlösung. Die Lösung wird in einem sterilen, graduierten ERLENMEYERschen Glaskölbchen kurz aufgekocht und zum Gebrauch in kleine sterile, graduierte Emailletöpfchen gegossen[1].

In gut verschlossener Flasche hält sich die Novocainlösung einige Zeit gebrauchsfertig. Auf jeder Flasche muß die Stärke der Lösung genau vermerkt sein. Hat die Novocainlösung einige Zeit gestanden, so muß sie vor dem Gebrauch frisch aufgekocht werden. Ist die Lösung durch wiederholtes Erhitzen gelblich geworden, so kann sie trotzdem gebraucht werden. Nach Mitteilungen der Höchster Farbwerke büßt die Novocainlösung durch längeres Stehen nichts an Wirksamkeit ein.

Adrenalin-Suprarenin. Den Novocainlösungen wird Adrenalin zugesetzt. Dieses wird als fertige Lösung 1:1000 in den Höchster Farbwerken hergestellt oder ist in Tabletten zu 1 mg in jeder Apotheke erhältlich. Adrenalin ist ein Produkt, das aus der Nebenniere gewonnen wird, seinen künstlich hergestellten Ersatz nennt man Suprarenin. Es wird den anästhesierenden Lösungen hinzugesetzt, um die lokale Betäubung an Ort und Stelle länger anzuhalten, denn es zieht die Blutgefäße zusammen und verhindert dadurch das zu schnelle Aufsaugen durch die Gewebe.

Die fertige Suprareninlösung 1:1000 ist dunkel und kühl aufzubewahren. Angebrochene Flaschen lassen sich nicht lange aufheben. Suprareninlösung, der Luft ausgesetzt, nimmt sehr bald eine rosarote Färbung an, was die Wirksamkeit nicht beeinträchtigt; sobald aber die Lösung braun wird, ist sie unbrauchbar.

Für einen großen Betrieb ist die fertig gelieferte Suprareninlösung praktischer. In einem kleinen Betrieb, wo nur wenig Lokalanästhesie gebraucht wird, ist es zweckmäßiger, stets die Lösung aus Suprarenintabletten frisch herzustellen. 10 Suprarenintabletten zu 1 mg werden mit 10 ccm destillierten Wassers übergossen, 3 Tropfen verdünnte reine Salzsäure zugesetzt, die Lösung auf-

[1] Novocaintabletten liefert die Firma G. Pohl, Schönbaum bei Danzig oder ihre Filiale G. Pohl, Berlin, Thurmstr. 73.

gekocht und in dunklen, alkalifreien, dicht verschließbaren Fläschchen aufbewahrt.

Es werden nach BRAUN zugesetzt:

Auf	200 ccm	einer	$^1/_2$%igen	Novocainlösung	16 Tropfen	Suprarenin
„	100 ccm	„	1%igen	„	16 „	„
„	50 ccm	„	2%igen	„	16 „	„

Dazu dunkle sterile Tropffläschchen mit Pipette.

In jedem Operationssaal soll eine Tabelle mit genauer, deutlicher Berechnung der Lösungen aushängen.

Herstellung der Lösung aus A-Tabletten. Die BRAUNschen A-Tabletten, welche die Höchster Farbwerke liefern, sind in den Apotheken zu bekommen. Sie enthalten

0,125 Novocain,
0,0001 Adrenalin.

Vier A-Tabletten auf 100 ccm physiologische Kochsalzlösung liefern eine $^1/_2$%ige Novocainlösung; sie können ebenfalls gekocht werden.

Die Novocainlösung aus A-Tabletten muß für jede Operation frisch hergestellt werden; wegen des Adrenalingehaltes wird sie leicht unbrauchbar. Sehr zu empfehlen ist, jeden Morgen die Lösung folgendermaßen herzustellen: In sterilem Reagensglas (diese sind immer in der sterilen Verbandtrommel vorhanden, s. S. 11, Abb. 4) werden 8 Tabletten in physiologischer Kochsalzlösung aufgelöst, die Lösung gießen wir in 200 ccm Kochsalz.

Zum Kochen eignen sich graduierte Glaskölbchen, kleine graduierte Emailletöpfchen oder Mensuren.

Alle Töpfchen, Kölbchen usw., die zur Lokalanästhesie gebraucht werden, dürfen nur in reinem Wasser, ohne jeden Zusatz ausgekocht werden.

Novocainlösung in Ampullen. Auch in Ampullen ist fertige Novocainlösung + Suprarenin erhältlich, und zwar 5-, 2- und $^1/_2$%ige Lösung. Letztere in Fläschchen von 25 ccm Inhalt. Die Höchster Farbwerke[1], die diese Ampullen in den Handel bringen, bürgen für absolute Sterilität und gute Haltbarkeit, auch trotz des darin enthaltenden Suprareninzusatzes, nur müssen die Ampullen dunkel und kühl aufbewahrt werden. Die Ampullen einer 2%igen Lösung enthalten 1—2 ccm, die 5%igen 3 ccm.

Um die 2 ccm einer 2%igen Ampullenlösung zu verdünnen, wird sie mit einer sterilen 10 ccm-Spritze und mit einer sterilen Kanüle aus der Ampulle aufgezogen und noch 2 oder 4 ccm Aqua dest. nachgezogen, je nachdem man eine 1%ige oder eine $^1/_2$%ige Lösung haben will.

---

[1] Höchster Farbwerke, Meister, Lucius & Brüning, Höchst a. Main.

Soll die 5%ige ebenfalls in der Spritze verdünnt werden, so zieht man mit einer sterilen 20 ccm-Spritze und steriler Kanüle die 3 ccm 5%ige Lösung aus der Ampulle auf und noch 12 ccm Aqua dest. nach, man erhält dann eine 1%ige Lösung.

Auf diese Weise erhält der praktische Arzt ohne jede Schwierigkeit eine absolut sterile Lösung zur Lokalanästhesie.

Vergiftungen durch Cocain und seine Ersatzpräparate werden selten, aber doch hie und da beobachtet. Bei Injektionen in ein Glied (aus Selbstmordmotiven, aus Verwechslung der Cocainflasche) kann man durch Abschnürung die Resorption verzögern. Sind die Krämpfe ausgebrochen, geht man mit Chloralhydrat, eventuell mit Äthernarkose dagegen an. Gegen den Herzkollaps Campher, Cardiazol, Hexeton, Coffein, Adrenalin.

B. Vorbereitung für die verschiedenen Anästhesien.

1. Plexusanästhesie. Bei der Betäubung des Armnervenbündels braucht man $^1/_2$%ige und 2%ige Novocainlösung + Suprarenin (zwei sterile Gefäßchen), eine Rekordspritze, eine kurze und eine 8—10 cm lange möglichst graduierte Kanüle.

2. Splanchnicusanästhesie. Diese kann von vorn nach Eröffnung der Bauchdecken oder von hinten vom Rücken aus ausgeführt werden. Im ersten Falle daher zunächst die örtliche Schmerzbetäubung der Bauchdecken zum Zwecke des Leibschnittes mit einer $^1/_2$%igen Novocainlösung + Suprarenin; also diese mit Spritze und Kanüle zurechtlegen. Ist der Bauch offen, so wird die Anästhesie des Splanchnicus (Eingeweidenerven) ausgeführt. Dazu ist nötig $^1/_2$%ige Novocainlösung + Suprarenin, eine 20 ccm fassende Rekordspritze und eine 10—12 cm lange, nicht zu feine Kanüle. Stets muß noch eine lange Reservekanüle bereit sein. Die Anästhesie von hinten erfordert nur 12 cm lange Kanülen, und reichlich 100—200 Novocainlösung.

Die Bursaanästhesie nach Payr erfordert einen dünnen Katheter, der in die Bursa eingeführt wird (kleines Netz); auch auf diese Weise wird eine Anästhesie der Bauchhöhle hervorgerufen.

3. Rückenmarksanästhesie. Zur *Rückenmarksanästhesie* nehmen wir 5%iges Tropacocain + Suprarenin. Die Lösung wird fertig in Ampullen geliefert. Eine Phiole (alkalifreies Glas) enthält

1,3 ccm einer 5%igen Tropacocainlösung mit einem Zusatz von 0,00013 Suprarenin hydr. pro Kubikzentimeter.

Durch alle Apotheken sind dieselben von der Firma G. Pohl, Berlin, Thurmstr. 73, zu beziehen. Auch die neueren Anästhetica Tutocain, Percain sind zur Lumbalanästhesie benutzt worden, jedoch haben sie vor dem Tropacocain noch keine wesentlichen Vorteile voraus.

Zur Lumbalanästhesie sind erforderlich: ein steriles kleines Tuch zur Kennzeichnung der Verbindung von Beckenkamm zu Beckenkamm, eine Lumbalkanüle (s. Abb. 105), 1—2 Ampullen Tropacocain, Spritze, warme Kochsalzlösung, denn das Tropacocain soll körperwarm eingespritzt werden.

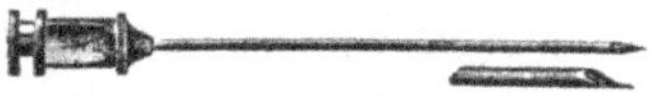

Abb. 105.
Kanüle zur Rückenmarksanästhesie.

Segmentäre Schmerzausschaltung mit Percain nach Kirschner. Kirschners Doppelspritze (Abb. 106), Ampullen mit der „Percainplombe"; dieses Mittel ist zusammengesetzt:

Percain	0,125 g
Dextrin	0,090 g
100% Alkohol	11,60
Aqua dest., gepuffert ad	100 ccm.

Es wird hergestellt von der Gesellschaft für chemische Industrie in Basel. Bei jeder Lumbalanästhesie ist Suprarenin, Ephetonin und das Mittel gegen den Schwindel, Vasano, bereit zu halten.

Die epidurale Anästhesie nach Läwen. Folgende Lösungen werden bereit gehalten:

	2%	1%
Natr. bicarbon. puriss. .	0,15	0,2
Natr. chlorat.	0,1	0,2
Novocainchlorhydrat . .	0,6	0,75
Aqua dest. ad	30,0	50,0

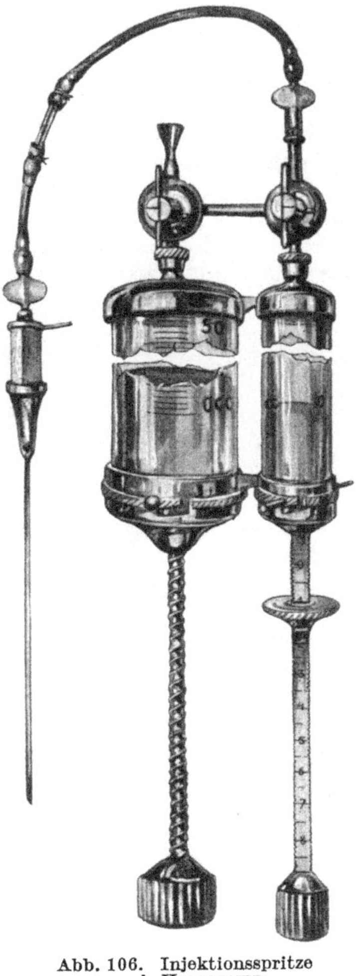

Abb. 106. Injektionsspritze nach Kirschner.

Diese gemischten Substanzen werden pulverisiert vorrätig gehalten und in der angegebenen Menge Wasser kalt gelöst. Die fertige Lösung wird 1mal aufgekocht, zu ihr werden 5 Tropfen Suprarenin 1:1000 gegeben.

4. Venenanästhesie. Zur Venenanästhesie nach Bier werden 100—200 ccm einer $^{1}/_{2}$%igen Novocainlösung *ohne* Suprarenin gebraucht. Die Lösung muß auch bei dieser Anästhesie körperwarm sein, weil sie direkt in die Blutbahn eingespritzt wird. Sie wird vorher in warmes Wasser gestellt und ihre Temperatur mit einem sterilen Thermometer gemessen (40—45° C).

Zur Venenanästhesie gibt es ein besonderes Instrumentarium. Es gehört dazu:

1. Eine große, 100 ccm fassende Spritze, daran ein kurzer Gummischlauch mit einem besonderen Ansatz (Abb. 107). Die Kanüle ist stumpf und paßt mittels eines Bajonettverschlusses auf den Ansatz der Spritze. Sie hat vorn eine Rille zum Einbinden in die Vene. Es ist streng darauf zu achten, daß die Venenanästhesiespritzen und Kanülen nicht in Sodawasser gekocht werden. Auf alle Fälle aber müssen Spritze und Kanüle vor dem Gebrauch mit warmer Kochsalzlösung durchgespritzt werden.

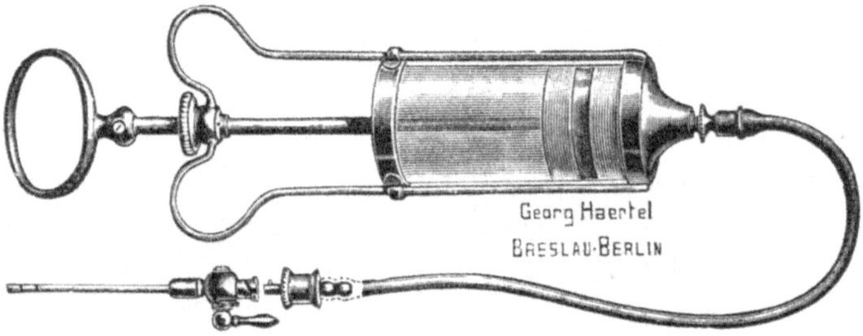

Abb. 107. Spritze und Kanüle zur Venenanästhesie.

2. Zur Freilegung der Vene braucht man ein schmales Skalpell, zwei kleine chirurgische Pinzetten, ein kleines spitzes Scherchen, zwei kleine scharfe Haken, eine Deschampssche Nadel mit nicht zu feiner Seide oder Catgut, Nadelhalter und Nadeln. Vorher wird das Glied mit einer $2^1/_2$ m langen dünnen Gummibinde ausgewickelt. Diese wird gekocht oder in Sublimatlösung gelegt. Zur Venenanästhesie sind drei Gummibinden nötig.

5. Ischiadicusanästhesie. Zur Ischiadicusanästhesie wird 2%ige Novocainlösung + Suprarenin gebraucht. Dazu eine 14 cm lange, ziemlich starke, wenn möglich graduierte Kanüle und eine 10 ccm fassende Rekordspritze.

6. Anästhesie nach Oberst. Zur Anästhesie nach Oberst wird 1%ige Novocainlösung gebraucht. Falls der Finger abgeschnürt wird, kommt zur Lösung kein Suprarenin hinzu. Weiter ist nötig eine kleine Rekordspritze mit feiner Kanüle und ein dünner Gummischlauch zum Abschnüren.

7. Blasenanästhesie. Zur Blasenanästhesie wird gewöhnlich 50 ccm 1%iges Alypin + Suprarenin gebraucht. Sehr zweckmäßig ist es, wenn dazu eine große Spritze vorhanden ist, deren Ansatz auf einen mittelstarken Gummikatheter paßt, der vorher eingeführt wird.

8. **Harnröhrenanästhesie.** Zur Harnröhrenanästhesie nimmt man in der Regel 3%ige Alypinlösung; auf 1 ccm dieser Lösung einen Tropfen Suprarenin. Dazu eine Harnröhrenspritze (s. Katheterkapitel). Die Alypinlösung kommt fertig aus der Apotheke, sie ist wesentlich billiger, als wenn man sie aus Pulver oder Tabletten selbst herstellt.

IX. Die Operation.

A. Unmittelbare Vorbereitung.

Wir gehen damit über zur Schilderung der Instrumente und der Vorbereitung von einzelnen Operationen. Zum besseren Verständnis derselben wird ein Teil der Operationen im Telegrammstil dargestellt werden.

1. **Instrumente die immer vorhanden sein müssen.** Unmittelbar vor jeder Operation werden auf einem kleinen Tisch, der gut mit sterilen Tüchern abgedeckt wird, folgende Instrumente zurechtgelegt, die auf dem Tisch zu jeder Operation stets ihren bestimmten Platz haben müssen (Abb. 108):

10 Arterienklemmen nach v. Bergmann,
6 Arterienklemmen nach Kocher,
2 chirurgische Pinzetten,
2 anatomische Pinzetten,
2 gebogene Scheren,
1 gerade Schere,
2 mittelgroße scharfe Haken,
2 schmale stumpfe Haken,
1 Skalpell,
Nadelhalter,
4 Tuchklemmen,
1 Stieltupfer, lose Tupfer.

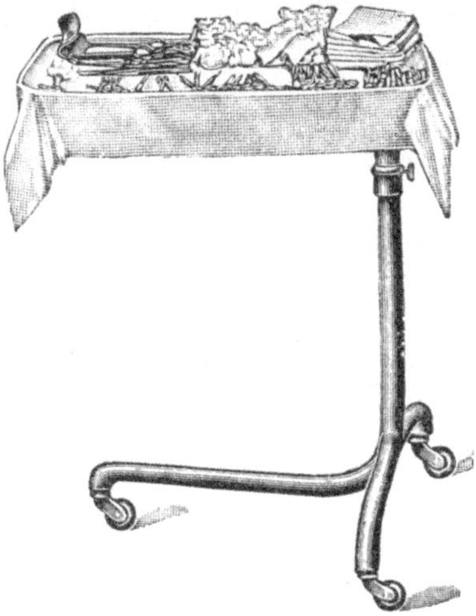

Abb. 108. Instrumententischchen fertig zur Operation.

Die übrigen für die einzelnen Operationen nötigen Instrumente werden, um auf dem Instrumententisch kein unübersichtliches Durcheinander entstehen zu lassen, nach Bedarf zugereicht. Neben dem Messer wird zum Schneiden vielfach der elektrische Schnitt verwandt, am gebräuchlichsten ist der Apparat Cutor der Firma „Sanitas", Abb. 125.

Während des Operierens müssen die Instrumente gut durchprobiert und solche, welche schwer auf- und zugehen, wie Scheren, Klemmen, Nadelhalter usw., mit sterilem, flüssigem Paraffin,

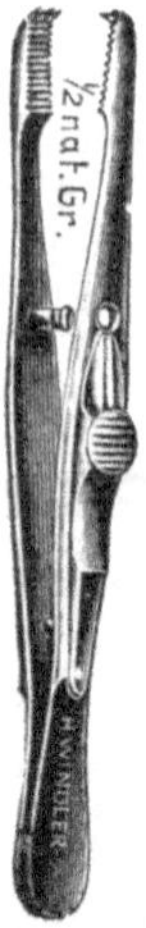

Abb. 109. Arterienklemme nach v. Bergmann.

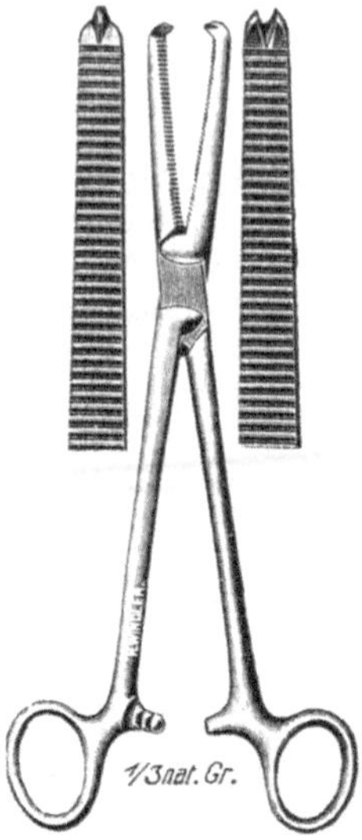

Abb. 110. Arterienklemme nach Kocher.

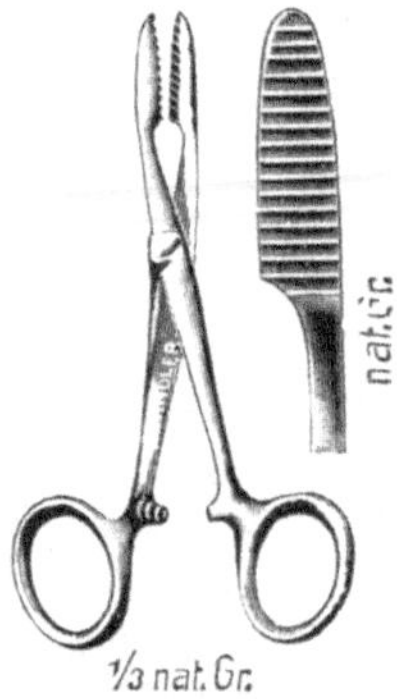

Abb. 111. Arterienklemme nach Péan.

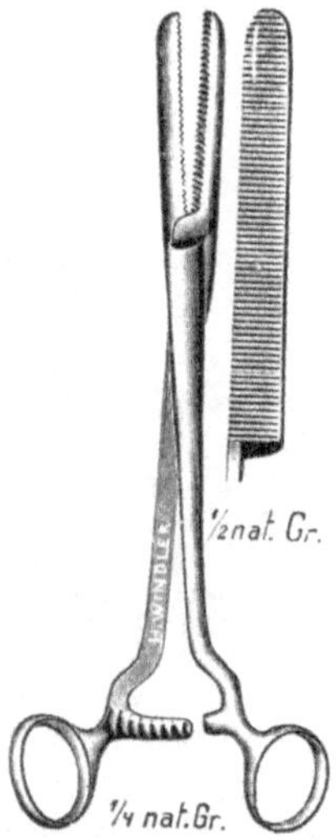

Abb. 112. Lange Arterienklemme nach Kocher.

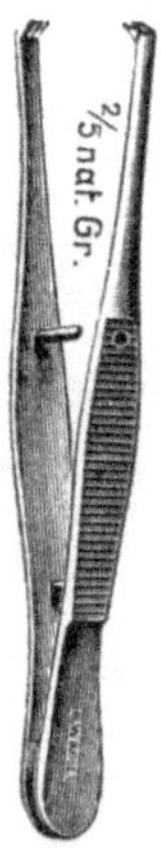

Abb. 113. Chirurgische Pinzette.

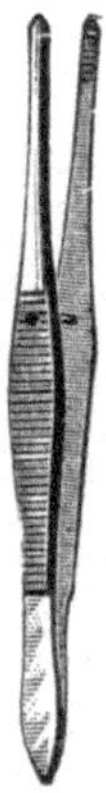

Abb. 114. Anatomische Pinzette.

Seifenspiritus oder Vaseline geölt werden. Dazu gießt man etwas steriles Paraffin oder Vaseline in ein steriles Schälchen und stellt es zu den Instrumenten. Paraffin oder Vaseline kocht man in einem kleinen Glaskölbchen oder in einem Emailletöpfchen und läßt es noch flüssig in ein steriles Schälchen gießen (Abb. 109—131).

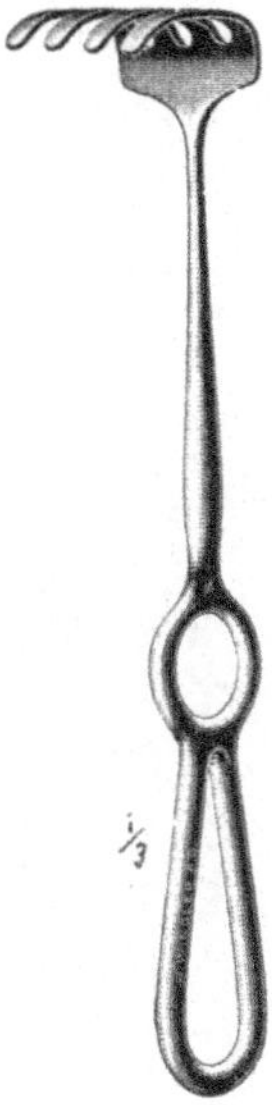

Abb. 115.

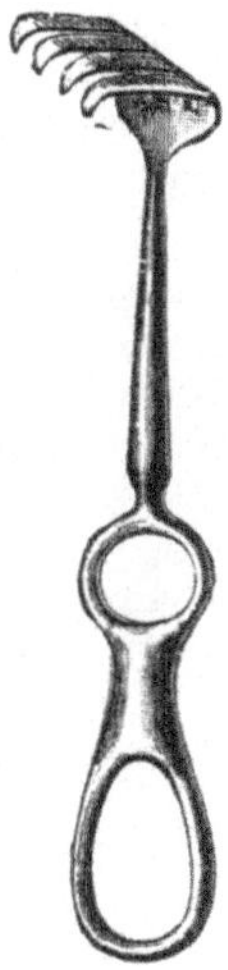

Abb. 116.

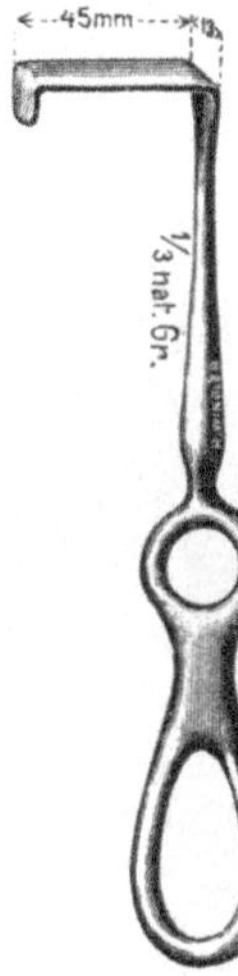

Abb. 117.

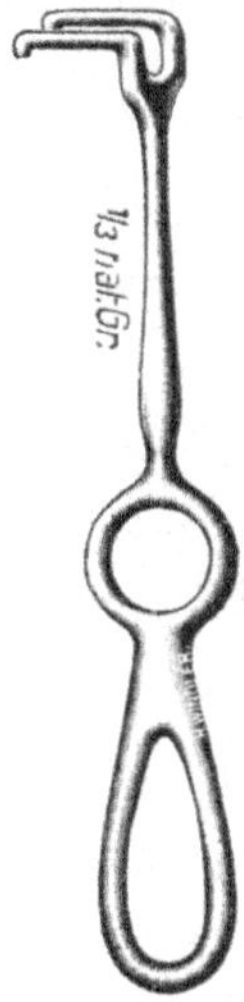

Abb. 118.

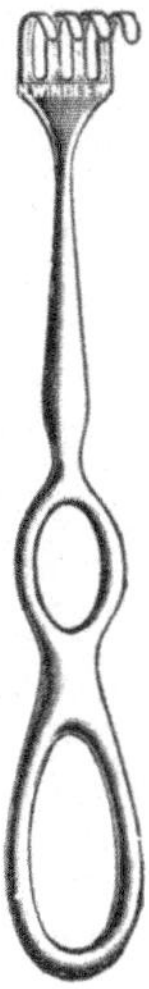

Abb. 119.

Abb. 115—119. Scharfe und stumpfe Haken.

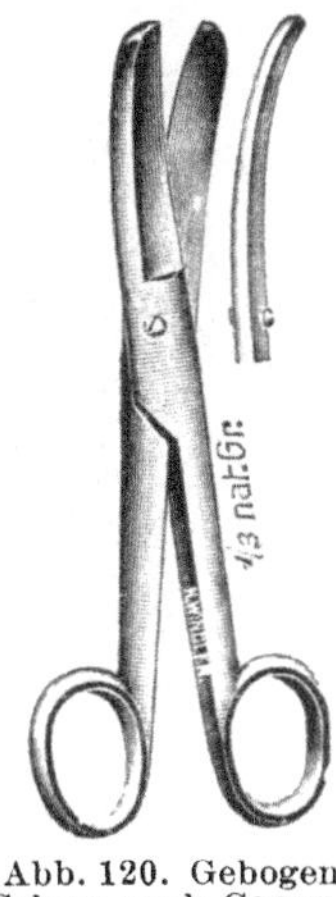

Abb. 120. Gebogene Schere nach COOPER.

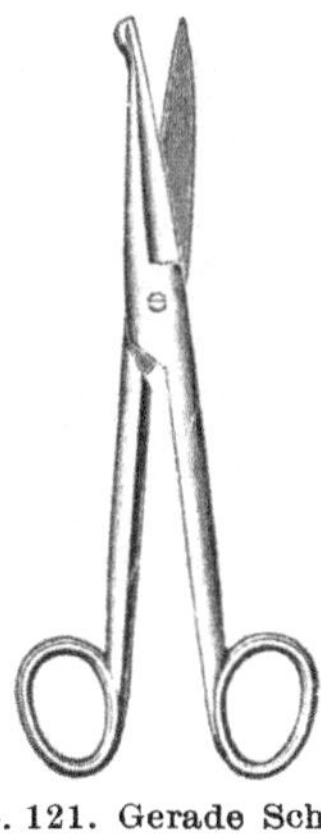

Abb. 121. Gerade Schere.

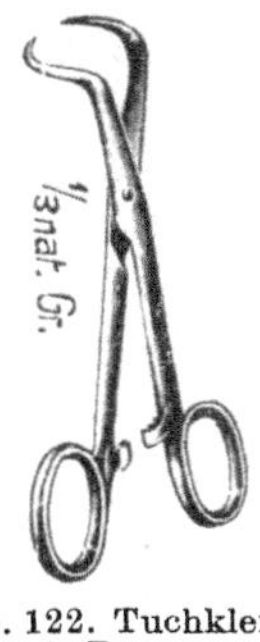

Abb. 122. Tuchklemme nach BACKHAUS.

2. Das Einfädeln der Nadeln. Je nach den Gewohnheiten des operierenden Arztes werden verschiedene Nadelhalter und Nadeln verwandt. Im allgemeinen aber merke man sich, außerhalb der Bauchhöhle wird mit scharfkantigen Nadeln genäht; sobald der Bauch offen ist, werden runde Nadeln genommen. Auch Nadeln mit federndem Öhr sind sehr zu empfehlen, das Einfädeln geht schneller, der Faden geht nicht so leicht aus dem Öhr heraus. Beim Einfädeln achte man streng darauf, daß der Faden nicht hängt und

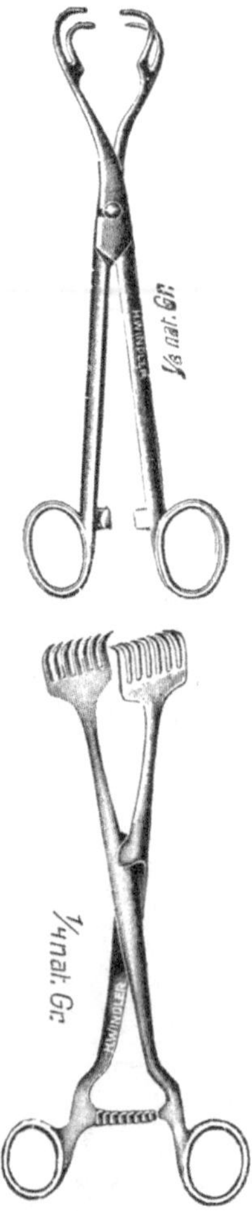

Abb. 123 u. 124. Muzeuxsche Zangen.

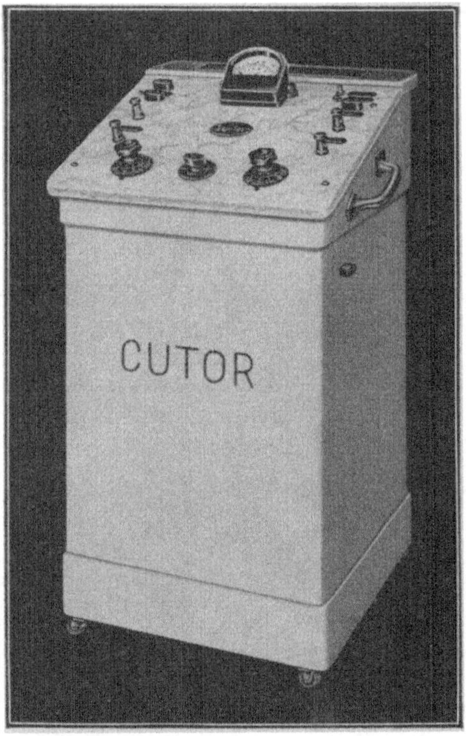

Abb. 125. Elektr. Apparat zum Schneiden.

nicht mit unsterilen Gegenständen in Berührung kommt, man behält deshalb das Fadenende in der linken Hand.

3. Unterbinden. Zum Unterbinden der Gefäße wird entweder Seide oder Catgut genommen. Die Fäden dürfen nicht zu kurz, auch nicht zu lang sein. Auch muß darauf geachtet werden, daß nach der Operation nicht zuviel Catgut auf dem Tisch zurückbleibt, das dann weggeworfen wird. Mit der Zeit lernt man ganz

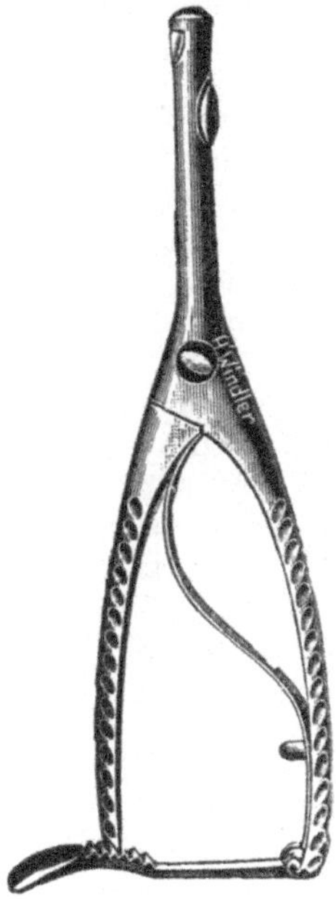

Abb. 126. Hagedorn-nadelhalter.

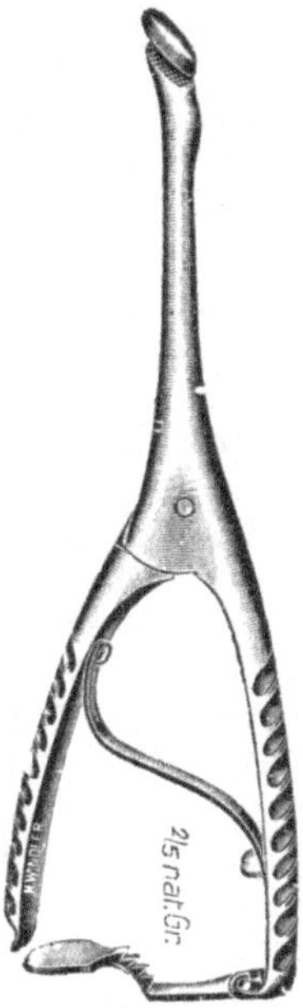

Abb. 127. Schiefmaul-nadelhalter.

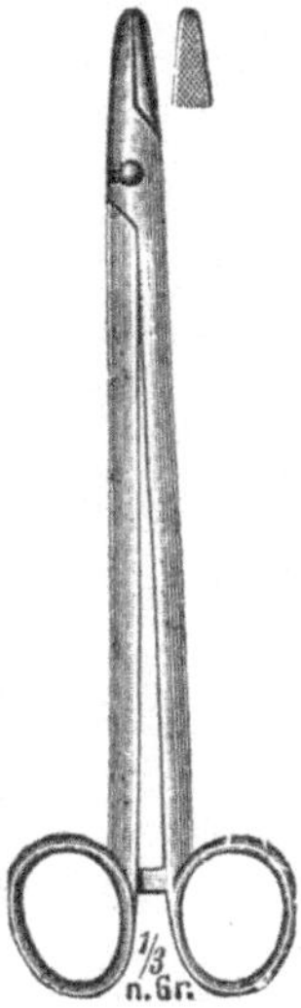

Abb. 128. Nadelhalter nach HEGAR.

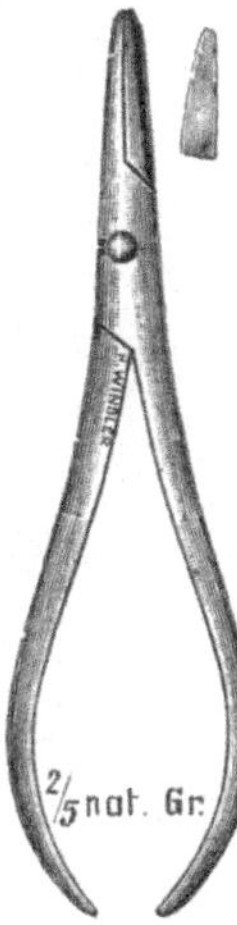

Abb. 129. LANGENBECK-scher Nadelhalter.

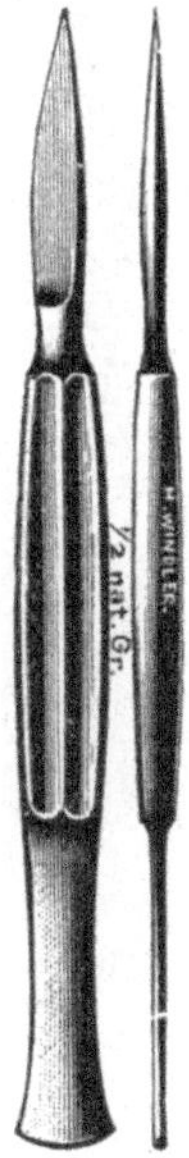

Abb. 130. Skalpell.

gut schätzen, wieviel Catgut für jede Operation gebraucht wird. Gebrauchtes Catgut kann wieder sterilisiert werden (s. Catgut S. 33).

4. Nähte. Genäht wird entweder mit Einzel- oder fortlaufendem Faden. Ein Einzelfaden ist ungefähr 40 cm lang, ein fortlaufender 80—90 cm. Das ist natürlich nur ein ungefähres Maß. Es richtet sich immer nach den Gewohnheiten der Operateure und nach der Operation selbst. In einer großen Tiefe muß ein Einzelfaden viel länger sein als in den oberen Schichten, und für einen kleinen Schnitt ist nur eine kurze fortlaufende Naht nötig. In sehr vielen Kliniken wird die Haut geklammert. Am gebräuchlichsten sind

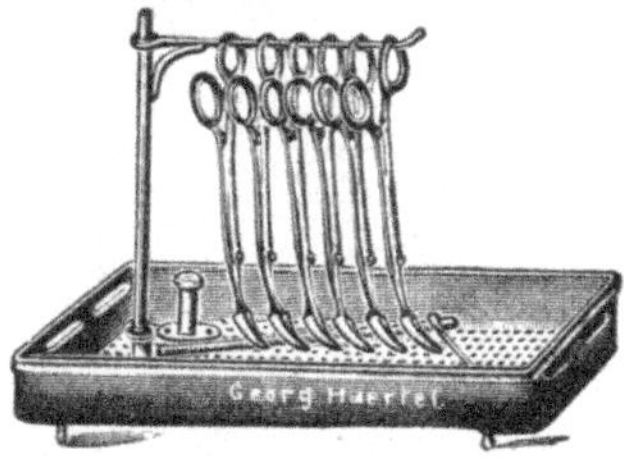

Abb. 131. Sieb mit Vorrichtung zum Anhängen von Tuchklemmen usw.

die Klammern nach MICHEL und v. HERFF (Abb. 132 u. 133). Die Klammern nach v. HERFF sind praktischer, weil sie immer wieder benutzt werden können, auch sind zum Zuklammern keine besonderen Instrumente nötig.

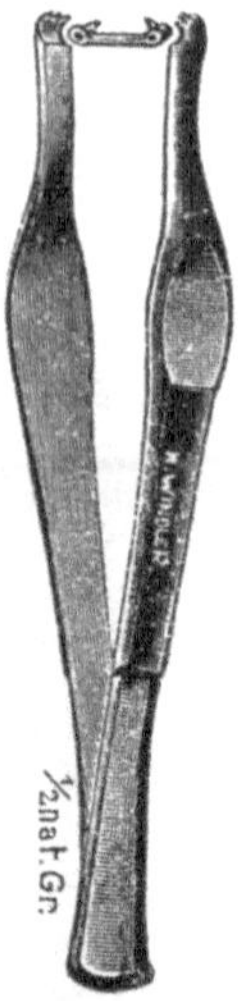

Abb. 132. Klammer nach MICHEL.

Wird eine Bleiplattennaht gemacht, so gehören dazu: 2 runde Bleiplatten, die man sich aus Bleiblech von $^3/_4$—1 mm Dicke herausschneidet, gelochte Bleiperlen, Metallnagel, um Löcher in die Bleiplatten zu bohren, scharfe Nadeln, Nadelhalter, eine Flachzange und mittelstarke Seide. Die TIEGELsche Naht ist untenstehend abgebildet (Abb. 134).

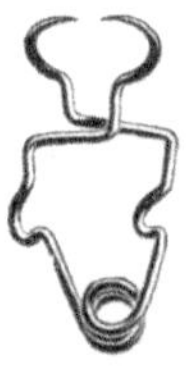

Abb. 133. Klammer nach v. HERFF.

Feine Seide und Zwirn wird am besten am Öhr kurz angeknotet, weil sonst der Faden zu leicht herausrutscht. Wird viel mit Seide genäht, ist es zweckmäßig, sich Nadeln vorher einzufädeln. Es empfiehlt sich aber nicht, die eingefädelten Nadeln mit den Instrumenten mitzukochen, weil die feine Seide durch Soda brüchig wird.

Um sich einen Vorrat eingefädelter Nadeln zu verschaffen, empfiehlt sich folgendes Verfahren. Die Nadeln werden steril eingefädelt, der Faden am Öhr geknotet und in einen zusammengefalteten

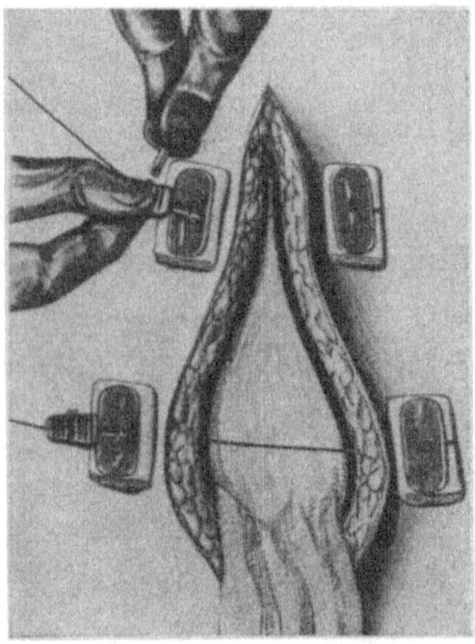

Abb. 134. TIEGELsche Naht. (Nach SAUERBRUCH-SCHMIEDEN.)

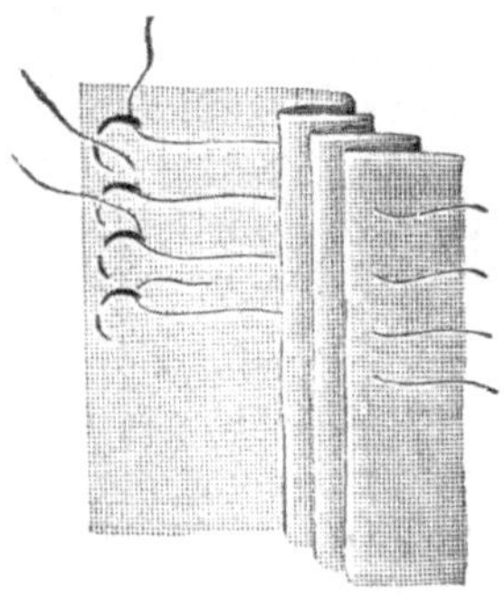

Abb. 135. Nadelkissen.

sterilen Mullstreifen gesteckt (Abb. 135). Der Mullstreifen wird dann glattgezogen, der Faden zieht sich durch den ganzen Mullstreifen, ohne daß sich die Fäden gegenseitig verschlingen, wie das sonst leicht geschieht. So können 12 Nadeln in einen Mullstreifen gesteckt werden. Die Mullstreifen mit den Nadeln werden zusammengelegt, die Nadeln nach innen und in ein steriles Tuch eingeschlagen.

Mullstreifen mit eingefädelten Nadeln im Dampf zu sterilisieren, empfiehlt sich deshalb nicht, weil durch den Dampf die

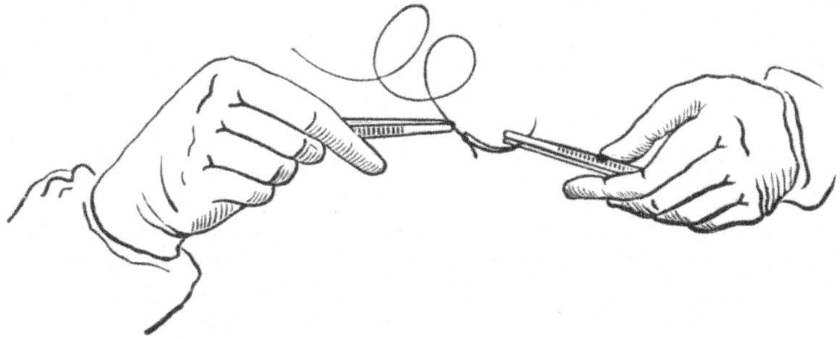

Abb. 136. Einfädeln der Nadeln mit zwei anatomischen Pinzetten. (Das eine Fadenende wird zum Einfädeln mit der Pinzette kurz gefaßt, das andere Fadenende darf unsterilisierte Gegenstände nicht berühren.)

Nadeln rostig und die Fäden brüchig werden, die dann am Öhr durchrosten (Abb. 136).

An jedem Operationstisch soll ein Korb oder Eimer für blutige Tupfer stehen. Während der Operation werden blutige Tupfer, die auf die Erde fallen, mit der hierfür bestimmten Zange aufgesammelt, auch Instrumente sollen sofort wieder aufgehoben und gekocht werden. Der Operationssaal soll auch während des Operierens ordentlich aussehen.

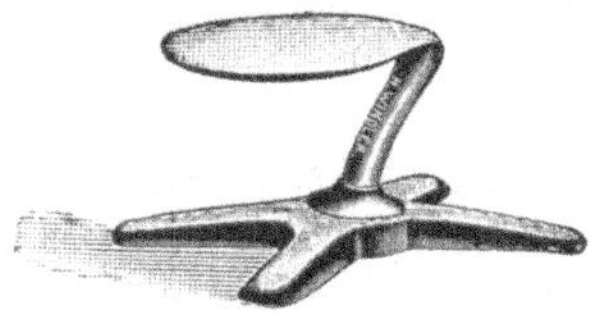

Abb. 137. Beckenbänkchen nach BORCHARDT.

5. Zählen der Instrumente und Tücher während der Operation. Bei Operationen in der freien Bauchhöhle (gynäkologische Operationen) müssen die Instrumente und Perltücher vor, während und nach der Operation genau gezählt werden. Die Perlen an den Bauchtüchern sind zu diesem Zweck in der Regel numeriert. Dies geschieht deshalb, weil zu leicht ein Instrument oder ein Bauchtuch in der Bauchhöhle verloren gehen kann.

6. Zurechtstellen zum Verband. Kurz vor Beendigung der Operation muß alles zum Verband zurechtgestellt werden: Mastisol oder Heftpflaster, Watte oder Zellstoff und Binden, bei Bauchoperationen das Beckenbänkchen (Abb. 137). Bei Operationen an den Gliedmaßen muß man den zur Ruhigstellung im Einzelfalle notwendigen Schienenverband usw. rechtzeitig vollständig vorbereiten lassen. Für die oberen Extremitäten werden entweder KRAMERsche Schienen, rechtwinklige oder gerade Pappschienen, je nach Art oder Sitz der Erkrankung des Gliedes gebraucht. Bei den unteren Extremitäten nimmt man in der Regel VOLKMANNsche Schienen. Die Schienen werden schon vor der Operation am gesunden Glied abgemessen, zurechtgeschnitten und gebogen. Alle scharfen Ecken der Pappschienen müssen abgerundet werden. Nie soll dies am kranken Glied geschehen, weil dadurch nicht allein unnötige Schmerzen verursacht werden, sondern auch ein Knochenbruch, dessen Enden gut stehen, verschoben und aus seiner Lage gebracht werden kann. Die Polsterung geschieht nur auf der Seite, die dem Gliede angelegt wird, die Außenseite zu polstern, wäre Verschwendung. Beim Polstern der Schienen ist darauf zu achten, daß an den Stellen, wo die Schiene an vorspringenden Knochenteilen oder Gelenken fest aufliegt, ganz besonders gut gepolstert werden muß. Die Wattepolsterung wird mit einer Binde an die Schiene festgewickelt. Handelt es sich um eine eitrige Wunde, so tut man gut, auf die fertig gepolsterte Schiene noch ein Stück Billrothbatist zu legen, die Schiene braucht dann nicht bei jedem größeren Verbandwechsel frisch gepolstert zu werden.

7. Der Kranke auf dem Operationstisch. Auch während der Operation sollen die Kranken nach Möglichkeit gut zugedeckt werden. Man versuchte, die Operationstische durch elektrische Heizkissen zu erwärmen. Bis jetzt hat es sich noch kaum bewährt, weil Verbrennungen zu leicht möglich sind. Sehr zu empfehlen ist es, den Kranken bei großen Bauchoperationen lange, weiße Wollstrümpfe anzuziehen, wie es in Frauenkliniken üblich ist.

8. Lagerungskissen. Um die Kranken für die Operation bequem und richtig lagern zu können, gibt es mit Roßhaar gefüllte viereckige Kissen, Halbrollen und Rollen, die mit festen Wachstuch überzogen sein müssen. Bei Nieren-, Gallen- und Kropfoperationen bewährt sich die Stütze nach PILLET sehr gut. Diese Stütze ist aber durch die meisten Operationsstühle entbehrlich geworden.

9. Sandsäcke. Für die meisten Operationen an den Gliedmaßen muß ein Sandsack unter das Glied gelegt werden. Säckchen aus Nessel werden genäht, mit ganz trockenem, feinem, sauberem Sand gefüllt und mit festem Gummituch bezogen. Nach jeder Operation müssen sie mit Lysol- oder Carbolwasser abgewaschen werden.

10. Handtisch. Für Operationen an der Hand und am Arm muß ein kleiner, viereckiger, feststehender, mit Zinkblech beschlagener Holztisch da sein, den man sich am besten vom Tischler besonders hierfür anfertigen läßt.

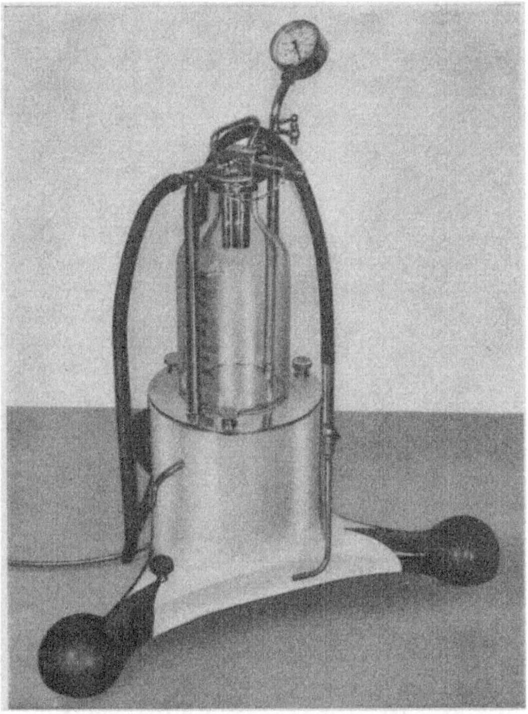

Abb. 138. Saugapparat der Fa. Sauerstoff-Centrale, „Modell F“.

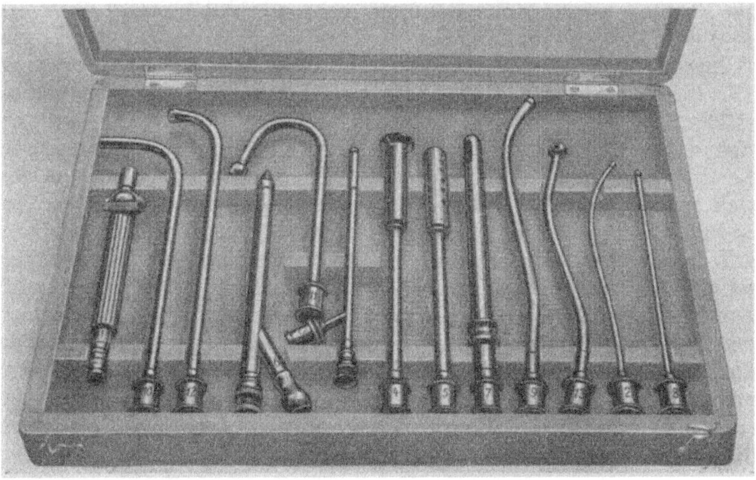

Abb. 139. Ansatzstücke zum Saugapparat Modell F.

11. Saugapparat. Zum Aussaugen von Flüssigkeiten, Eiter usw. aus der Brust-, Bauchhöhle, Darm usw. benutzt man einen Saugapparat. Die umstehende Abbildung gibt die ausgezeichnete Elektrosaugpumpe Atmos wieder, die in vortrefflicher Weise mit den abgebildeten Saugkanülen und Handgriffstücken allen Anforderungen an eine gute und doch schonende Absaugung gerecht wird.

In den fahrbaren Fuß ist eine Saugpumpe eingebaut. Auf den Fuß ist ein Glasbehälter aufmontiert, der von 2 Metallrohren flankiert ist. Die Luft in dem Glasbehälter wird abgesaugt und geht durch Leitung und Hahn nach außen ab. Mit dieser Leitung in Verbindung steht ein Manometer, das den jeweils herrschenden Unterdruck anzeigt. In das Glasgefäß ragt die Leitung des Schlauches hinein, durch den die Flüssigkeiten, die entfernt werden sollen, nun in die luftarm gemachte Flasche hineingesaugt werden. Eine ganze Reihe von Ansatzstücken sind diesem Apparat mitgegeben, die auf den Handgriff aufgesetzt werden können (Abb. 138 u. 139).

12. Der Platinbrenner oder Thermokauter. Kaum ein anderes Instrument versagt so häufig wie der Thermokauter. Die genaueste Beachtung der folgenden Vorschriften ist deshalb dringend erforderlich.

Der Thermokauter besteht: 1. aus der Benzinflasche, 2. dem Brenner, 3. aus dem Gebläse und der Spirituslampe. Alles zusammen ist in einem passenden Kasten untergebracht (Abb. 140). 1. Die Benzinflasche hat einen Stopfen mit Metallverschraubung; im Stopfen ist ein doppelläufiges Rohr, für das Gebläse einerseits und den Brenner andererseits, welcher durch einen 1 Meter langen Schlauch mit dem doppelläufigen Rohr in Verbindung steht. Die Flasche wird zur Hälfte mit gereinigten, trockenen Schwammstückchen, von Kirsch- oder Pflaumengröße gefüllt; auf die Schwammstückchen kommt bis zur halben Höhe gereinigtes Leichtbenzin (kein Ersatzbenzin), die Schwammstückchen sollen sich gut vollsaugen können, doch soll das Benzin nicht darüber stehen. 2. Der Brenner hat einen Holzgriff mit Schraubengewinde, auf das der Platinbrenner geschraubt wird. Der Form nach unterscheidet man: Messer-, Kugel- und Spitzbrenner. Der Holzgriff hat in seinem Innern ein dünnes Metallrohr, das sich in dem aufgeschraubten Platinbrenner weiter fortsetzt und den Zweck hat, die Benzingase durch den Schlauch aufzunehmen und der Spitze zuzuführen. Die Spitze birgt eine kleine Platinspirale, an der sich die zugeführten Benzingase entzünden, wodurch wiederum die ganze Spitze zum Rotglühen gebracht wird. 3. Das Gebläse darf nicht zu klein sein, der Luftdruck ist sonst nicht stark genug, um genügend Benzingase dem Brenner zuzuführen. — Die Spiritusflamme muß ziemlich groß brennen; man tut deshalb gut, den Docht mit einer Pinzette etwas herauszuziehen und auszubreiten. — Soll der Platinbrenner in Betrieb gesetzt werden, so wird das Ende des Brenners in die Flamme gehalten, und zwar in deren Spitze, wo die Hitze am stärksten ist. Die Flamme muß währenddessen vor Luftzug geschützt werden. Das Gebläse wird erst dann in Tätigkeit gesetzt, wenn der Brenner schwach zu glühen

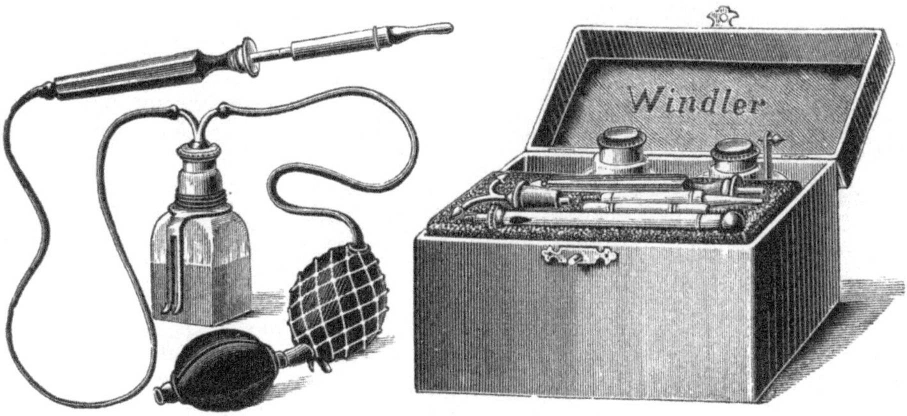

Abb. 140. Thermokauter nach PAQUELIN.

anfängt und nun wird fortgesetzt unter gleichmäßigem Drücken des Gebläses dem Brenner Benzingas zugeführt. Der Brenner soll in Rotglut gehalten werden, der weißglühende Brenner stillt die Blutung nicht, auch kann das Platin durch zu starkes Glühen zum Schmelzen gebracht werden. Da die flüchtigen, wirksamen Bestandteile des Benzins zuerst verdunsten, empfiehlt es sich vor jedem Gebrauch etwas Benzin abzugießen (dieses kann für Reinigungszwecke verwendet werden) und durch frisches zu ersetzen. Es ist darauf zu achten, daß die Benzinflasche nicht zu voll gegossen wird, da sehr leicht die Benzinflüssigkeit mit in den Schlauch laufen kann, was zu einem Entzünden und Versagen des Apparates führt. Vorsicht mit dem Thermokauter bei Äthernarkosen wegen der Explosionsgefahr, Maske und Ätherflasche wegstellen, wenn derselbe bei einer Operation gebraucht wird.

Ganz ausgezeichnet bewährt hat sich der Thermokauter nach HADENFELDT, der auch im Nassen nicht ausgeht (Abb. 141).

Wird der Thermokauter während einer Operation benutzt, so legt man dem Operateur ein ausgebreitetes, steriles Handtuch in die Hand und darauf wird der Brenner gelegt. Der Schlauch muß in die Höhe gehalten werden, damit keine Störung der Asepsis eintritt. Es gibt auch Metallhalter für den Brenner, die ausgekocht werden können.

Ein elektrischer Platinbrenner versagt selten, doch kann ein solcher nur benutzt werden, wenn man einen Pantostaten oder ähnlichen Apparat zur Verfügung hat.

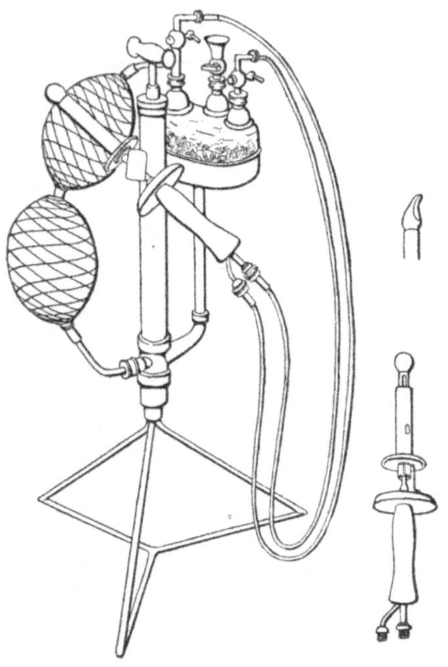

Abb. 141. Thermokauter nach HADENFELDT.

13. Sonstige Pflichten des Operationssaalpersonals. Nach jedem operativen Eingriff hat die Operationsschwester dafür zu sorgen, daß alles wieder tadellos gereinigt und in Ordnung gebracht wird (s. VI. Der Operationssaal und seine Pflege). Sie muß alles kontrollieren und versieht sie selbst etwas, so soll sie auch den Mut haben, es dem Arzt zu melden.

Für jede größere chirurgische Klinik ist es empfehlenswert, auf einem steril abgedeckten Tisch alles, was zu einer Bauchoperation erforderlich ist, bereitzuhalten, denn dann kann zu jeder Tag- oder Nachtzeit sofort operiert werden.

Ferner ist beizeiten die Station, zu der der Operierte gehört, zu benachrichtigen, damit er nach der Operation sofort in die Bettwärme und ins Krankenzimmer kommt. Bei ausgebluteten Kranken wird das Bett mit Wärmflaschen erwärmt; kann das Bett nicht in den Operationssaal geschafft werden, so muß die Tragbahre mit genügend Decken versehen sein, denn gerade nach der Operation erkälten sich die Kranken sehr leicht.

Da Kranke manches Mal sofort nach der Operation Kochsalz subcutan oder intravenös erhalten müssen, so muß auch dazu alles beizeiten vorbereitet werden (s. Kochsalz).

B. Allgemeine Operationen.

Zunächst sollen Gruppen von Operationen geschildert werden, weil diese an allen Körperstellen vorkommen können und Wiederholungen vermieden werden sollen.

1. Operationen an Knochen.

In der modernen Zeit mit ihren vielen Unfällen sind vielfach Eingriffe an Knochen notwendig, entweder, um gebrochene Knochen auf blutigem Wege in eine gute Stellung zu bringen oder

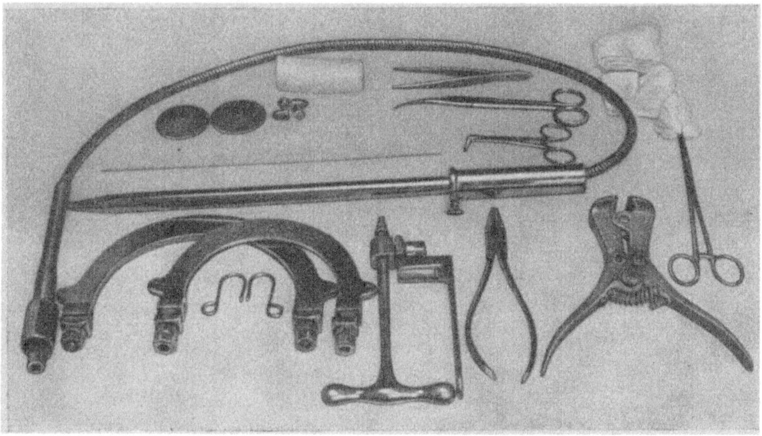

Abb. 142. Drahtextensionsinstrumentarium.

die Stellung durch einen durch den Knochen gebohrten Draht zu fixieren, oder ein falsches Gelenk zu beseitigen, oder erkrankte Gelenke zu entfernen. Für alle diese Eingriffe ist die gewissenhafteste Asepsis Vorbedingung, denn kommt es noch zu einer kleinen Infektion, so ist der Erfolg des Eingriffs fast immer dahin. Wir brauchen hierzu außer dem Weichteilinstrumentarium das Knocheninstrumentarium, über das einzelne Angaben folgen. Im einzelnen gestalten sich die Eingriffe dann folgendermaßen.

a) Die blutige Fixation des gebrochenen Knochens.

α) **Durch Drahtextension.** Das Drahtextensionsinstrumentarium ist obenstehend abgebildet (Abb. 142). Wir sehen die große Welle zum Ansatz des Bohrers, dahinter einen Stahldraht, davor liegen 2 KIRSCHNERsche Bügel, daneben der Spannbügel mit seinem

Schraubenzieher, daneben 2 Drahtzangen. Der im Knochen liegende Draht wird durch 2 Metallplättchen gesichert, hinter

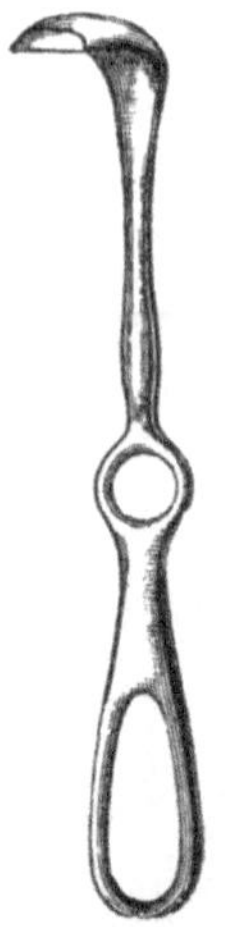

Abb. 143.
Raspatorium.

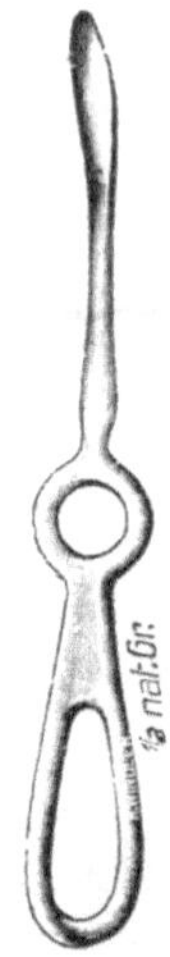

Abb. 144.
Elevatorium.

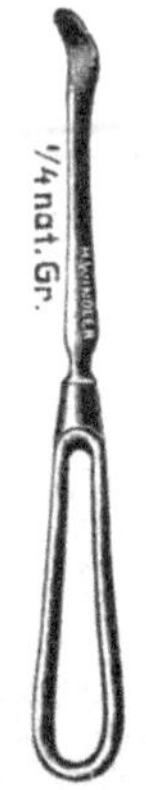

Abb. 145.
Gebogenes
Elevatorium.

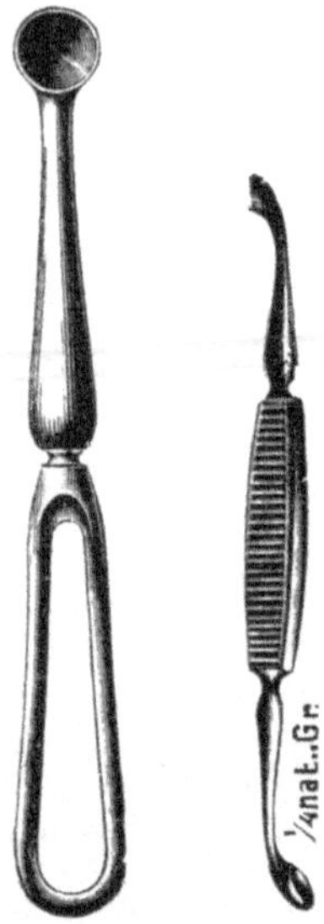

Abb. 146 u. Abb. 147.
Scharfe Löffel.

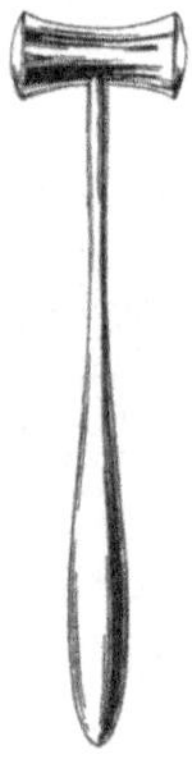

Abb. 148.
Metallhammer.

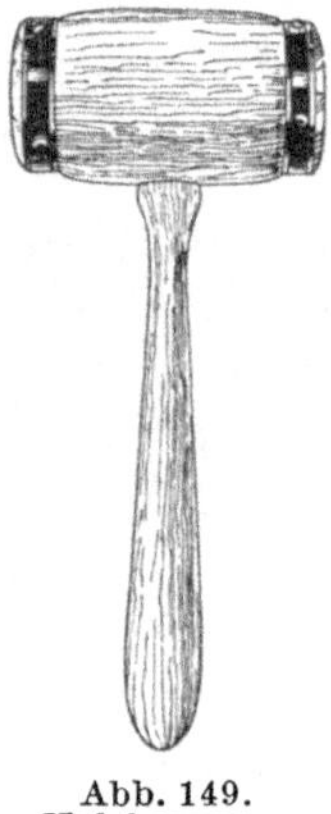

Abb. 149.
Holzhammer.

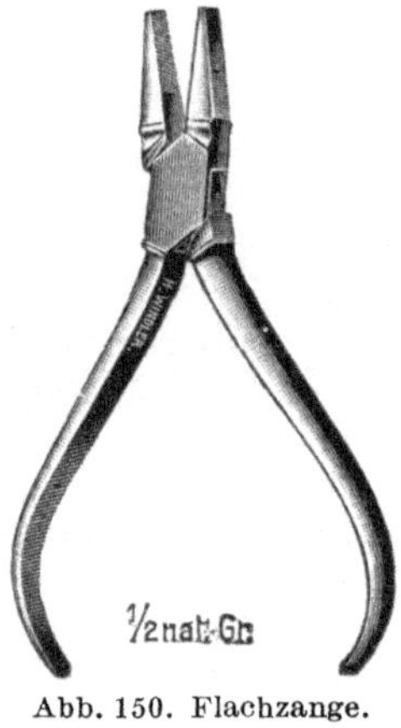

Abb. 150. Flachzange.

denen 2 Schräubchen das Bewegen des Drahtes im Knochen verhindern. In den Bügeln liegen noch 2 Häkchen, durch die die

Gewichtsextension übertragen wird. Alles auf dem Bilde Sichtbare muß streng aseptisch sein.

β) **Knochennaht.** Außer den üblichen Instrumenten (s. S. 101) sind Elevatorien, Raspatorien, scharfe Löffel, Meißel, Hammer, Bohrer, Drahtführer, Aluminiumbronzedraht, Drahtschere und Flachzange nötig (Abb. 143—150).

Zur Vereinigung von Knochenbrüchen finden auch die LANEschen Klammern hier

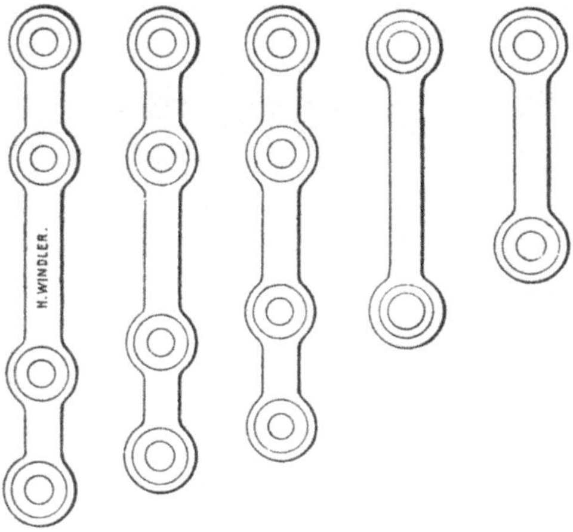

Abb. 151. Platten.

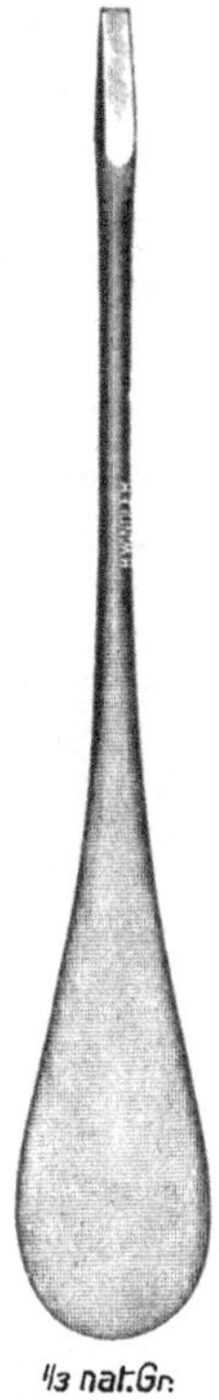

Abb. 152. Schraubenzieher.

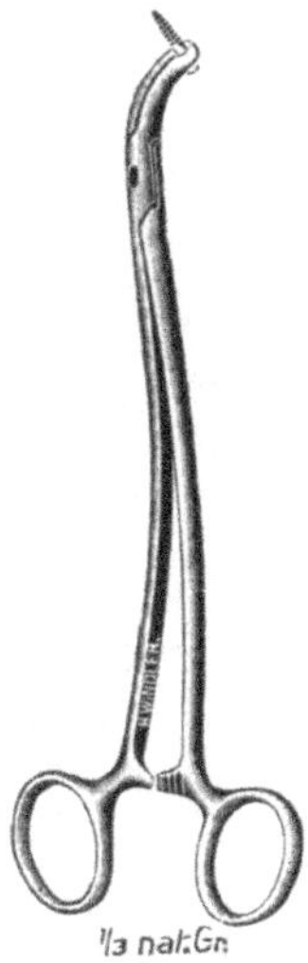

Abb. 153. Schraubenführer.

Abb. 151–153. LANES Instrumentarium.

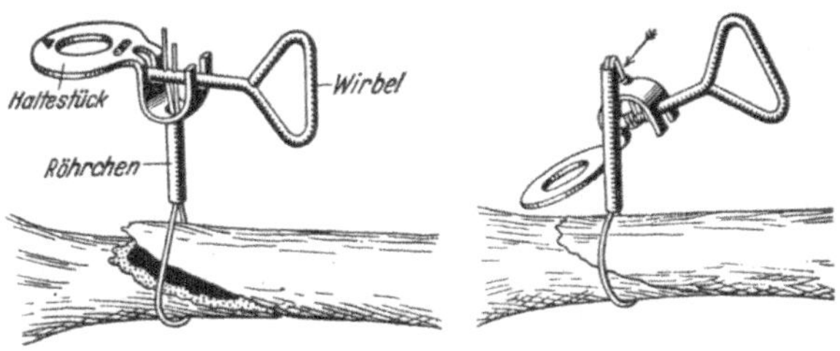

Abb. 154. Knochenfixation nach MAGNUS.

und da Anwendung (s. Abb. 151—153). Gebraucht wird hierbei ebenfalls der Bohrer mit einem Ansatz, der durch die Schraubenöffnungen hindurchgeht.

γ) Die Überpflanzung eines Knochenspans und seine Fixation nach Magnus. Alle Knocheninstrumente, mit denen ein großer Span aus dem Schienbein entnommen wird, dann das umstehend abgebildete Instrumentarium nach Magnus (Abb. 154).

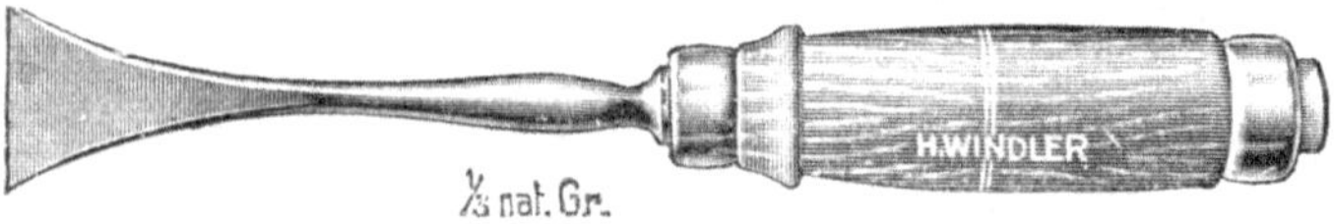

Abb. 155. Transplantationsmeißel nach Lexer.

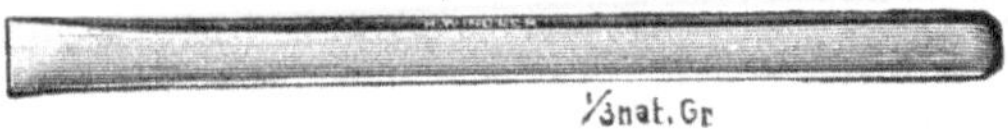

Abb. 156.

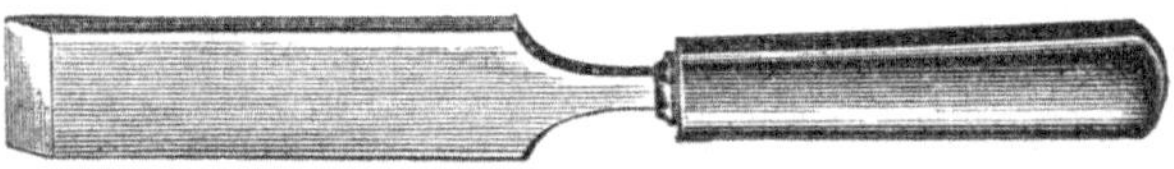

Abb. 157.
Abb. 156 u. 157. Gerade Meißel.

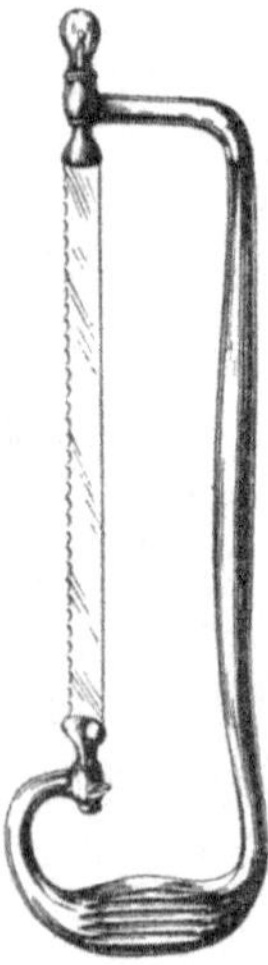
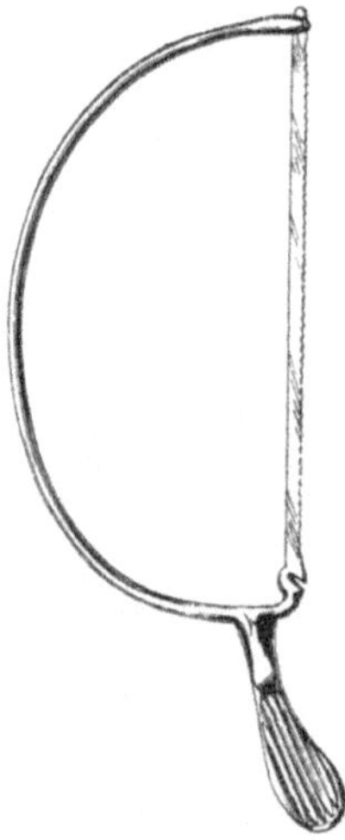
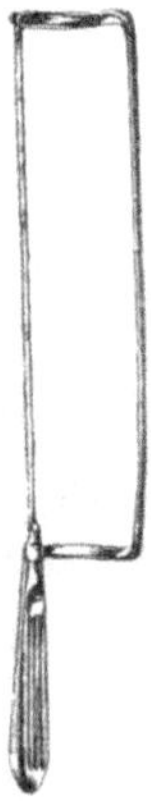
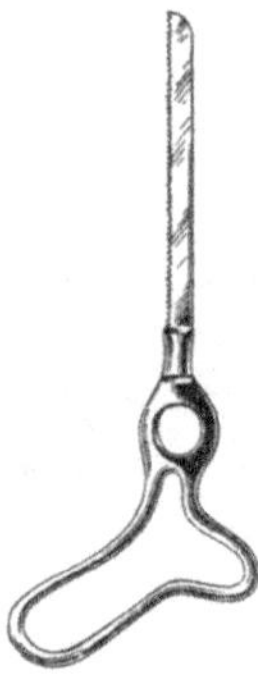
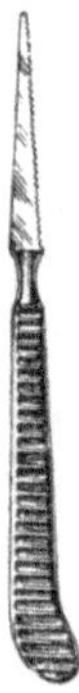

Abb. 158. Abb. 159. Abb. 160. Abb. 161. Abb. 162.
Abb. 158–162. Verschiedene Sägen.

b) Die Operation der Pseudarthrose.

Hierzu ist ebenfalls das gesamte Knocheninstrumentarium notwendig, denn es können nach Entfernung der narbigen Teile zwischen den Knochen sehr eingreifende Operationen notwendig werden, so die Aufsplitterung des Knochens nach KIRSCHNER, wozu scharfe Meißel notwendig sind oder eine andere Art der

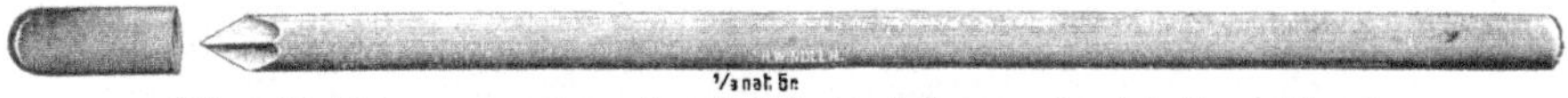

Abb. 163. TRENDELENBURGscher Spieß zur Anlegung des Blutleerschlauchs an der Schulter oder an der Hüfte.

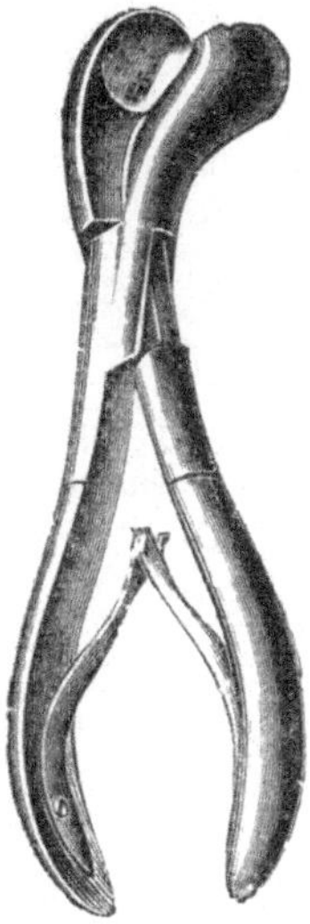

Abb. 164. LUERsche Zange (es gibt solche in allen Größen).

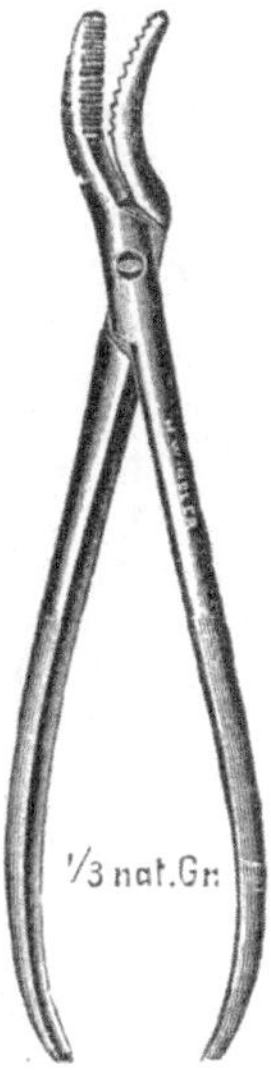

Abb. 165. Sequesterzange.

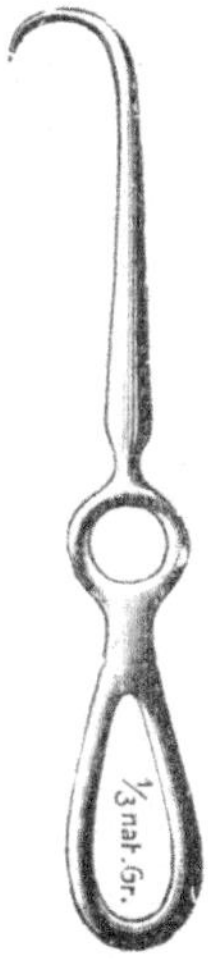

Abb. 166. Einzinkiger Knochenhaken nach LANGENBECK.

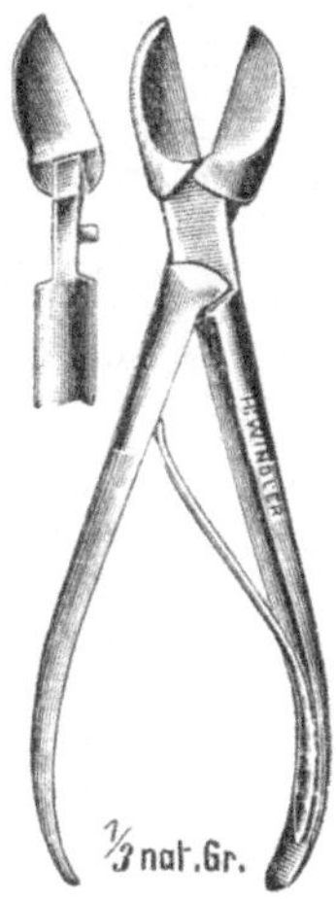

Abb. 167. Knochenschere nach LISTON.

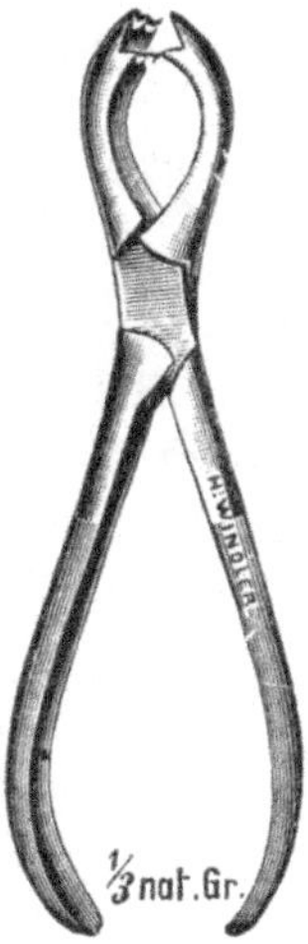

Abb. 168. Knochenfaßzange nach v. LANGENBECK.

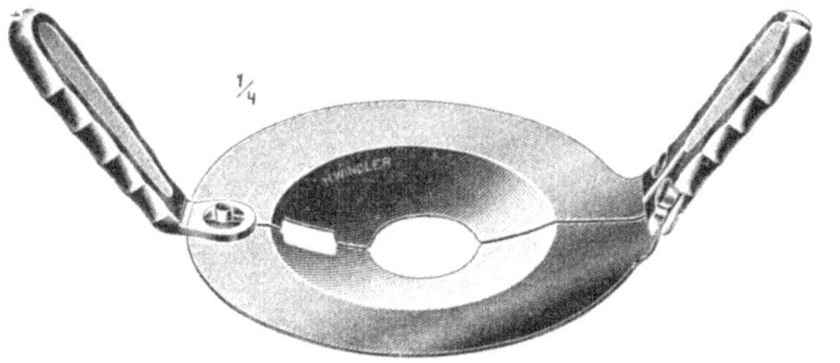

Abb. 169. Amputationsscheibe nach PERCY.

Anfrischung der Knochenenden oder schließlich die Spanüberpflanzung nach der Technik von MAGNUS. Sehr scharfe Meißel verschiedener Größe, gute haltbare Drähte, Bohrer, Schrauben, sind notwendig.

c) Die Resektion von Gelenken.

Blutleerschlauch an der unteren, Gummibinde an der oberen Extremität, grader Meißel, Hammer, Säge, einzinkige scharfe Knochenhaken, Elevatorien, Raspatorien, scharfe Löffel, Luersche Zange. 3 lange Resektionsnägel, dickes Catgut, dicke Seide, Instrumentarium zur Drahtextension.

d) Die Amputation.

Blutleerschlauch an der unteren, Gummibinde an der oberen Extremität, eventuell Trendelenburgscher Spieß, großer scharfer Haken, Lappenmesser, großes Amputationsmesser, Elevatorien, Raspatorien, scharfer Löffel, Säge mit breitem Griff, gefesseltes Drain, starkes Catgut und Seidenfäden.

2. Operationen an Sehnen.

Blutleerbinde bereit halten. Gebraucht werden die üblichen Instrumente, Haken, feine chirurgische Pinzetten, Myrtenblatt-

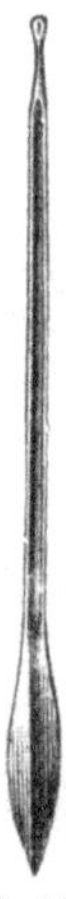

Abb. 170. Hohlsonde.

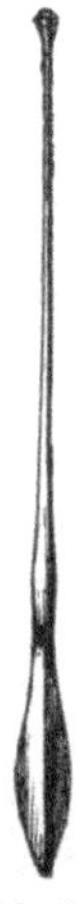

Abb. 171. Myrtenblattsonde.

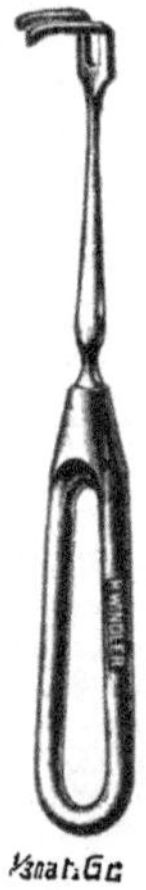

Abb. 172. Schmaler stumpfer Haken für Sehnenscheidenphlegmone.

sonde. Zur Naht für die Sehne nicht zu feine Seide in kleiner runder Nadel.

Zum Zunähen feine Fäden und zarte Nadeln (Abb. 170—172).

3. Operationen an Nerven.

Blutleerschlauch oder -binde bereithalten. Gebraucht werden die üblichen Instrumente, recht scharfe schmale Messerchen,

DESCHAMPSsche Nadel (Abb. 173) ohne Faden zum Hochhalten des Nerven. Ist der Nerv mit dem Knochen verwachsen, dann Elevatorien, Hohlmeißel und Hammer. Soll der Nerv zur Prüfung der Funktion elektrisch gereizt werden, so müssen die auskochbaren Elektroden und der Elektrisierapparat zur Hand sein (s. Schädeloperation). Zur Nervennaht wird feines Catgut oder Seide in kleiner, runder Darmnadel gebraucht.

Zum Zunähen der Wunde die üblichen Nähte.

Soll bei einer Nervenoperation eine Umscheidung des Nervens mit EDINGER-Röhrchen oder Fascie usw. ausgeführt werden, so muß vom Operateur die entsprechende Anweisung gegeben werden.

Soll der Nerv entfernt werden, so ist außerdem noch die THIERSCHsche Nervenzange nötig oder auch eine KOCHERsche Klemme (Abb. 174).

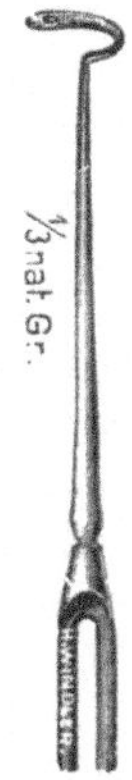

Abb. 173. DESCHAMPSsche Nadel.

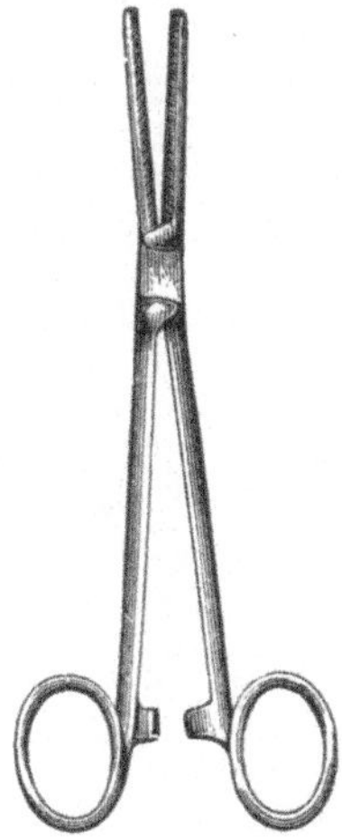
Abb. 174. Nervenzange nach THIERSCH.

4. Operationen an Gefäßen.

Die Operation an den Gefäßen (Arterien und Venen) erfordern ganz besondere Aufmerksamkeit. Bei schweren Blutungen muß schnell alles zur Hand sein. Von der Schnelligkeit des Arbeitens hängt oft das Leben des Kranken ab.

a) Gefäßunterbindung (s. auch S. 52 u. 53).

Blutleerschlauch oder -apparat, wo er anwendbar ist. Instrumente: ein nicht zu breites Skalpell, Arterienklemmen, 2 chirurgische und 2 anatomische Pinzetten, 2 gebogene Scheren, 2 scharfe Haken, je nach Größe der Operationswunde, vier-, sechs-, achtzinkig, 2 schmale stumpfe Haken, DESCHAMPSsche Nadeln, nicht zu dünne Catgut- und Seidenfäden, Nadelhalter und Nadeln.

b) Gefäßnaht.

Blutleerschlauch oder -apparat, wo er anwendbar ist. Außer den gewöhnlichen Weichteilinstrumenten, wie sie zu jeder Operation nötig sind, hat man zum Abklemmen der freigelegten Arterie und Vene besondere Klemmen, deren Branchen mit dünnem Gummischlauch bezogen sein müssen. Die von HÖPFNER angegebenen haben sich gut bewährt (Abb. 175—179).

Die Gefäßnaht wird mit feinen runden, geraden oder gebogenen Nadeln ausgeführt. Als Nahtmaterial dient feinste Seide oder feinster Zwirn.

Alles was zur Gefäßnaht gebraucht wird, legt man sich auf einem besonderen Tisch zurecht, dazu gehören: 2—4 Klemmen nach HÖPFNER, 2 feine chirurgische und 2 anatomische Pinzetten, schmale, recht scharfe Messerchen, schmale Péans ohne Haken zum Fassen der kleinen Nebengefäßchen, Knopfsonde, eine kleine geknöpfte Schere, Gefäßnadelhalter, Gefäßnadeln, Gefäßseide,

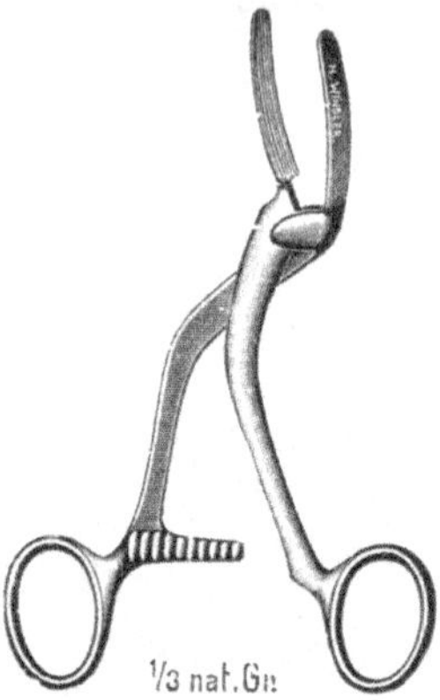

Abb. 175. Klemme nach HÖPFNER.

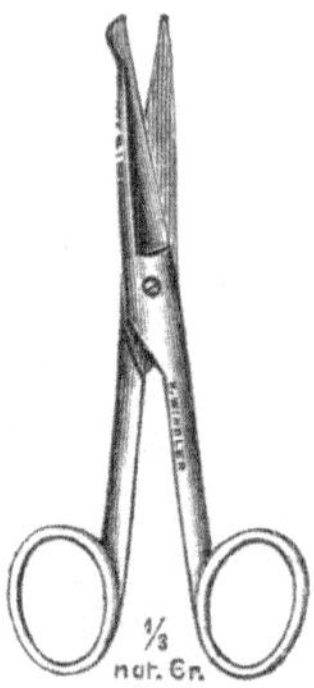

Abb. 176. Gerades Scherchen.

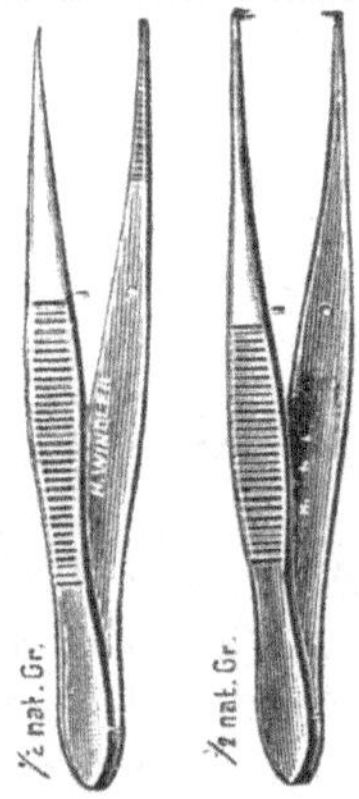

Abb. 177 u. 178. Feine Pinzetten.

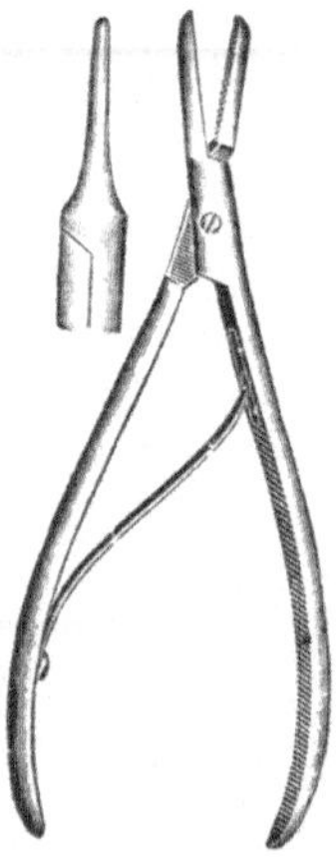

Abb. 179. Gefäßnadelhalter nach STICH.

DESCHAMPSsche Nadeln, frisch gekochtes flüssiges Paraffin, ein kleines Schälchen dazu und kleine Stieltupfer.

Zubereitung der Gefäßnadeln. Es ist zweckmäßig, sterile Gefäßnadeln stets vorrätig zu halten. Man macht sie in folgender Weise zurecht: Es werden aus druckfreien Stellen einer Postkarte kleine Plättchen geschnitten und mit den Gefäßnadeln gekocht; Gefäßseide wird gekocht wie andere Seide (s. S. 32). Die Nadeln werden steril eingefädelt und zwar so, daß die Enden der Fäden, die zusammengeknotet werden, gleich lang sind. Dann werden die Fäden auf die Plättchen gewickelt. Der Knoten wird zuerst in einem kleinen seitlichen Schlitz befestigt, dann der Faden bis zum Nadelöhr aufgewickelt und die Nadel in die aufgewickelte Seide gesteckt (Abb. 180—182).

Flüssiges Paraffin wird in einem kleinen Glaskölbchen gekocht, man läßt es gut verschlossen erkalten, gießt es dann in ein steriles kleines Glasgefäß mit gut abschließendem Deckel (Abb. 183), legt die Gefäßnadeln hinein und kocht das Ganze noch einmal $^1/_2$ Stunde im Wasserbade und verschließt es dann gut. Ist das Gefäß erkaltet, wird über den verschlossenen Deckel langsam flüssiges Wachs gegossen. Dieses bildet eine dichte Schicht, die vollkommen hermetisch abschließt. Nach jedem Öffnen muß das Gefäß wieder im Wasserbade gekocht und mit Wachs verschlossen werden.

Ist während der Operation genügend Zeit, dann fädelt man sich die Gefäßnadeln frisch ein. Lose Gefäßnadeln und eine Rolle Gefäßseide müssen stets vorrätig sein. Der Faden wird nach dem Einfädeln durch einen mit Paraffin getränkten Tupfer gezogen.

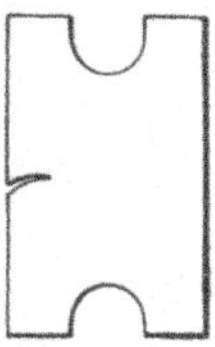
Abb. 180.

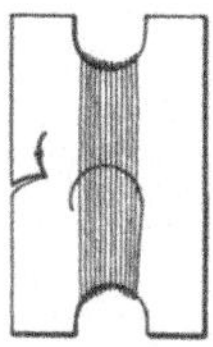
Abb. 181.

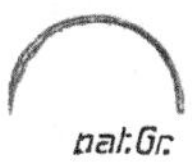

Abb. 182. Gefäßnadel.

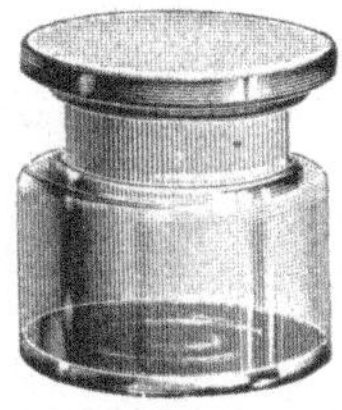
Abb. 183. Gefäß für Paraffin.

Abb. 180. Plättchen zum Aufwickeln der eingefädelten Gefäßnadeln.
Abb. 181. Aufgewickelte Gefäßnadel.

Zur Venennaht wird feinste Darmseide genommen, dazu kleine Darmnadeln. Nach der Gefäßnaht zum Zunähen der Operationswunde die üblichen Nähte.

c) Bei Aneurysmenoperationen

wird jetzt in erster Linie die Gefäßnaht, in zweiter Linie die Unterbindung ausgeführt.

Wird ein Aneurysma der Arterie in der Schlüsselbeingrube (Subclavia) operiert, so wird zuweilen als Voroperation das Schlüsselbein (Clavicula) durchtrennt und später wieder zusammengenäht (siehe Kieferdurchsägung und Knochennaht). Da bei Gefäßoperationen ein schnelles Arbeiten sehr wichtig ist, so sei auch hier noch einmal alles genau, wie es der Reihe nach folgt, aufgeführt. Alle üblichen Instrumente, wie sie zu jeder Operation nötig sind, richten. Zum Durchsägen des Schlüsselbeines zuerst Bohrer um die Löcher für die spätere Naht zu bohren, dann Fergussonsche Nadel (siehe Kieferdurchsägung) für die Draht- oder Kettensäge, Griffe für diese, Elevatorium, Raspatorium, grader, schmaler Meißel, Listonsche Knochenschere und einzinkige scharfe Knochenhaken.

Ist die Operation beendet, so wird vor dem Zunähen der Wunde zuerst Drahtführer und starker Aluminiumbronzedraht gebraucht, um das Schlüsselbein wieder zusammen zu bringen. Außerdem Drahtschere und Flachzange.

Nach der Gefäßoperation zum Zunähen der Operationswunde die üblichen Nähte.

Bei Gefäßoperationen am Hals und an der Brust müssen die Instrumente zur Tracheotomie bereit liegen, auch der Überdruckapparat muß bereit stehen.

5. Splitterentfernung.

Zur Splitterentfernung ist die Pinzette, Abb. 184, sehr zu empfehlen.

6. Transplantationen.

a) Hautverpflanzung nach THIERSCH.

In der Regel Lokalanästhesie, Transplantationsmesser nach THIERSCH (Abb. 185) oder recht scharfes, steriles Rasiermesser mit festem Metallgriff, eine sterile Schale mit heißer Kochsalzlösung, zwei anatomische und zwei chirurgische Pinzetten, zwei Myrtenblattsonden und eine gerade und gebogene Schere.

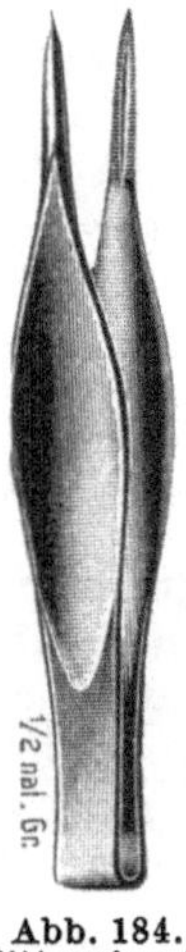

Abb. 184. Splitterpinzette.

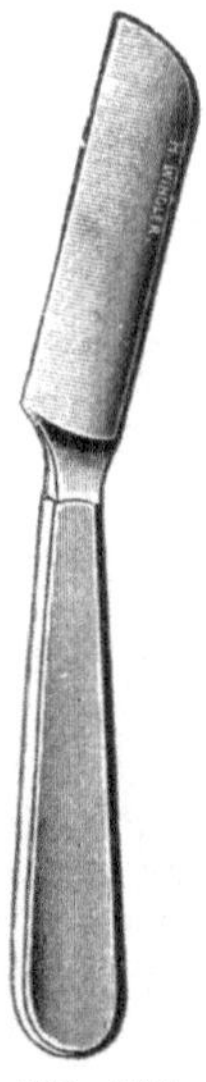

Abb. 185. Transplantationsmesser nach THIERSCH.

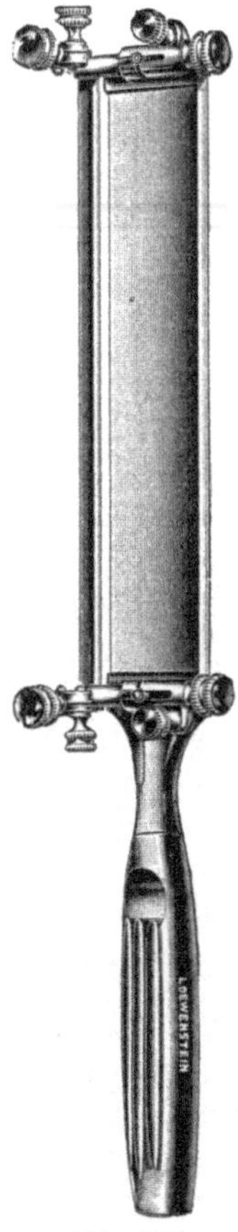

Abb. 186. Transplantationsmesser nach SCHEPELMANN.

Einer besonderen Besprechung bedarf das Transplantationsmesser nach SCHEPELMANN (Abb. 186). An der schneidenden Kante ist ein etwa 20 cm langer Bügel angebracht, der beim Gebrauch derart über und etwas vor die scharfe Messerkante gestellt werden kann, daß nur ein schmaler Raum zwischen beiden bleibt, der beim Schneiden die Dicke des Lappens bestimmt. Der besondere Vorteil des Instrumentes liegt in der Schnelligkeit des Operierens, der Überflüssigkeit von Assistenz, der außerordentlichen Gleichmäßigkeit der Lappen, der Möglichkeit, letztere ganz besonders lang und breit zu erhalten, der Vermeidung tieferer Verletzungen und der dadurch bedingten schnelleren Heilung der Entnahmestellen.

Die Transplantation nach BRAUN erfordert spitze Pinzetten (am besten Splitterpinzetten) und 1 kleines scharfes Scherchen.

b) Hautlappenverpflanzung.

Dazu werden gebraucht: die üblichen Weichteilinstrumente recht scharfe Messer, feine scharfkantige Nadeln, Seide oder Catgut und warme Kochsalzlösung.

c) Verpflanzung von Fett oder Fascie.

Dieselben Instrumente wie zur Lappenplastik.

d) Knochenplastik (Knochentransplantation).

Blutleerschlauch und -binde bereit halten.

Das zu transplantierende Knochenstück wird meist aus dem Schienbein (Tibia), aus dem Wadenbein (Fibula), dem Beckenkamm und dem Mittelfußknochen entnommen.

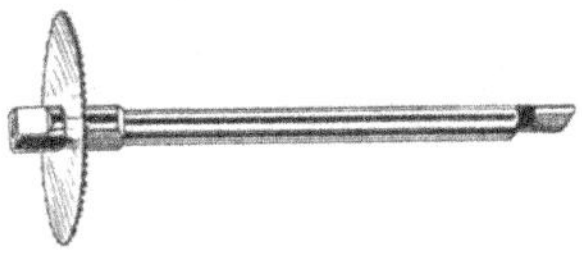

Abb. 187. Kreissäge.

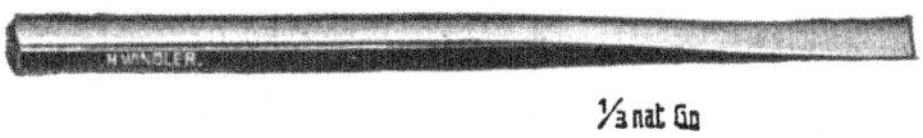

Abb. 188. Meißel nach LEXER für Knochenplastiken.

Es werden gebraucht: die üblichen Instrumente elektrischer Motor mit feiner Kreissäge (Abb. 187) (das Zurechtmachen des Motors s. Schädeloperation), recht scharfe, schmale, gerade Meißel, Hammer. Bei den Meißeln ist darauf zu achten, daß sie unten ganz fein sind und nach oben ganz allmählich stärker werden (Abb. 188). Feine LUERsche Zangen, Drahtsägen mit Griffen und Durchführungsnadel für die Drahtsäge (s. Kieferoperation), unter Umständen auch eine Knochenfeile.

Zweckmäßig ist es, alle besonderen Instrumente gesondert auf ein Tischchen zu legen, damit stets alles schnell zur Hand ist.

Zum Zunähen die üblichen Nähte.

C. Einzelne Operationen.

1. Die Operationen am Groß- und Kleinhirn.

Diese Operationen bestehen aus drei Teilen, nämlich aus der Durchtrennung der Weichteile des Schädels, aus der Eröffnung des knöchernen Schädels und aus dem Eingriff am Gehirn selbst. Für jeden dieser Eingriffe sind besondere Instrumente notwendig, die bereit sein müssen.

a) Die Trepanation über dem Großhirn. Die

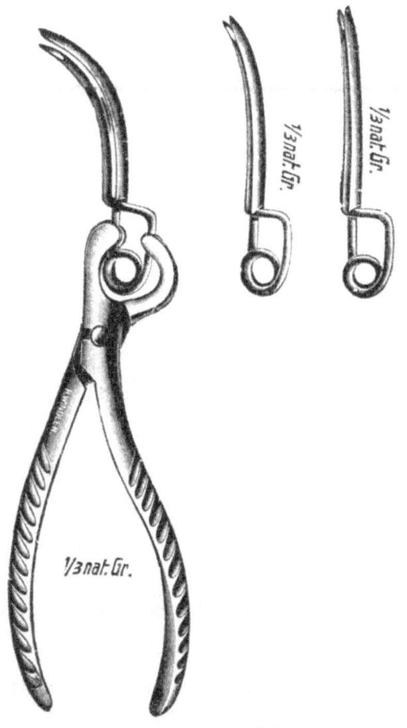

Abb. 189. Instrumente nach Makkas zur Blutstillung bei Schädeloperationen.

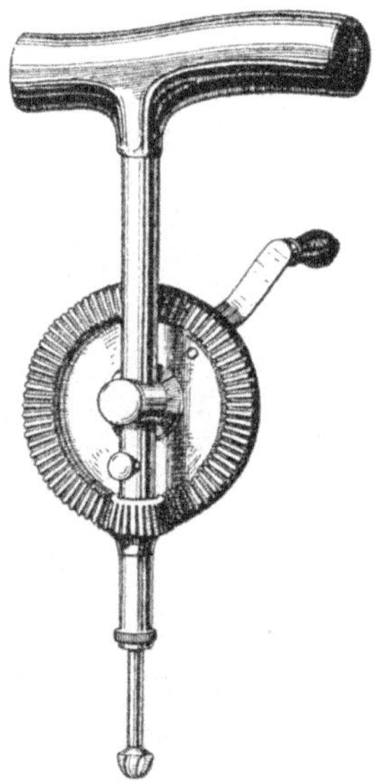

Abb. 190. Stilles Handbohrer.

Vorbereitung wie bei anderen Operationen, jedoch soll vor der Narkose bei Hirntumoren das Morphium nicht gegeben werden. Die Kopfhaare werden erst am Morgen des Operationstages rasiert, um nicht verschorfende, d. h. infizierte Stellen am Kopf zu bekommen. Dann Desinfektion der Kopfhaut mit Benzin und Alkohol, Anstrich mit gefärbter 5%iger Tanninlösung. Das Operationsfeld wird mit sterilen Gazekompressen eingenäht.

1. Akt. Umschneidung des Lappens, blutstillende Maßnahmen, die entweder durch Umstechung nach Heidenhain oder durch

besonders konstruierte Instrumente ausgeführt werden, wie sie die Abb. 189 zeigt. Also: Skalpell, Gefäßklemmen, große scharfe Nadeln, dicke Seide, Instrument nach Makkas usw.

2. Akt. Durchbohrung des Schädels an mehreren Stellen. Durch Fräsung des Schädelknochens von einem Loch zum andern. Früher wurde die Eröffnung des Schädels mit dem Krontrepan vorgenommen. Viel verwendet wurde ebenfalls der Stillesche Handbohrer (Abb. 190), der aber mehr an anderen Stellen des Körpers

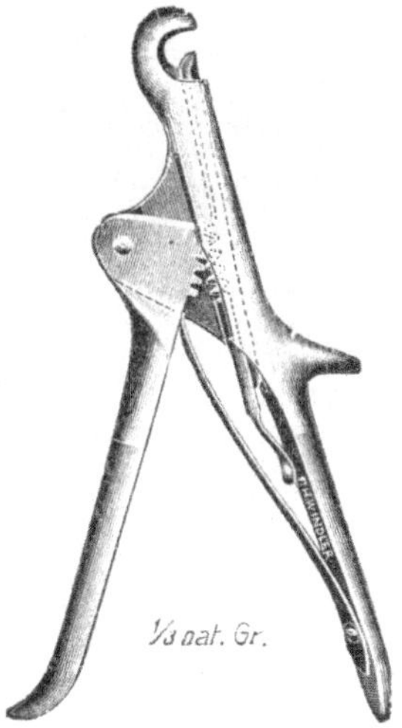

Abb. 191. Schädelzange nach Borchardt.

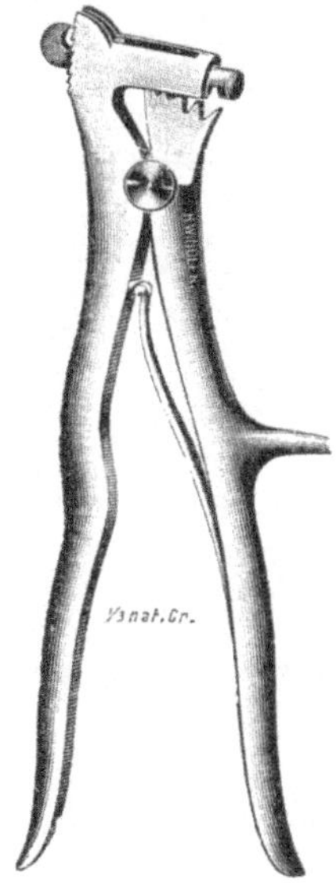

Abb. 192. Schädelzange nach Dalgren-Borchardt.

Verwendung findet. Heute eröffnet man den Schädel mit elektrischer Kraft. Sie ist der Eröffnung mit Hammer und Meißel weit vorzuziehen. In Deutschland ist der Borchardtsche Bohrapparat am meisten in Gebrauch. Oft werden neben ihm noch Schädelzangen benötigt, von denen die Dalgrensche und die Borchardtsche abgebildet sind (Abb. 191 u. 192), die erste auch mit der Art ihrer Anwendung. Die Notwendigkeit von Hammer und Meißel ist trotz des oben Gesagten vorhanden, da kleine Knochenbrücken manchmal noch zu durchschlagen sind; dazu kann der Motor versagen, so daß der Schädel schließlich doch mit Hammer und Meißel eröffnet werden muß. Der Borchardtsche Apparat (Abb. 193 u. 194) verlangt eine besondere Besprechung. Er wird betrieben durch einen elektrischen Motor, der auf fahrbarem Gestell überall hingebracht werden kann. Die Übertragung der elektrischen Kraft geschieht durch eine lange biegsame Welle auf ein Handstück, in den der Bohrer oder die Fräse fest eingesetzt ist. Die Welle ist in einem metallenen Schutzschlauch verborgen, beides zusammen wird ausgekocht. Das Handstück wird auf die Welle aufgeschraubt. Nach dem Gesagten wird nun zuerst die Kugelfräse eingeschraubt,

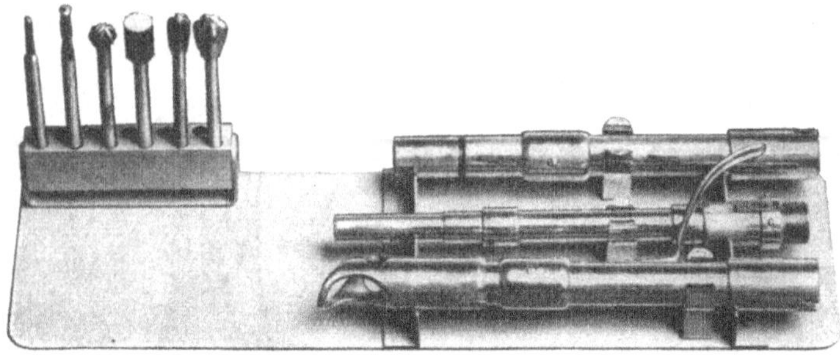

Abb. 193. BORCHARDTsches Bohr- und Fräsinstrumentarium.

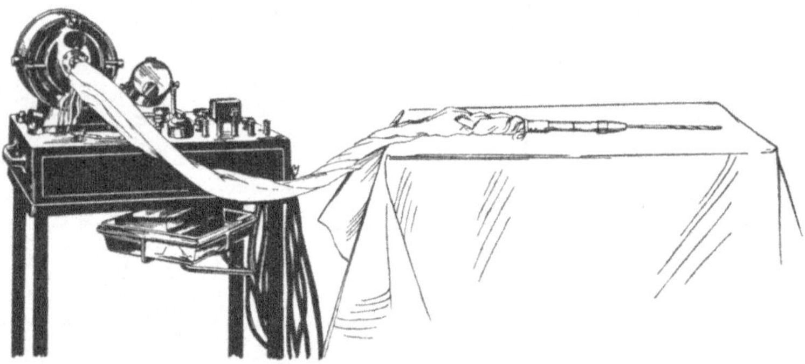

Abb. 194. Multostat mit Welle und Bohrer (nach SAUERBRUCH-SCHMIEDEN).

die nach Bohrung der Löcher gegen die Pflugschar (gerillte Fräse) eingewechselt wird. Zu der Pflugschar gehört der Tiefensteller, der auf das Handstück aufgesetzt wird. Die Art der Wirkungsweise der Pflugschar zeigt die Abb. 195. Die zahlreichen, teilweise sehr zweckmäßigen anderen Apparate zur Eröffnung des Schädels können hier nicht aufgeführt werden, da das zu weit führen würde. Erwähnt sei das DE MARTELsche, das zwar ganz ausgezeichnet durchkonstruiert, aber sehr teuer ist, dazu keineswegs schonend.

Das Wachs zur Stillung der Blutung aus dem durchfrästen Knochen wird in einem Glaskölbchen oder Emailletöpfchen gekocht

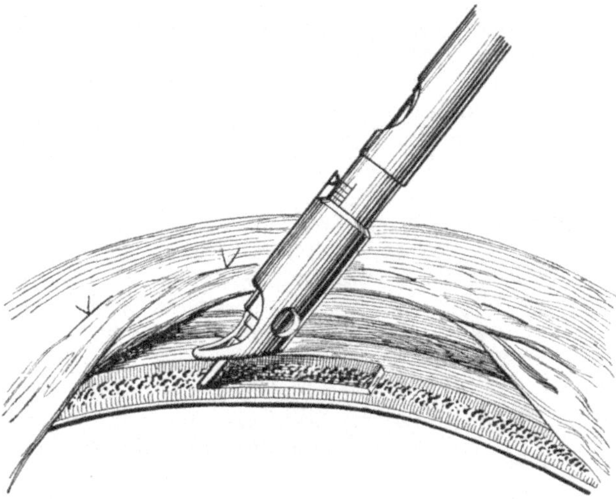

Abb. 195. Pflugfräse nach BORCHARDT (aus v. EISELSBERG).

und während der Operation in heißes Wasser gestellt, damit es flüssig bleibt. Man nimmt Bienenwachs, das in jedem Lichtgeschäft zu haben ist.

3. Akt. Die Eröffnung der harten Hirnhaut und der Eingriff am Gehirn. Die

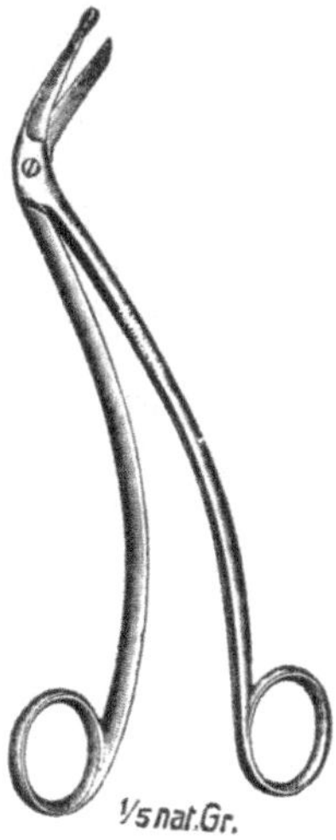

Abb. 196. Duraschere nach SCHMIEDEN.

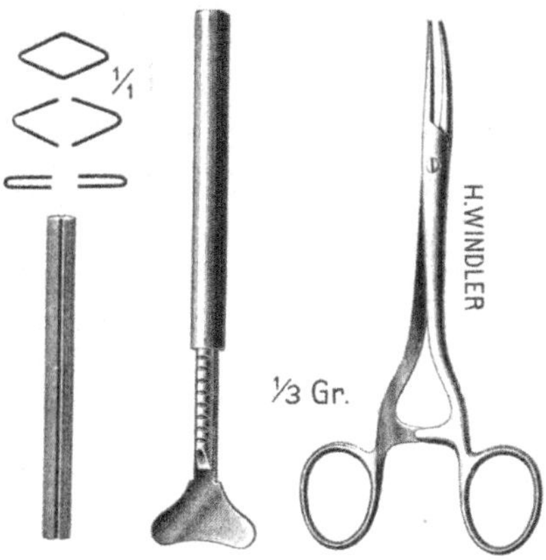

Abb. 197. Clips zur Blutstillung.

harte Hirnhaut liegt dem Hirn so straff auf, daß man sie mit feinem Messer zuerst eröffnet und dann eine Schere nach SCHMIEDEN

(Abb. 196) mit stumpfer abgerundeter Kante einschiebt. Daher müssen für diesen Akt die Schere und ein feines Messerchen bereit liegen. Ferner braucht man feine Klemmen zur Blutstillung, denn nirgends ist eine schonendere Blutstillung erforderlicher als am Gehirn. Man umsticht die Hirngefäße mit feiner Seide und zwar mit dem HAGEDORNschen Nagelhalter, da er die zarteste Führung gestattet. Vielfach werden die Blutgefäße mit sog. Clips (Abb. 197), kleinen Silberstückchen, die auf das Gefäß gedrückt werden, verschlossen. Das Instrumentarium ist vorstehend abgebildet. Man kann sich die Clips selbst herstellen, und zwar wickelt man einen feinen Silberdraht (nach CUSHING) um ein dreikantiges Metallstück. Die Durchschneidung des Drahtes ergibt dann kleine Winkel, die mit der besonders geformten Pinzette auf die Gefäße oberhalb und unterhalb der Durchschneidung gedrückt wird. Besser noch ist die Zange und die fertigen Stückchen, die GIRBAUD angegeben hat. Das jetzt freiliegende Hirn wird mit feuchten Kompressen geschützt.

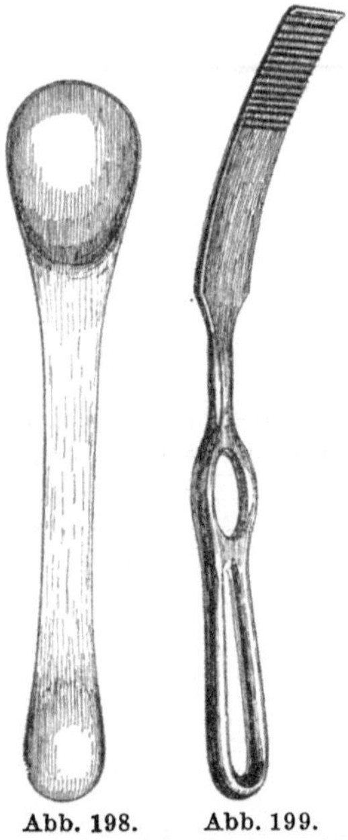

Abb. 198. Abb. 199.
Abb. 198 u. 199. Gehirnspatel nach KRAUSE, nach LEXER.

Der 3. Akt der Operation erfordert also: feines Skalpell, SCHMIEDENsche Schere, Hirnsonde nach BRAATZ, feine Klemmen (gegebenenfalls Clips), HAGEDORNscher Nadelhalter, feine runde Nadel, feine Seide. Zum Beiseitehalten des Gehirns müssen verschiedene Spatel bereitliegen, wie die Abb. 198—199 sie zeigt. Schließlich ist noch zu erwähnen, daß warmes Kochsalz zur Berieselung der Hirnoberfläche bereitstehen muß (Temperatur zwischen 43 und 46°), sterile Watte. Der Vollständigkeit halber sei noch angeführt ein Apparat zum Absaugen des Blutes, der die sofortige Reinfusion des Blutes gestattet. Unbedingt notwendig ist er jedoch nicht. Soll das Gehirn gereizt werden, so muß die Elektrode nach KRAUSE ausgekocht sein (Abb. 200—202).

Die Pflege des Bohrinstrumentariums. Das Bohr- und Fräsinstrumentarium erfordert eine ganz besondere Pflege. Die Bohrer und Fräsen werden in der gleichen Weise gereinigt, wie alle Metallinstrumente, ebenso das Handstück und die Welle mit dem Metallschlauch, jedoch sollen diese letzteren nach der Reinigung auf völlige Trockenheit untersucht werden. Wir nehmen daher das Handstück auseinander, schmieren die Stellen, an denen Reibungen stattfinden, ganz leicht mit sterilem Glycerin ein, nachdem wir uns überzeugt haben, daß sämtliche Teile völlig trocken sind. War dies nicht der Fall, so reiben wir das Stück mit Alkohol ab, ehe wir die leichte Schmierung vornehmen. Die Welle mit dem Metallschlauch schützen wir am besten so, daß wir nach der Trocknung an der einen Seite etwas Glycerin (einige Kubikzentimeter) hineingießen, bis es an der anderen Seite wieder herauskommt. Damit wird die Metallspirale mit dem Glycerin geschmeidig gehalten. Hierauf packen wir die ganze Welle in ein steriles Tuch, so daß wir es stets gebrauchsfertig bereit haben.

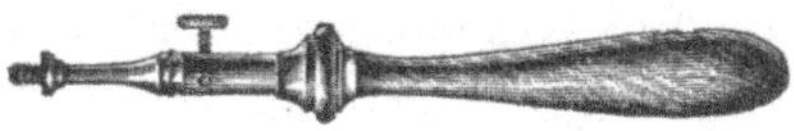

Abb. 200. Elektrodengriffe.

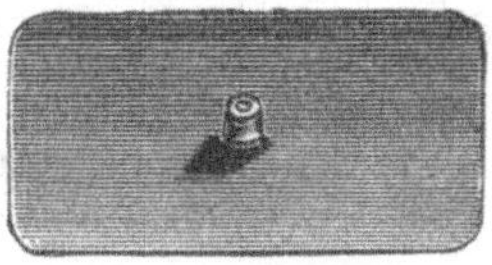

Abb. 201. Plattenform zum Elektrodengriff.

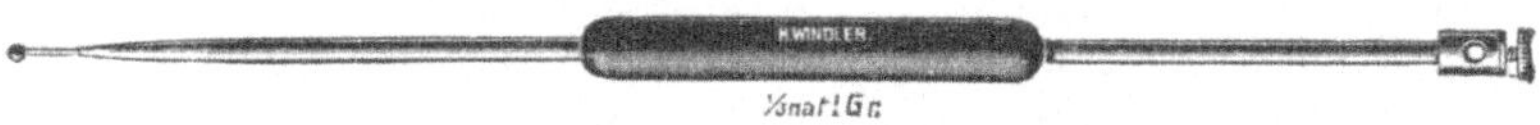

Abb. 202. Hirnreizelektrode nach Krause, mit Platinspitze.

b) Operationen am Kleinhirn. Sie erfordern dasselbe Instrumentarium wie die Trepanation über dem Großhirn. Die Eröffnung geschieht aber vor allem mit Meißel und Zangen, daher sind alle Formen dieser beiden Instrumente bereit zu legen. Zur Unterbindung des Sinus kann die Deschampssche Nadel benutzt werden.

c) Die diagnostische Hirnpunktion nach Neisser und Pollack. Der Schädel wird mit dem elektrischen Bohrapparat, der durch Weichteile und Knochen in einem Zuge hindurchgeht, angebohrt, dann wird eine Kanüle eingeführt, durch die mittels einer 2—5 ccm-Rekordspitze angesaugt wird. Die Anästhesie geschieht durch Chloräthylspray. Die Führung der Kanüle wird erleichtert durch den Payrschen Kanülenführer. Also: elektrischer Bohrer, Kanüle mit Mandrin versehen (vielfach wird die Goetzesche genommen), 2—5 ccm-Spritze, Chloräthylspray.

d) Die Ventrikelpunktion. Das gleiche Instrumentarium wie a), häufig wird vorher trepaniert (s. Trepanation, S. 124).

e) Die Suboccipitalpunktion. Lokalanästhesie, Lumbalpunktionskanüle.

f) Der Suboccipitalstich nach Anton und Schmieden (Fensterung der Membrana atlanto occipitalis). Lokalanästhesie, Skalpell, heiße

Kompressen zur Blutstillung, stumpfe breite Sonde oder Elevatorium, starke Nähte von Catgut und Seide.

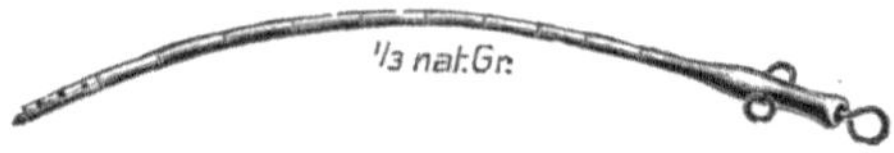

Abb. 203. Balkenstichkanüle nach v. BRAMANN.

g) Der Balkenstich nach ANTON und v. BRAMANN. Erfordert das Bohrinstrumentarium und eine gebogene silberne Kanüle (nach v. BRAMANN, von der 4 Stärken vorhanden sind, Abb. 203).

2. Die Operationen zur Behandlung der Trigeminusneuralgie.

a) Die Neurexhairesen. Sie erfordern das einfache Wund- und Knocheninstrumentarium, nur bei der Ausdrehung des dritten Astes von außen muß der Bohrapparat mit der Kugelfräse bereit sein.

b) Die Injektion des Ganglion Gasseri nach HAERTEL.

Trigeminusanästhesie. Zur Trigeminusanästhesie nach HAERTEL wird 2%ige Novocainlösung + Suprarenin gebraucht, dazu ist nötig: eine 12 cm lange, graduierte Kanüle mit gut hin- und herschiebbarem Schieberchen, eine 1 ccm-Spritze, ein Glasstäbchen und ein kleines Metallzentimetermaß. (Wird Alkohol zur Behandlung der Trigeminusneuralgie benutzt, so wird dazu 80%iger verwendet.) Ein Uhrglas, welches wir, um die durch die Anästhesie unempfindlich gewordene Hornhaut vor Schädigungen zu schützen, vor das Auge bringen, machen wir folgendermaßen zurecht: Wir nehmen ein Stückchen Filz, legen das Uhrglas darauf und schneiden einen runden Ring, der die Ränder des Glases gut polstert, und sie nach außen etwas überragt, aber nur so breit sein darf, daß noch genügend Platz für das Auge frei bleibt. Der Filzring wird mit einem schmalen Heftpflasterstreifen auf die Außenseite des Glases festgeklebt. Zum Schluß wird das Glas mit Heftpflasterstreifen auf der Haut befestigt.

c) Die Exstirpation des Ganglion Gasseri.

d) Die Stammdurchschneidung nach SPILLER-FRAZIER.

e) Die Durchschneidung des sensiblen Stammes an der Pons nach DANDY. Diese 3 Operationen erfordern das gleiche Instrumentarium wie zur Trepanation, dazu einen Leuchtspatel für Hirnoperationen, mehrere breite LEXERsche Hirnspatel und eine kurze DESCHAMPSsche Nadel zur Unterbindung der Arteria meningea media, schließlich noch den Absaugeapparat, wie oben beschrieben. Dieser muß unbedingt funktionsfähig sein, denn er ist für diese Operation unerläßlich.

3. Die Operationen an Wirbelsäule und Rückenmark.

a) Die Lumbalpunktion. Punktionskanüle, dazu steriles Meßinstrumentarium. Da die üblichen dicken Kanülen häufiger zu Beschwerden geführt haben, so nimmt man heute vielfach die dünnen feinen Kanülen von WECHSELMANN (Abb. 204 u. 205).

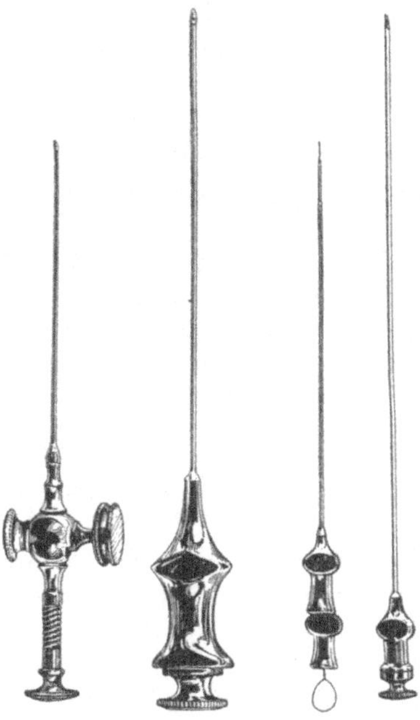

Abb. 204. Abb. 205.
Abb. 204 u. 205. Rückenmarkskanülen (Abb. 205 nach WECHSELMANN).

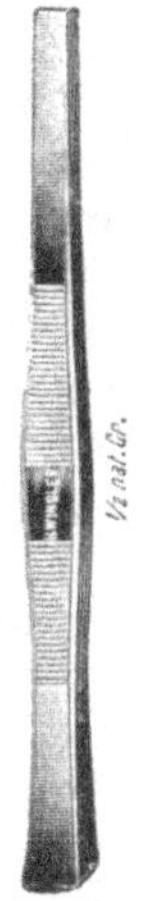

Abb. 206. Meißel nach PASSOW.

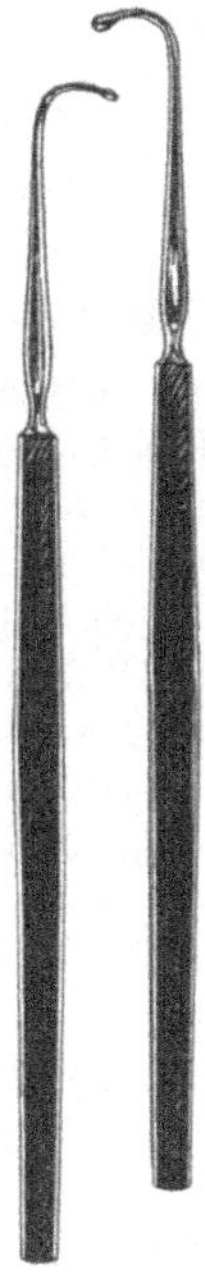

Abb. 207. Stumpfe Häkchen.

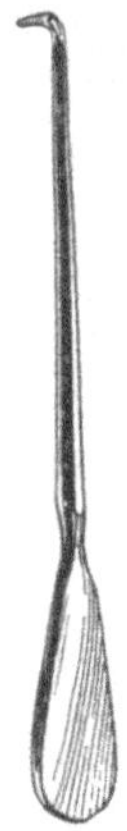

Abb. 208. Haken nach SCHMIEDEN.

b) Laminektomie. Starkes Messer, breite Elevatorien oder Raspatorien, sehr breite Meißel zum Abschieben der Muskulatur, heiße Kompressen zur Tamponade zwecks Blutstillung, breite vierzinkige Haken, kräftige LUERsche Zangen, PASSOWscher Meißel (Abb. 206) zur Blutstillung, den SCHMIEDENschen Meißel, die Häkchen nach KRAUSE (Abb. 207 u. 208), SCHMIEDENsche Schere, kleine feine spitze Messerchen zur Eröffnung der Dura, stumpfe einzinkige Häkchen, Führungssonde nach BRAATZ.

c) Die ALBEEsche Operation zur Versteifung der Wirbelsäule (Einpflanzung eines Tibiaspans in die Wirbelsäule). Dasselbe

Instrumentarium, zur Entnahme des Spans breiter LEXERscher Meißel und Hammer.

d) Die Chordotomie.

e) Die Ramikotomie.

Diese beiden Operationen erfordern lediglich neben den erwähnten Instrumenten feine Pinzetten, feine Häkchen (Schielhäkchen), spitze kleine Messer, ein geknöpftes kleines Messer.

Bei allen diesen Operationen können mittelstarke bis starke Drahtnähte gelegt werden, weshalb man zweckmäßigerweise eine oder mehrere gestielte Nadeln bereit hält.

4. Die Operationen an der Orbita, an der Stirnhöhle und Warzenfortsatz.

a) An der Orbita. Hier kommt vor allem die KRÖNLEINsche temporäre Resektion der äußeren Orbitalwand in Frage. Außer den üblichen Instrumenten erfordert dieser Eingriff zwei kleine scharfe Meißel, einen Hammer, ein Elevatorium und einen Löffel zum Schutz des Bulbus (Abb. 209) und einen einzinkigen Haken. Zweckmäßig sind außerdem neben mittelgroßen Haken auch kleinere scharfe Haken vorzubereiten. Die Entfernung des Augapfels und die Ausräumung der Orbita erfordern das gleiche Instrumentarium.

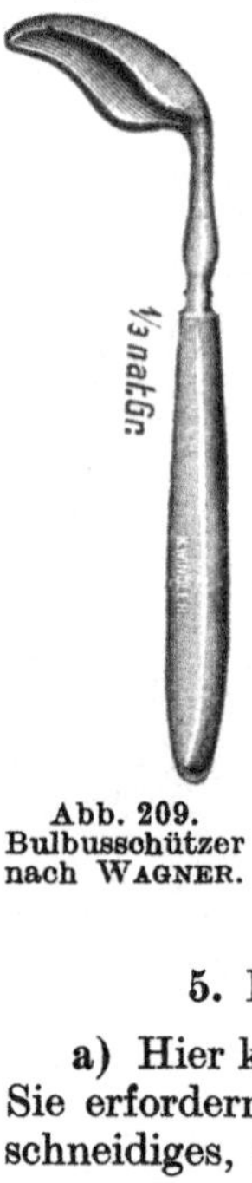

Abb. 209. Bulbusschützer nach WAGNER.

b) An der Stirnhöhle. Feine Knocheninstrumente, HAYEKsche Knochenstanze zur Fortnahme der Nasenwand.

c) Die Parazentese des Trommelfells. Kleine Maske für Chloräthylrausch, Chloräthylflasche, Ohrtrichter, Parazentesennadeln nach LUCAE.

d) Aufmeißelung des Warzenfortsatzes. Skalpell, JANSENscher Wundhaken, feine runde Meißel, Metallhammer, mehrere Sonden, feines geknöpftes Messer.

5. Die Operationen am Gesichtsteil des Kopfes.

a) Hier kommen vor allem die **plastischen Operationen** in Frage. Sie erfordern feine Pinzetten, kleine Messer, darunter ein doppelschneidiges, feine Nadeln mit kleinem Nadelhalter.

b) Die Exstirpation des Zungencarcinoms. Kleine Carcinome werden einfach herausgeschnitten, nachdem man die Zunge mit einem dicken Seidenfaden, der durch den hinteren Teil der Zunge gezogen ist, fixiert und nach vorn gezogen hat.

Größere Carcinome können nur exstirpiert werden, nachdem der Unterkiefer zeitweise durchtrennt worden ist. Die Durchtrennung geschieht in der Mittellinie. Nach erfolgter Operation wird der Unterkiefer wieder durch Naht zusammengebracht, daher müssen in

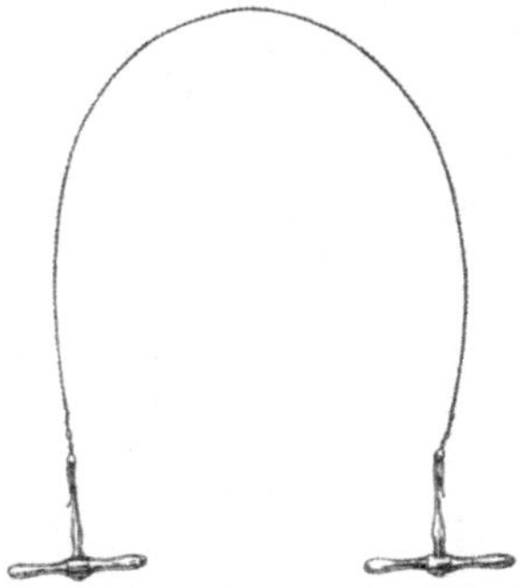

Abb. 210. Drahtsäge nach GIGLI.

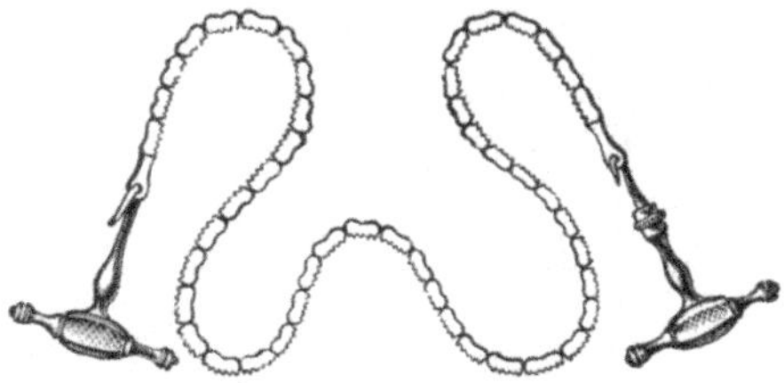

Abb. 210a. Kettensäge.

ihn Löcher hineingebohrt werden. Es sind daher notwendig: Skalpell, elektrischer Bohrer, eventuell STILLEscher Handbohrer;

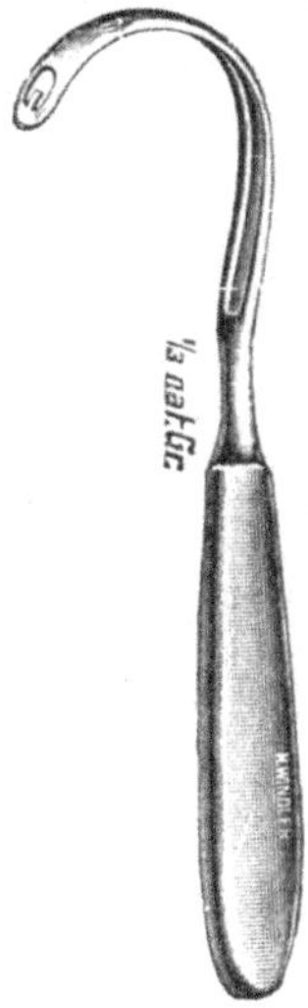

Abb. 211. Durchführungsnadel nach FERGUSSON.

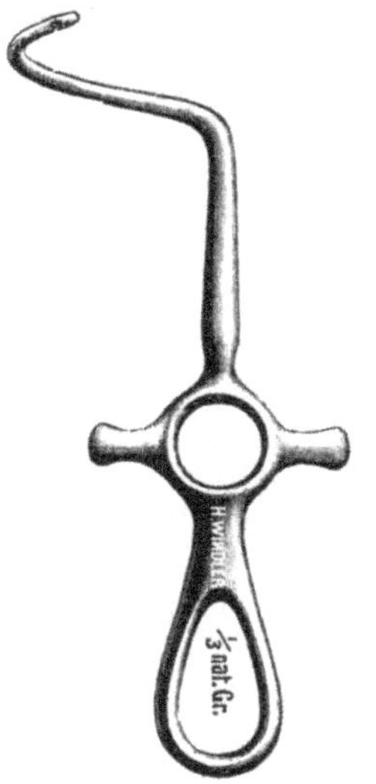

Abb. 212. Durchführungsnadel nach DÖDERLEIN für die Unterkieferresektion.

Kettensäge oder Drahtsäge nach GIGLI (Abb. 210 u. 210a), zwei Handgriffe für die Säge, eine starke Durchführungsnadel (Abb. 211 u. 212), die vom Munde aus hinter dem Unterkiefer durchgeführt wird und an die Drahtsäge mittels eines starken

Seidenfadens fixiert wird. Dann die Knochenschere nach LISTON und zwei einzinkige Knochenhaken nach LANGENBECK. Schließlich reichlich Stieltupfer zum Auswischen des Mundes von Blut und Speichel, dann Draht zum Nähen des Unterkiefers, dazu Drahtführer, Drahtschere und Flachzange. Auch Zahnzangen müssen ausgekocht werden.

Nach dieser Operation ist manchmal Ernährung durch eine Sonde nötig, die durch die Nase eingeführt wird. Dazu ist notwendig etwas Lokalanästhesie für die Stelle der Nase, an der der Katheter angenäht wird, ein Katheter Charrière 16–18, Hautnaht zur Fixierung des Katheters.

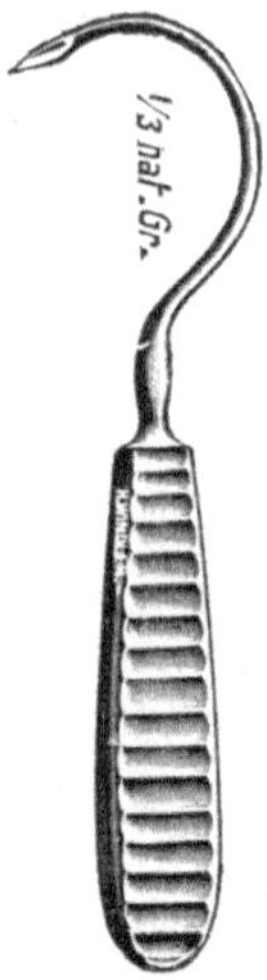

Abb. 213. Nadel zum Durchführen der Drahtsäge bei Oberkieferresektion.

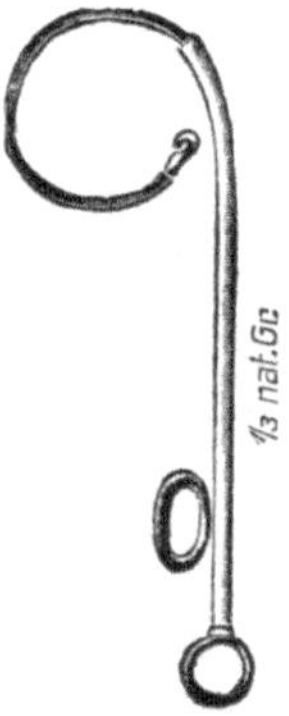

Abb. 214. Röhrchen nach BELLOCQ.

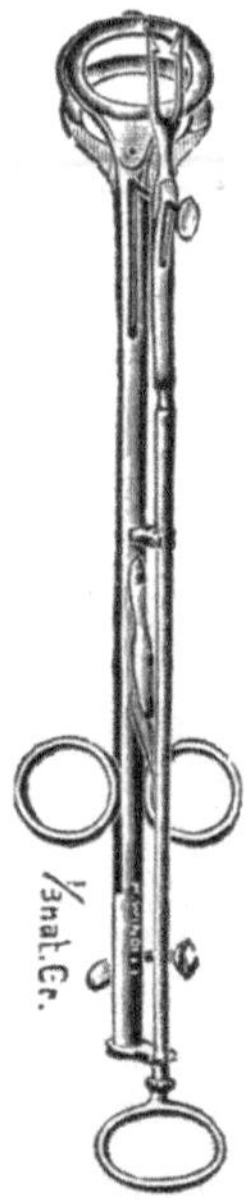

Abb. 215. Tonsillotom nach FAHNENSTOCK-MATHIEU.

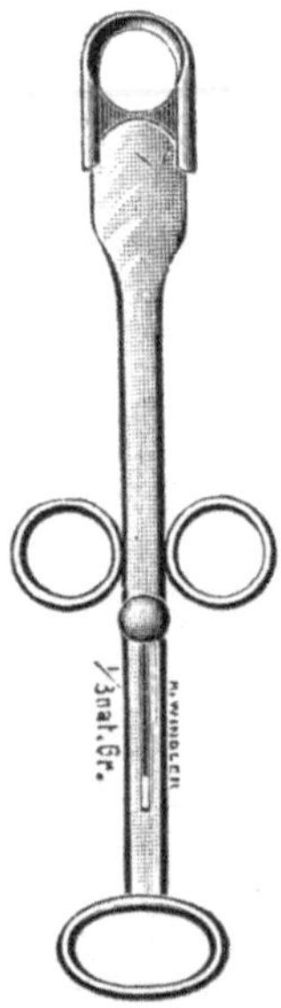

Abb. 216. Tonsillotom nach BAGINSKY.

c) Resektion des Unterkiefers. Diese Operation erfordert dasselbe Instrumentarium, wie eben zur Operation des Zungencarcinoms beschrieben. Sie sollte nicht ohne den Zahnarzt ausgeführt werden, der die Prothesenvorbereitung und den Protheseneinsatz übernimmt. Ist die Prothese nicht zur Stelle, oder ist ihre genaue Fertigstellung erst nach der Operation möglich, so soll die Lücke zwischen den Unterkieferstümpfen durch schmale gelochte Aluminiumstreifen überbrückt werden; zu ihrer Festigung sind Instrumente wie zur Drahtnaht erforderlich.

d) Die Resektion des Oberkiefers. Außer den üblichen Instrumenten Elevatorium, Raspatorium, Drahtsägen mit Griffen, Durchführungsnadeln für die Drahtsäge (Abb. 213), gerader Meißel, Hammer, derbe Knochenfaßzange, Bulbusschützer, BELLOCQsches Röhrchen (Abb. 214).

e) Entfernung der Gaumenmandeln. Lokalanästhesie, Mundspatel, BRÜNINGsche Septumzange oder eine Hakenzange, BRÜNINGsche Schlinge, Tonsillotom (Abb. 215 u. 216), lange gebogene Schere.

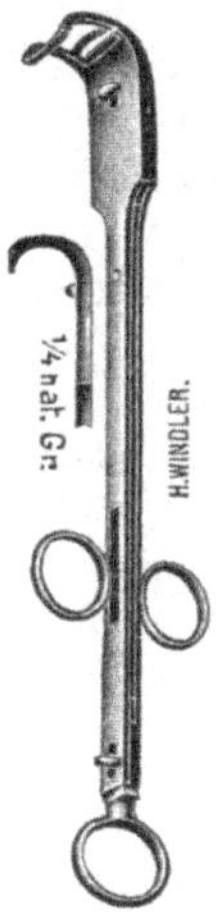

Abb. 217. Ringmesser nach SCHÜTZ-PASSOW.

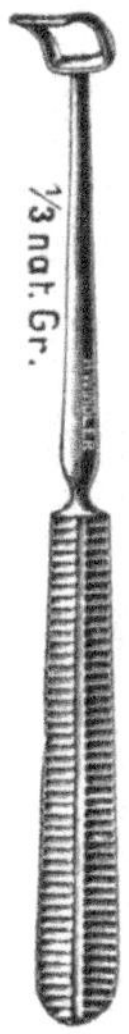

Abb. 218. Ringmesser nach BECKMANN.

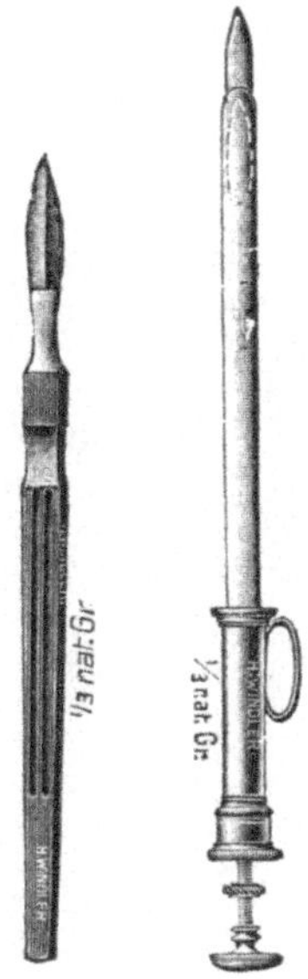

Abb. 219 u. 220. Zwei Messer zum Spalten der Mandelabscesse.

f) Entfernung der Rachenmandeln. Ringmesser nach PASSOW oder BECKMANN (Abb. 217 u. 218). Brechschale. Glas mit Wasser, zu dem etwas Wasserstoffsuperoxyd hinzugesetzt ist. Die Tonsillotome sind nach dem Gebrauch auseinanderzunehmen, zu säubern und zu kochen. Das ganze Instrument ist ganz leicht einzuölen.

g) Mandelabsceß. Zungenspatel, lange chirurgische Pinzette, schmales spitzes Messerchen, das bis fast zur Spitze mit Heftpflaster bewickelt sein muß, um Verletzungen im Munde zu vermeiden. Eine schmale lange Kornzange zum Spreizen der Absceßränder, Stieltupfer, 1 Glas Wasser mit Wasserstoffsuperoxydlösung. Zwei besondere Messerchen für den Mandelabsceß zeigen die Abb. 219 u. 220.

h) Nasenbluten. Schmale Tampons zur Tamponade der Nase von vorn. BELLOCQsches Röhrchen mit Tampon, das die Nase von hinten tamponieren soll.

Gebogene Pinzette, schmale Kornzange, Nasenspeculum, ein Nasenspiegel und eine Lampe. Manchmal hilft auch das Tamponieren mit einer Suprareninlösung 1 : 1000. Das BELLOCQsche Röhrchen wird folgendermaßen gebraucht: Es wird durch die Nase eingeführt, die Uhrfeder schnellt nach vorn durch den Nasenrachenraum in den Mund. An der Rille des Knopfes wird ein kleiner Tampon befestigt, der nunmehr von hinten in die Nase hinaufgezogen werden kann. Beim Gebrauch des BELLOCQschen Röhrchens Vorsicht, weil die Feder leicht durchrosten und daher im Hals abbrechen kann.

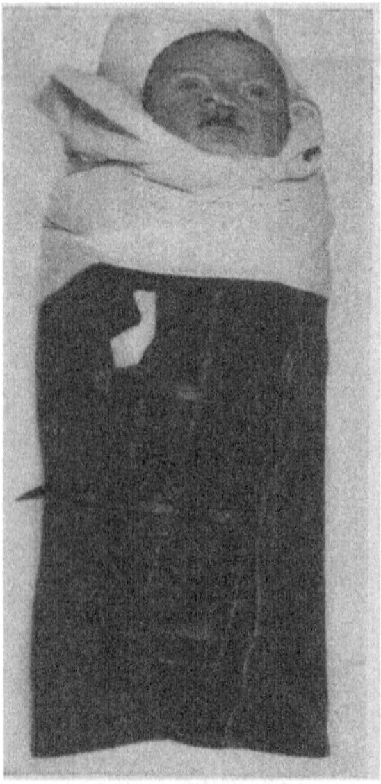

Abb. 221. Segeltuchtasche.

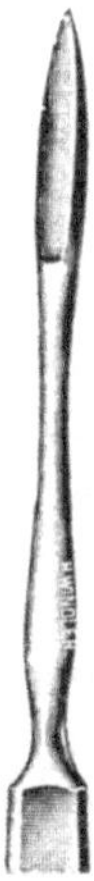

Abb. 222. Hasenschartenmesser.

i) Operation der Hasenscharte. Zu dieser Operation ebenso wie zur Gaumenspaltenoperation werden kleine Kinder, nachdem sie vorher gut in Watte eingepackt sind, in eine Segeltuchtasche, wie sie die nebenstehende Abb. 221 zeigt, eingepackt. Die Kinder liegen hierin fest, können sich nicht bewegen, sind aber warm und gut verpackt. Zur Operation der Hasenscharte wird ein feines spitzes, schmales Messerchen gebraucht (Abb. 222), 2—4 Klauenschieber, scharfkantige Nadeln, nicht zu feine Seide, feiner Draht oder Pferdehaar.

k) Operation der Gaumenspalte. Mundspekula, Sichelmesser, Elevatorien, schmale Messerchen, lange chirurgische und anatomische Pinzetten, viele kleine Tupfer am Stiel, einzinkige Häkchen, LANGENBECKscher Nadelhalter, ein Schiefmaulnadelhalter, feine gestielte Nadeln (Abb. 223—225).

6. Die Operationen am Halse.

a) Die Operation am Kehlkopf und Schlund. Außer den üblichen Instrumenten müssen auch die zur Kieferresektion vorhanden

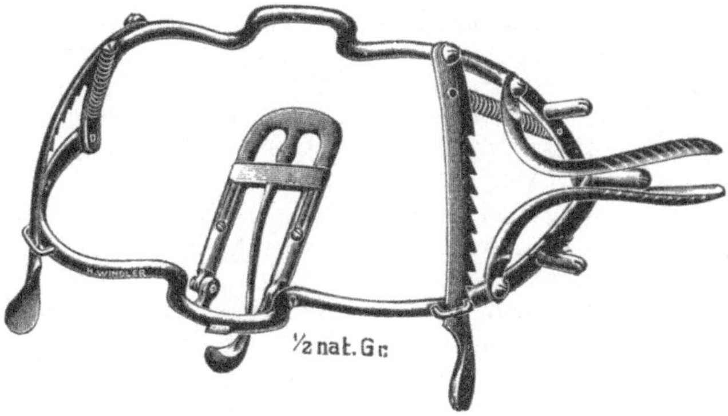

Abb. 223. Mundsperrer nach WHITEHEAD.

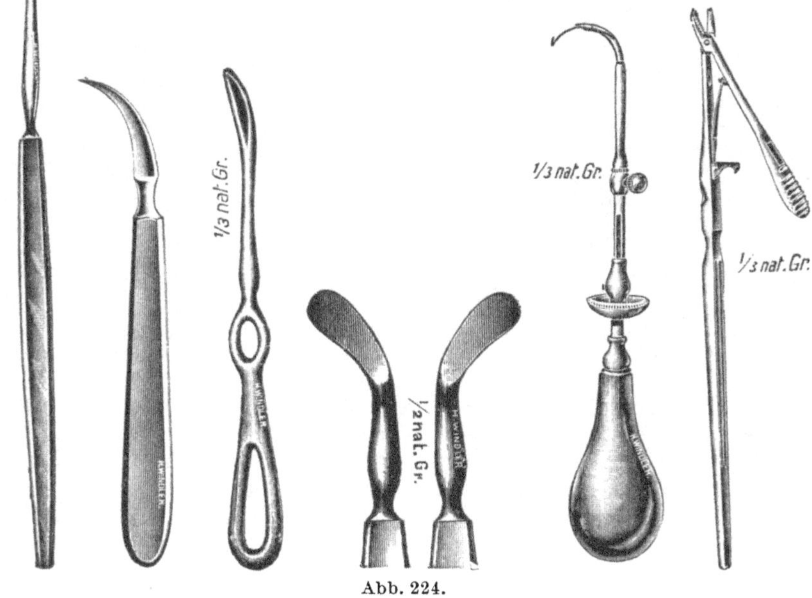

Ein-zinkiges Häkchen. Gaumenmesser. Schmale Elevatorien. Abb. 224. Elevatorien. Nadelhalter nach v. LANGENBECK. Nadelhalter für die Gaumennaht.

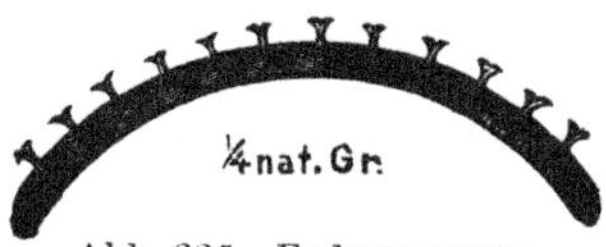

Abb. 225. Fadenspanner.

Abb. 223—225. Instrumente zur LANGENBECKschen Operation der Gaumenspalte.

sein, dazu ein- und zweizinkige Zangen, einzinkiger scharfer Knochenhaken, starke Scheren in mehreren Größen. Früher brauchte man öfter eine Kanüle, die das Hineinlaufen von Blut in die Luftröhre verhindern sollte. Entweder die Preßschwammkanüle nach HAHN (Abb. 226) oder die Tamponkanüle nach TRENDELENBURG (Abb. 227). Die HAHNsche Kanüle darf nur mit Alkohol gereinigt, aber nicht aufgekocht werden, da sie dann quillt. Soll sie gebraucht werden, so soll sie durch eine Person gereicht werden, die nicht im Ringe der Asepsis steht.

b) Die Operationen an der Schilddrüse. Erforderlich ist das übliche Instrumentarium mit reichlich viel Arterienklemmen, eine

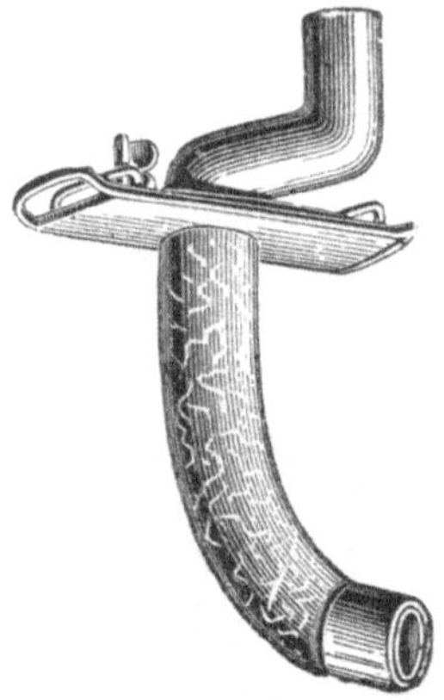

Abb. 226. Preßschwammkanüle nach HAHN.

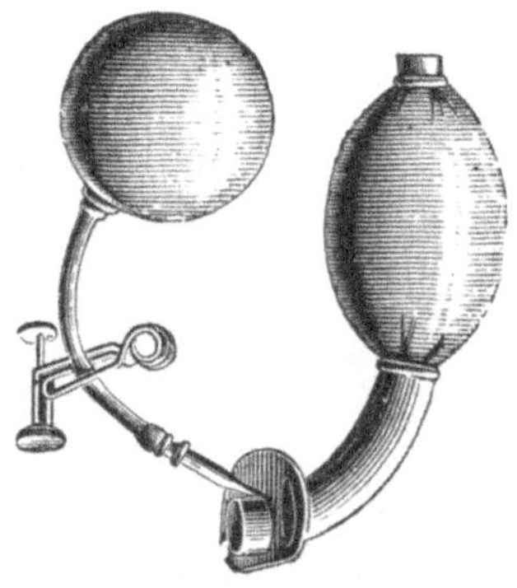

Abb. 227. Tamponkanüle nach TRENDELENBURG.

kleine gebogene Präparierschere, eine KOCHERsche Kopfsonde, zwei große Deschamps oder eine Führungsnadel zur Unterbindung des Istmus, die im doppelten Öhr zwei Fäden zur Unterbindung rechts und links führt, nicht zu kleine runde Nadeln und Seide zur Übernähung des Strumarestes; für eine substernale Struma dazu starke runde Nadel mit starker Seide zum Vorziehen des Kropfes, eventuell Knocheninstrumentarium und Brustbeinmeißel nach LEBSCHE zur Spaltung des Brustbeins.

c) Die Operation an der Thymusdrüse. Lediglich das übliche Wundinstrumentarium, dazu stets Überdruck- und Tracheotomiebesteck bereit halten.

7. Die Operationen an der Brustdrüse.

a) Mastitis. Außer dem üblichen Instrumentarium große Saugglocke.

b) Entfernung der Geschwülste der Mamma. Das übliche Instrumentarium mit viel Arterienklemmen, dazu ein gefesseltes Drain, eine lange Kornzange zum Durchführen desselben, große und kleine scharfe Nadeln, dicke und dünne Seide.

c) Die plastischen Operationen der Mamma. Das übliche Instrumentarium.

8. Die Operationen an der Brustwand.

a) Die Rippenresektion. Weichteilinstrumentarium, Raspatorium, eine Rippenschere (Abb. 228), eine LUERsche Hohlmeißelzange, Knochenfaßzange. Der Saugapparat muß zur Entleerung des Eiters bereitstehen, dazu eine Eiterschale und ein Eimer, schließlich ein mit Sicherheitsnadeln versehenes langes gelochtes Drain.

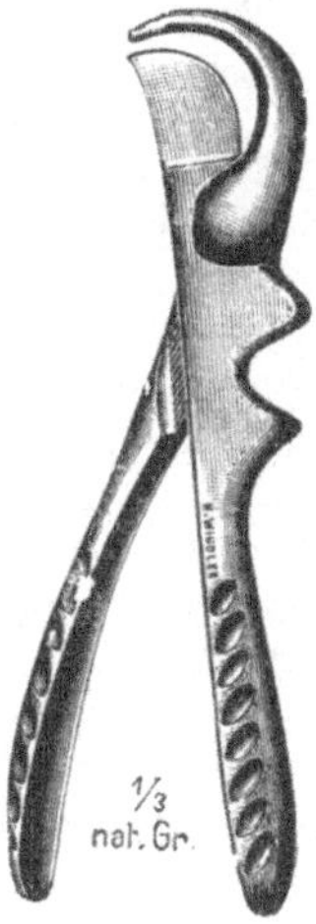

Abb. 228. Rippenschere.

b) Für alle anderen **Brustwandoperationen,** die mit Rippenresektionen einhergehen, reichliches Weichteil- und Knocheninstrumentarium. Die Plombierung verlangt dazu als Plombenmaterial Paraffin mit 1% Bismutum carbonicum und 0,5% Vioform. Die Zubereituug geschieht folgendermaßen: auf 75 ccm Paraffin mit Schmelzpunkt von 58° kommen 25 ccm Paraffin mit Schmelzpunkt 43—44°, beide werden zusammen geschmolzen, zu einer kleinen Menge dieses Gemisches werden 1% Bismutum carbonicum und 0,5% Vioform hinzugefügt, der Brei wird halbstündig gerührt unter allmählichem Zusatz des üblichen Paraffins. Die Masse wird in sterile Glasgefäße mit eingeschliffenem Deckel gegossen, zweimal je 1 Stunde im Dampfsterilisator keimfrei gemacht. Vor dem Gebrauch werden die Gläser erwärmt und durchgeschüttelt, dann die Masse in Porzellanschalen gegossen, in denen sie erkaltet. Im Augenblick des Gebrauches muß die Masse knetbar sein. Ferner muß, falls der Pleuraraum eröffnet wird, der Überdruckapparat in erreichbarer Nähe fertig eingestellt werden, und kommt es zur Atembehinderung, müssen die Instrumente zur Tracheotomie zur Hand sein. Zum Nähen gibt man für die Pleura große, runde Nadeln mit kräftigem Catgut, für das Lungengewebe nicht zu große runde Nadeln mit mittelstarkem Catgut; ist Herznaht nötig, so wird mittelstarke Seide oder Catgut in mittelgroßer runder Nadel gebraucht. Eine Punktionsspritze muß bereit liegen. Zum Zunähen große scharfe Nadeln mit starkem Catgut.

c) Die Operationen am Sternum. Reichliches Weichteil- und Knocheninstrumentarium.

9. Die Operationen an der Pleura.

a) Die Probepunktion. 10 ccm-Spritze, 10—12 cm lange Nadeln von mäßiger Dicke, Objektträger, steriles Reagensglas, sterile PETRI-Schale.

b) Die therapeutische Punktion (kein Saugapparat). Chloräthylspray, mittelstarker Troikar eventuell mit Gummischlauch, der in ein zu ebener Erde stehendes, mit steriler Kochsalzlösung gefülltes Gefäß taucht.

c) BÜHLAUsche Heberdrainage. Starker Troikar, ein Nelatonkatheter, der durch den Troikar hindurchgeht und ihn gerade ausfüllt, ein Gummischlauch von 1 m Länge mit einem Glasrohr. Der Katheter muß mit einem Quetschhahn verschlossen sein, denn die Entleerung des Eiters geschieht durch den Katheter, durch das Glasrohr und den Gummischlauch in ein untenstehendes Gefäß mit antiseptischer Flüssigkeit.

d) Operationen des Empyems nach PERTHES. 3 Teile: eine Aluminiumplatte mit aufgespannter Gummiplatte und eingefügter Schlundsonde, diese Sonde ist das Drain; eine Saugpumpe, die den negativen Druck herstellt und ein Sammelgefäß mit Manometer zum Auffangen des Eiters.

e) Die Operation des veralteten Empyems. Reichliches Wund- und Knocheninstrumentarium, vor allem Rippenschere und gute Raspatorien.

f) Der künstliche Pneumothorax. Punktionsnadel nach DENECKE, Apparat zur Herstellung des Pneumothorax nach DENECKE; bei Nachfüllung oder bei Ablaufen eines Exsudates kann der Troikar nach JULIUS SPENGLER benutzt werden.

10. Die Operationen der Brustorgane.

Zu diesen Operationen gehört einmal das übliche Weichteilinstrumentarium und 2. alle Rippenresektionsinstrumente. Einige Spezialinstrumente kommen hinzu, so eine große Aspirationsspritze mit mehreren Kanülen verschiedener Weite, die zur Aufsuchung von Lungenabscessen usw. notwendig sein kann, dazu Lungenklemmen nach SAUERBRUCH und ein Rippensperrer und selbstverständlich Überdruckapparatur. Mit diesem Instrumentarium sind sämtliche Lungen- und Herzoperationen auszuführen. Eine Ausnahme macht das Instrumentarium für die TRENDELENBURGsche Operation der Lungenembolie. Dieses Instrumentarium ist unter Abschnitt VA3: „Rasche Hilfe im Operationssaal“ genau besprochen und abgebildet. Für die Lungennaht sind große stumpfe Nadeln mit Seide und Catgut bereit zu halten. Für die Naht des Oesophagus stumpfe und scharfe Nadeln verschiedener Größe mit Catgut und Seide.

11. Operationen an der Speiseröhre.

a) Fremdkörper in der Speiseröhre.

Es ist nötig, daß jedes Krankenhaus einige Instrumente zum Entfernen von Fremdkörpern aus der Speiseröhre besitzt. Zu den Kehlkopfspiegeln und Stirnreflektor, die wohl in jeder Klinik vorhanden sind, kommen hinzu: einige gebogene Fremdkörperzangen (sog. Schlundzangen Abb. 229—232), ein Ösophagoskop. Bei Anschaffung eines solchen soll man erst einen Spezialisten fragen, welches Modell sich am besten bewährt hat. Zum vorsichtigen Sondieren auch bei Speiseröhrenkrebs usw. hat man Schwamm- und Olivensonden und Bougies aus Seidengespinnst.

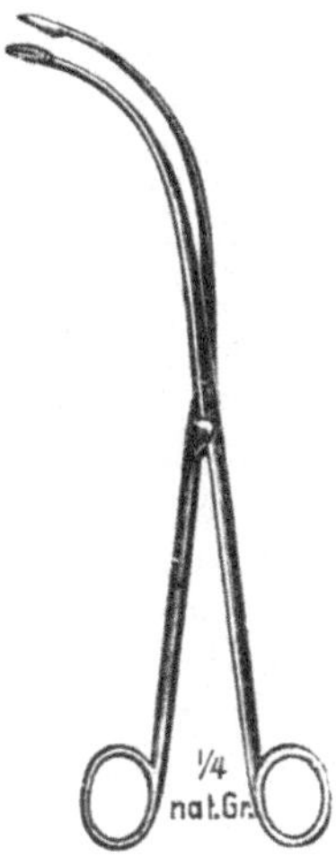

Abb. 229. Fremdkörperzange.

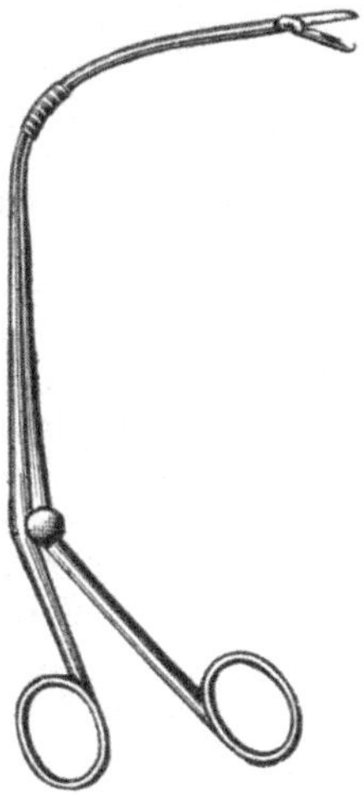
Abb. 230. Fremdkörperzange.

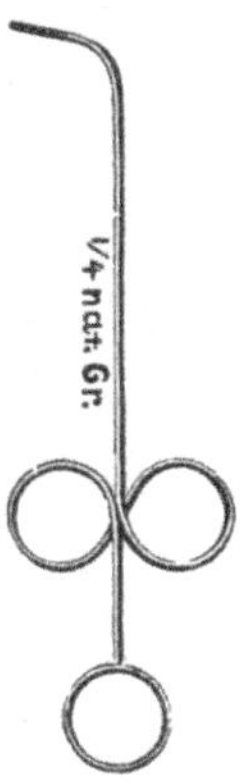

Abb. 231. Watteträger.

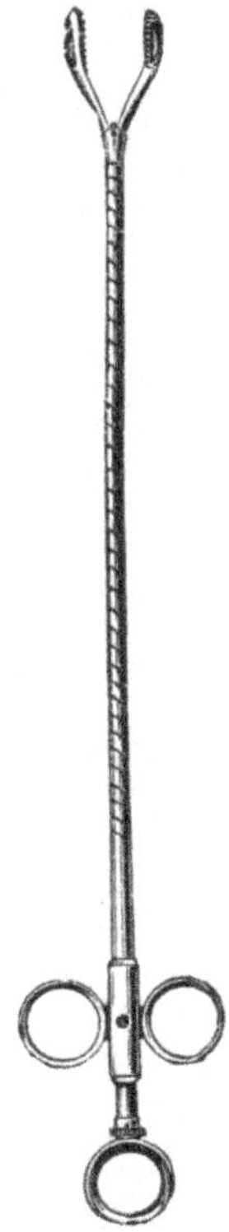
Abb. 232. Zange zum Entfernen von Fremdkörpern in der Speiseröhre.

Um eine Verletzung der Speiseröhre bei Herausnahme eines Fremdkörpers (Gebiß, Knochen usw.) zu vermeiden, ist ein Ösophagoskop von großer Wichtigkeit; ein Fremdkörper soll stets unter Leitung des Auges mittels einer Lichtquelle gesucht werden. Deshalb sollen die sehr bekannten Instrumente, wie Münzen- und Grätenfänger (Abb. 233—235), weil hierbei im Dunkeln gesucht wird, nicht mehr verwandt werden. Am besten ist es, den Kranken mit einem Fremdkörper in der Speiseröhre, wenn die dazu nötigen Instrumente fehlen, einem Spezialisten oder einer Halsklinik zu überweisen.

Der Kranke sitzt bei Untersuchung der Speiseröhre am besten auf einem festen Stuhl mit Lehne oder auf einem niederen Ope-

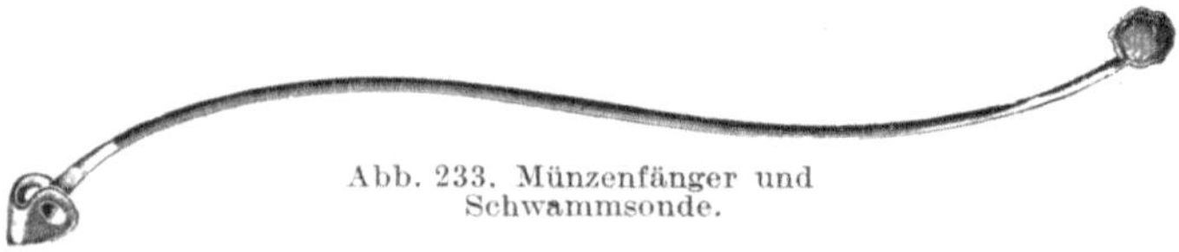

Abb. 233. Münzenfänger und Schwammsonde.

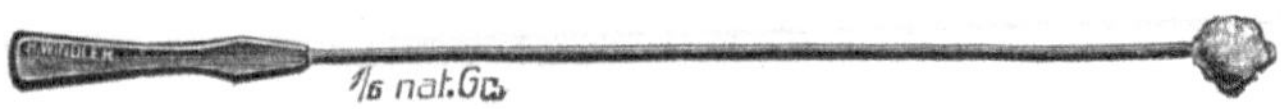

Abb. 234. Schwammsonde.

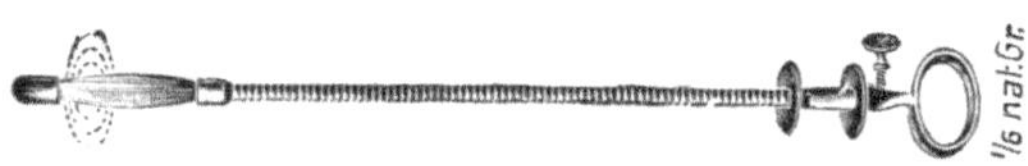

Abb. 235. Grätenfänger.

rationstisch mit hoher Rückenlehne. Kinder werden von einem Wärter gehalten, und zwar so, daß die Beine des Kindes zwischen den Knien des Wärters eingeklemmt werden, während er mit der einen Hand die Hände des Kindes und mit der anderen den Kopf leicht nach hinten hält. Kinder, die den Mund nicht öffnen wollen, bringt man leicht dazu, wenn man ihnen eine feine Sonde zwischen den Zähnen in den Mund schiebt.

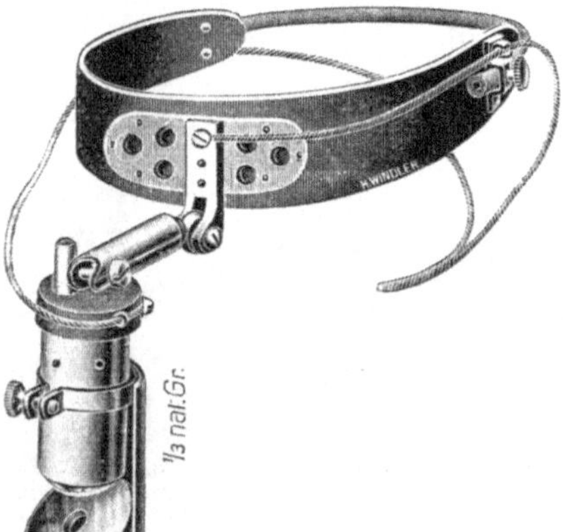

Abb. 236. Reflektor mit Spiegel.

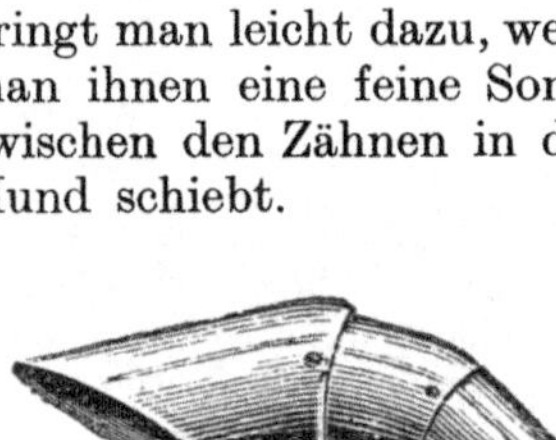

Abb. 237. Fingerschützer.

Zum Entfernen eines Fremdkörpers aus der Speiseröhre durch den Mund stellt man zurecht: Ösophagoskop mit Lichtanschluß, Fremdkörperzangen, Mundspatel, Stieltupfer; oder Kehlkopfspiegel (Abb. 236), Lampe oder Beleuchtungskasten, Stirnspiegel, einen Fingerschützer (Abb. 237), einen Mundsperrer, eine Brechschale;

Cocain + Suprarenin zum Bepinseln des Schlundes (s. Kapitel über Lokalanästhesie), dazu ein Schälchen, einen kleinen Watteträger oder eine feine gebogene Kornzange mit kleinem Tupfer, am besten eignet sich dazu gute weiße Watte, die in mäßig dicker Schicht fest in die Rillen des Watteträgers eingedreht werden muß. Die Stärke der Cocainlösung bestimmt stets der Arzt.

Ist es nicht möglich, den Fremdkörper vom Munde aus zu entfernen, so wird die Speiseröhre an der linken Halsseite eröffnet (Ösophagotomie). Dazu sind nötig: Novocain zur Lokalanästhesie für den äußeren Schnitt, Cocain für die Schleimhaut (s. Lokalanästhesie). Die üblichen Weichteilinstrumente, ein dickes Metallbougie oder eine Sonde, welche durch den Mund eingeführt wird und die Speiseröhre kenntlich macht. Als Haltefäden für die Speiseröhre wird mittelstarke Seide in mittelgroßer runder Nadel gebraucht. Weiter sind nötig: Kugelzangen, gebogene Kornzangen, Speiseröhrensonden.

Zum Zunähen der Speiseröhre werden runde Nadeln und nicht zu feine Seide gebraucht.

Die äußere Wunde wird mit nicht zu starken Fäden und nicht zu großen Nadeln zugenäht. In der Regel wird die äußere Wunde nicht ganz zugenäht und ein kleiner Tampon eingelegt.

b) Speiseröhrenverengerung (Oesophagusstriktur).

Speiseröhrenverengerungen durch Verätzungen werden bougiert. Bei ganz engen Strikturen wird nach Anlegung der Magenfistel (Gastrostomie, siehe dort) eine „Bougierung ohne Ende“ (nach Hacker) angewandt, d. h. es wird ein dünner Seidenfaden zu schlucken gegeben, an dessen einem Ende ein feines Schrotkorn befestigt ist und das dann durch eine Olivenreihe ersetzt wird (Abb. 238 u. 239).

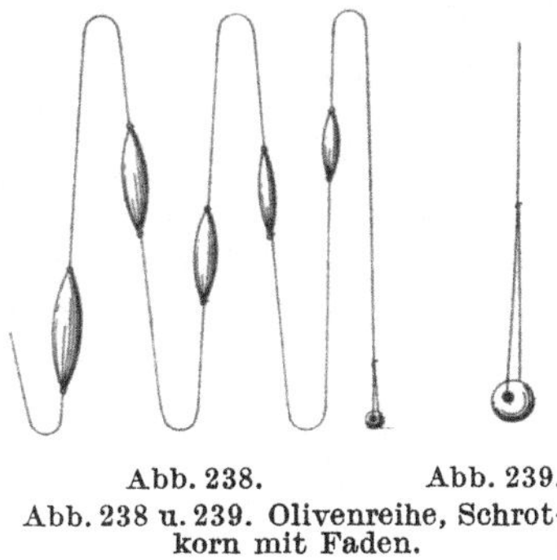

Abb. 238. Abb. 239.
Abb. 238 u. 239. Olivenreihe, Schrotkorn mit Faden.

Ist das Schrotkorn im Magen, so wird es durch die Magenfistelwunde herausgespült oder mit einem langen Häkelhaken vorsichtig gesucht; ist es gefunden, so wird es mit dem Faden, der die Olivenreihe trägt, verbunden.

Schrotkörner bekommt man gelocht und in allen Stärken beim Instrumentenmacher. Ein feiner Seidenfaden wird durch das Schrotkorn gezogen und seine Enden zusammengeknotet. Der doppelte Faden muß 60—80 cm lang sein und wird an seinem einen

Ende hinter dem Ohr befestigt, damit er nicht ganz mit verschluckt wird.

Die dünnste Olive muß etwas stärker als das vorhergehende Schrotkorn sein und ist ebenfalls gelocht. Man verwendet die Oliven satzweise. Sie werden der Stärke nach mit 50—60 cm Zwischenraum an einen dicken Seidenfaden gebunden, und zwar so, daß zwischen zwei Knoten die Olive unverrückbar fest sitzt. Die Knoten dürfen nicht wesentlich dicker sein als die Öffnungen der Olive, doch dürfen sie auch nicht durchrutschen. Deshalb ist es wichtig, das Einknoten gut zu üben.

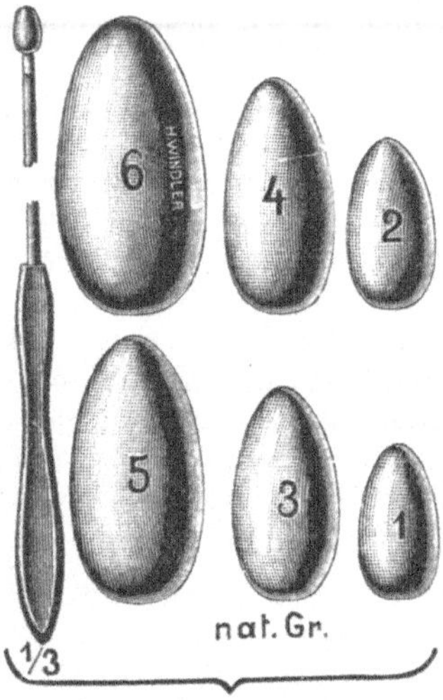

Abb. 240. Olivensonde.

Die Oliven werden ganz allmählich, oft erst im Verlauf vieler Wochen, der Reihe nach durch die Speiseröhre heraufgezogen.

Ist die Striktur auch für das feinste Schrotkorn zu eng, so wird bloß der feine Seidenfaden geschluckt. Sobald das eine Fadenende im Magen ist, wird es mit einem stärkeren Seidenfaden verbunden und so fortgefahren wie bei der Olivenreihe, bis diese selbst angewandt werden kann oder durch gewöhnliche Gummi- oder Seidenbougies ersetzt wird.

Durch diese Behandlung werden die Seidenfäden sehr abgenutzt und an ihre Zugfestigkeit große Ansprüche gestellt, deshalb muß die Seide gut haltbar sein.

Ist die Speiseröhre für die dicksten Oliven durchgängig, kann mit Speiseröhrenbougies weitergearbeitet werden.

Am gebräuchlichsten sind gefirnißte Bougies aus Seidengewebe die es in allen Stärken gibt[1]. Nach dem Gebrauch werden sie unter fließendem Wasser abgespült, gut abgeseift und 5 Minuten mit Sublimatlösung abgerieben. Man darf sie nicht zusammengerollt in eine Schale mit Sublimatlösung legen, weil sie leicht brüchig werden. Vor dem Weglegen werden sie gut abgetrocknet und mit Glycerin eingerieben.

Gummi- und Olivensonden werden nach guter Reinigung gekocht. Schwammsonden und Grätenfänger kommen nach dem Gebrauch sofort einige Zeit in Sublimatlösung. Dann erst werden

[1] Fabrik Rüsch & Co., Rommelshausen bei Stuttgart.

sie unter fließendem Wasser gründlich durchgespült. Ist Blut oder Schleim schwer zu entfernen, so kann dazu eine weiche Bürste genommen werden, auf alle Fälle ist zu vermeiden, die Schwämme mit den Händen zu berühren. Gekocht können Schwammsonden nicht werden, weil sich die Schwämme leicht lösen, auch müssen sie, bevor sie wieder weggelegt werden, gut trocken sein.

Um Speiseröhrensonden schlüpfrig zu machen, werden sie vor dem Einführen in warmes Wasser gehalten oder mit einem in Glycerin getauchten Tupfer bestrichen.

Alle Speiseröhrensonden mit besonderem Ansatz, wie Schwämme, Münzenfänger, Oliven müssen sehr genau auf ihre Haltbarkeit geprüft werden, weil sich der betreffende Ansatz mitunter lösen und in der Speiseröhre stecken bleiben kann.

c) Resektion der Speiseröhre im Brustteil.

Dieser Operation vorangegangen ist die Anlegung einer Magenfistel, dazu siehe dort. Da zur Freilegung der Speiseröhre der Pleuraraum eröffnet wird, so wird von diesem Moment an die Operation unter Narkose mit dem Überdruckapparat (siehe Narkose S. 78 u. 86) weitergeführt.

Gebraucht werden die üblichen Laparotomie-Instrumente (s. S. 147), ferner Instrumente zur Rippenresektion (s. Operation am Brustkorb S. 139), dann Rippensperrer (Abb. 241), gut fassende, nicht zu große Quetschzangen, am besten lang fassende Kocherklemmen (s. Abb. 112). Um die Speiseröhre bei ihrer Eröffnung am Halse zu markieren, wird eine dicke, etwas gebogene Metall- oder Bleisonde in den Mund eingeführt, also auch eine solche ist bereit zu halten.

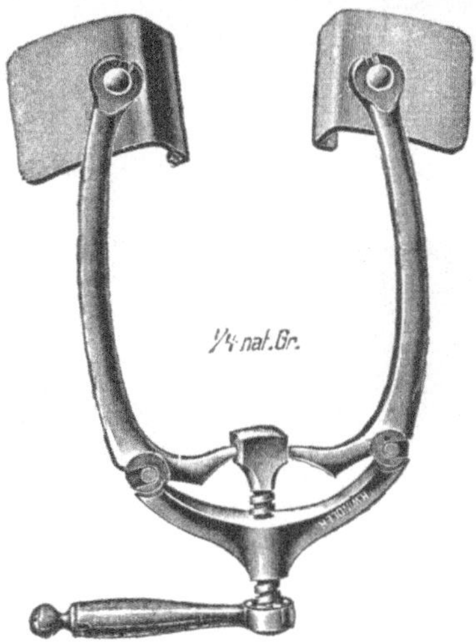

Abb. 241. Rippensperrer.

Zum Übernähen des Speiseröhrenstumpfes nach Auslösung der Krebsgeschwulst werden mittelgroße, runde Nadeln mit haltbaren, nicht zu starken Catgut- oder Seidenfäden gebraucht. Die weiteren Nähte werden wie üblich mit Catgut oder Seide ausgeführt.

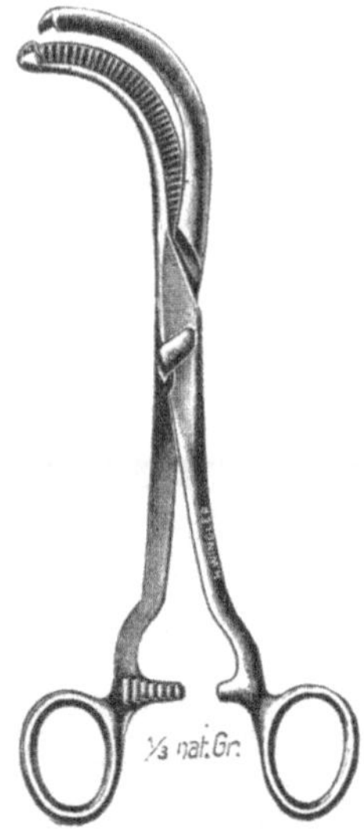

Abb. 242. Peritonealklemme nach v. MIKULICZ.

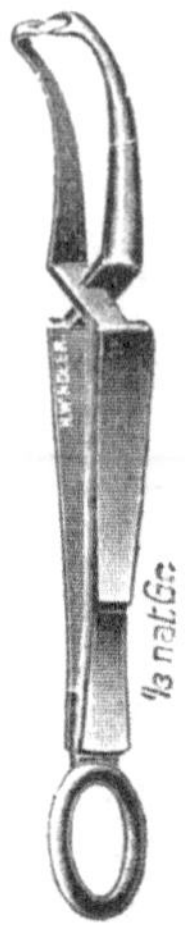

Abb. 243. Tuchklemme nach DOYEN.

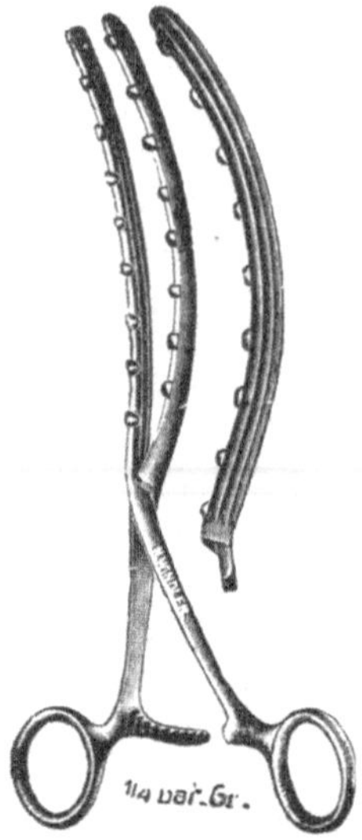

Abb. 244. Magen- und Darmklemmzange nach PAYR.

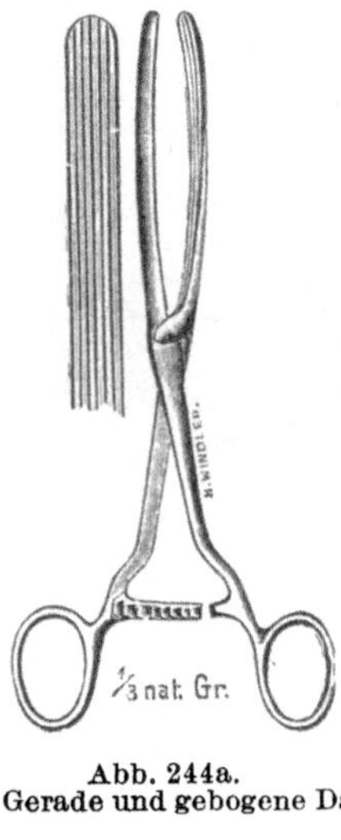

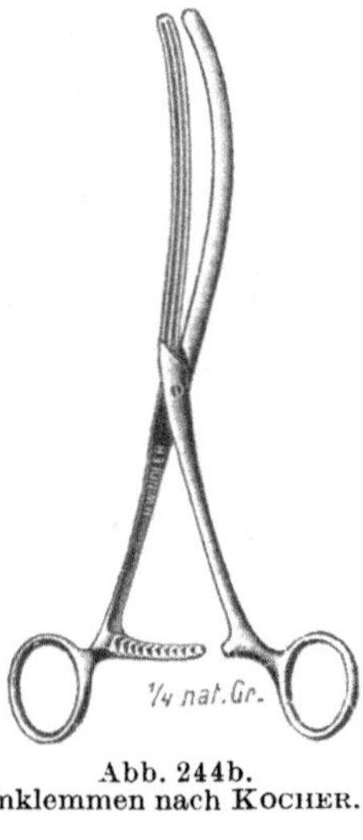

Abb. 244a. Abb. 244b.
Gerade und gebogene Darmklemmen nach KOCHER.

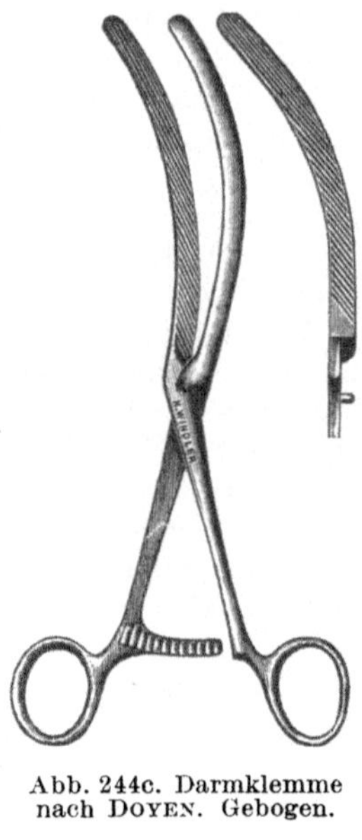

Abb. 244c. Darmklemme nach DOYEN. Gebogen.

12. Die Magen- und Darmoperationen.

a) Allgemeines. Diese Operationen erfordern annähernd das gleiche Instrumentarium für alle einzelnen Eingriffe. Auf keinem Gebiete der Chirurgie kann man so sehr operativen Überraschungen ausgesetzt sein mit der Notwendigkeit, einen anderen Eingriff zu machen als den geplanten, als gerade auf dem Gebiete der Bauchchirurgie. Man muß daher ein Instrumentarium vorbereiten, das jede nur denkbare Operation ermöglicht. Auch ist alles sehr reichlich zu halten. Die Eröffnung des Leibes geschieht mit Messer, dazu werden Pinzetten und Klemmen gebraucht. Das Peritoneum wird mit den Mikuliczschen Klemmen gefaßt (Abb. 242). Der Bauchinhalt wird durch Tücher geschützt, die mit der Klemme nach Doyen (Abb. 243) angeklemmt werden. Die Naht des Magens und Darmes geschieht mit runden Nadeln mit feiner bis mittelstarker Seide. Das Abklemmen des Magens oder Darmes geschieht mit federnden Klemmen (Abb. 244, 244a—c, 245), das Abquetschen mittels Magenquetschen oder Darmquetschen (Abb. 246—248), von denen wir die Grasersche und Kochersche bereit halten. Das Abstopfen der Bauchhöhle geschieht mit Gazetüchern, die an einem Ende an einem Faden eine Kugel tragen (Abb. 249), d. h. also, es muß die Möglichkeit vorliegen, an den Kugeln außerhalb der Bauchhöhle feststellen zu können, wieviel Tücher sich darin befinden. Die Operationsschwester hat hierauf die größte Aufmerksamkeit zu richten, sie hat zu zählen, wieviel Tücher vor der Operation vorhanden waren und wieviel sie bei Schluß der Bauchhöhle wieder zurückbekommen hat. Fehlt eines, so ist sein Verbleib unter allen Umständen festzustellen. Häufig ist ein Tuch in der Bauchhöhle vergessen worden; es ist das weiter kein Unglück, wenn man es feststellt, bevor der Bauch ganz geschlossen ist. Denn dann kann man es nach Öffnung der Peritonealnaht ohne weitere Gefahr wieder herausholen. Jedoch muß ein abhanden gekommenes Tuch nicht unbedingt im Bauch zurückgelassen sein, es kann auch unter anderer Operationswäsche sich versteckt haben, daher soll man

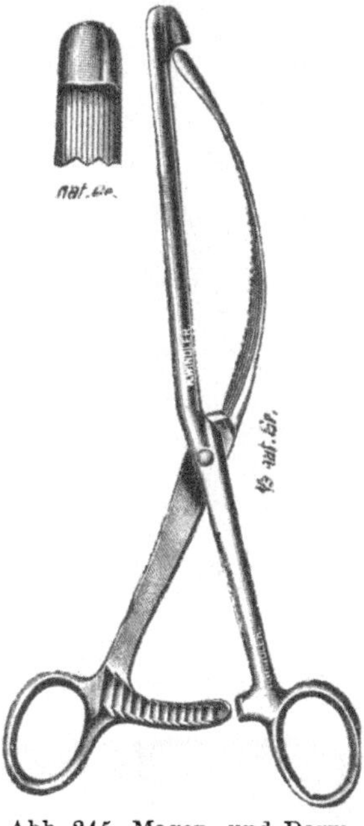

Abb. 245. Magen- und Darmklemmzange nach Nussbaum.

zunächst einmal an allen Stellen nachforschen, wo es liegen kann, ehe man es in der Bauchhöhle vermutet, jedenfalls ist der Verlust eines Tuches sofort dem Operateur zu melden. Die Bauchhöhle wird geschlossen durch Schicht-

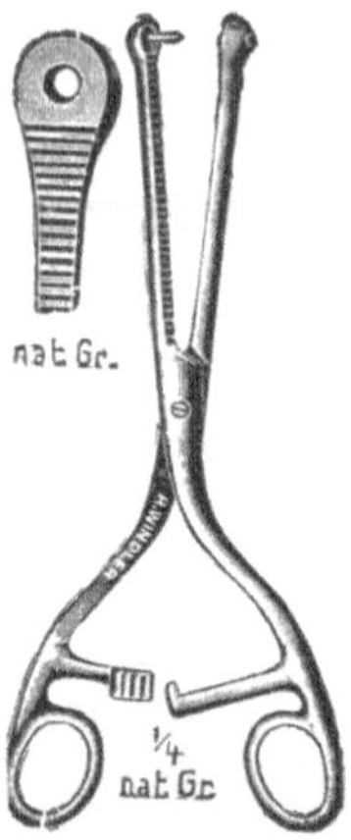

Abb. 246. Quetschzange nach KOCHER.

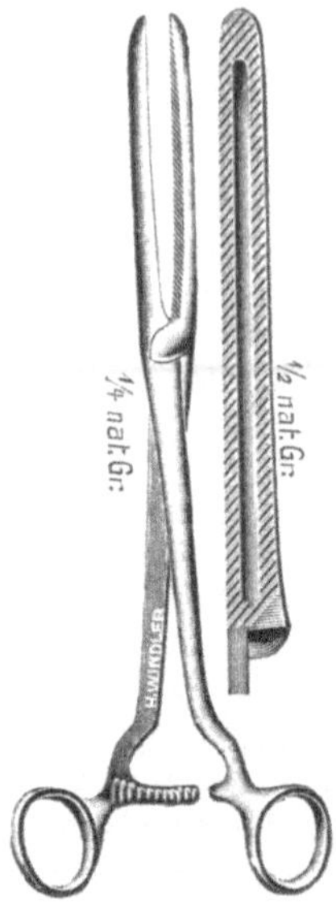

Abb. 247. Quetschzange nach DOYEN.

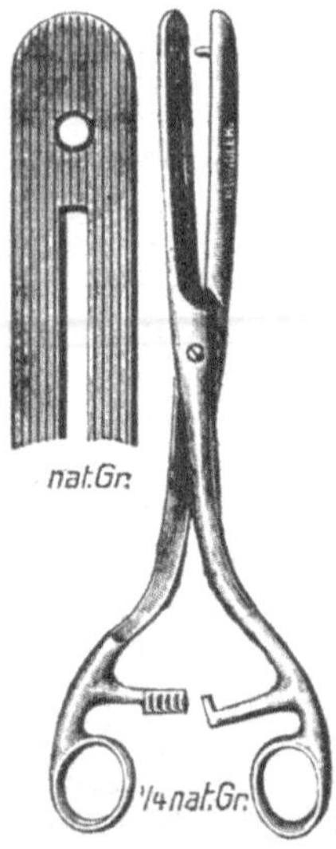

Abb. 248. Darmklammer nach GRASER mit Nahtmöglichkeit durch die Branchen hindurch.

naht, d. h. jede Bauchschicht für sich allein. Die Peritonealnaht erfordert stumpfe Nadeln und starkes Catgut. Die Aponeurosen- oder Muskelnaht erfordert scharfe Nadeln mit Seide oder Catgut. Die Unterhaut-Fettnaht erfordert stumpfe Nadeln mit dünnem Catgut. Die Haut scharfe Nadeln mit Seide oder Zwirn oder aber Haken.

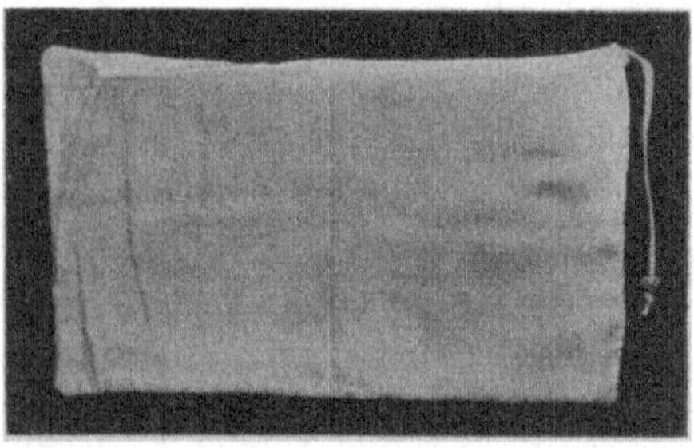

Abb. 249. Bauchtuch mit Kugel.

In manchen Fällen haben die Bauchdecken eine solche Spannung, daß der Schluß der Wunde nur gegen einen starken Widerstand erfolgen kann. Dann brauchen wir Aluminium-Bronzedraht, starker Draht, der nach geschlossenem Bauchfell durch Haut, Muskel und Aponeurose durchgeführt und so nach Schluß der Schichtnaht über einer dicken Gazerolle zusammengedreht wird

(s. Abb. 250). Bereithalten müssen wir auch die Bleiplattennaht, die aus Bleistückchen und dem Bronzedraht (Abb. 251) besteht. Sehr

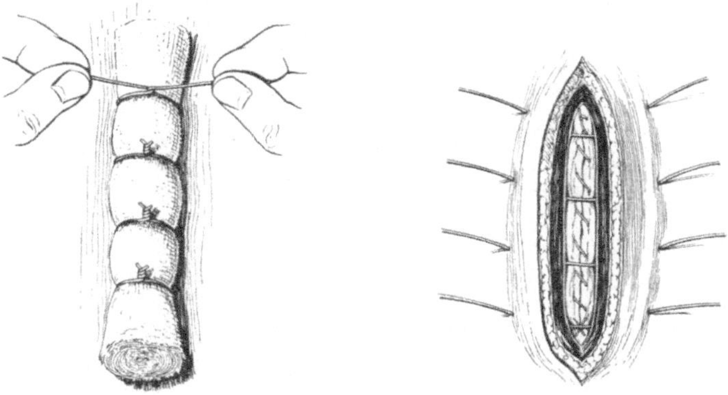

Abb. 250. Bauchnaht über Rolle mit Draht.

bewährt hat sich in der Berliner Klinik der Schnürverband nach Klapp (Abb. 252). Es gehören zu ihm zwei verschieden lange

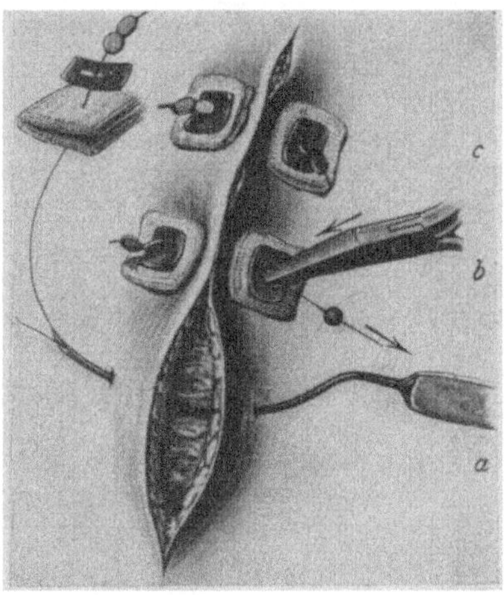

Abb. 251. Bleiplattennaht.

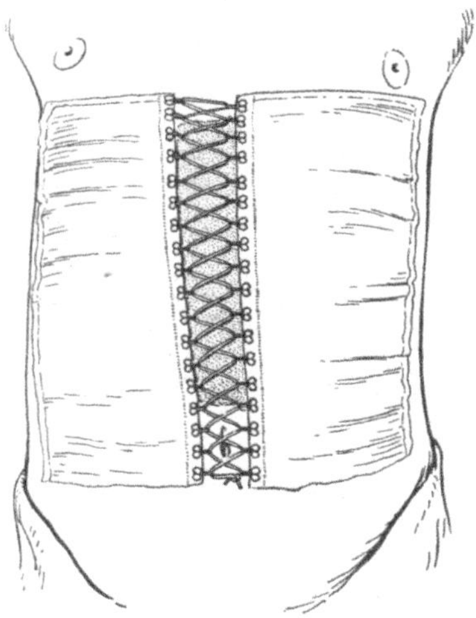

Abb. 252. Schnürverband nach Klapp.

Streifen einer Kambrikbinde, die im Abstand von 1 cm mit kleinen Schnürhäkchen versehen sind, ferner ein steriler langer Seidenfaden, schließlich Mastisol. Die Anlegung des Verbandes geschieht folgendermaßen: Die Haut zu beiden Seiten der Wunde wird mit Mastisol angefeuchtet und zwar in einem Bezirk, der der Breite des anzuklebenden Bindenstückes entspricht. Das Stück soll nicht bis ganz an den Wundrand reichen. Das Mastisol wird so dünn aufgetragen, daß keine Flüssigkeit zu sehen ist. Dann wird

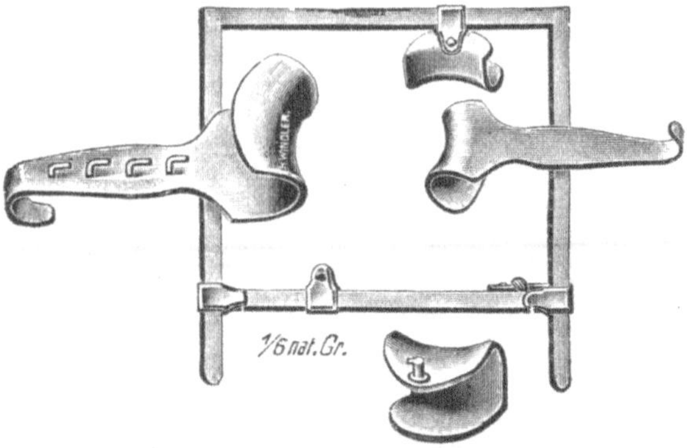

Abb. 253. Bauchdeckenhalter nach FRANZ.

der Streifen — straff gespannt — so aufgeklebt, daß die Häkchen gegen den Wundrand stehen. Nunmehr wird mit dem Seidenfaden

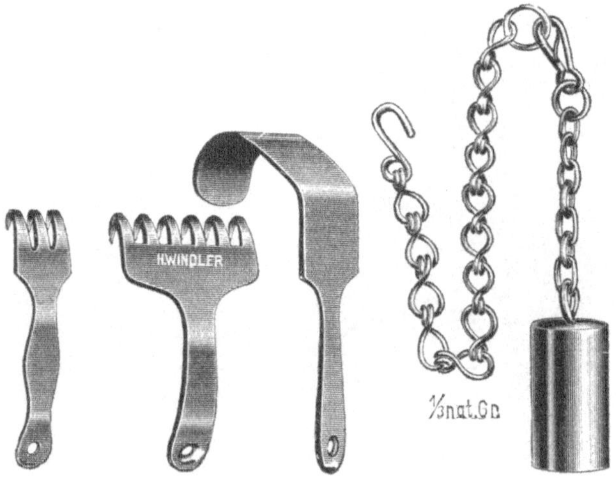

Abb. 254. Selbsthaltende Wundhaken nach PAYR.

die Wunde von oben nach unten unter sanftem Zug zusammengezogen. Dieser Verband ist ein ausgezeichneter Schutz der Bauchdeckennaht und hat sich vortrefflich bewährt.

Nun gibt es in der Magen-Darmchirurgie noch einige besondere Instrumente, die bereitliegen müssen. Gebraucht wird gewöhnlich ein selbsthaltendes Speculum, nebenstehend ist das Franzsche Modell abgebildet (Abb. 253), vielfach ist auch ein Haken mit Gewicht im Gebrauch, der eine Assistentenhand ersetzt (Abb. 254).

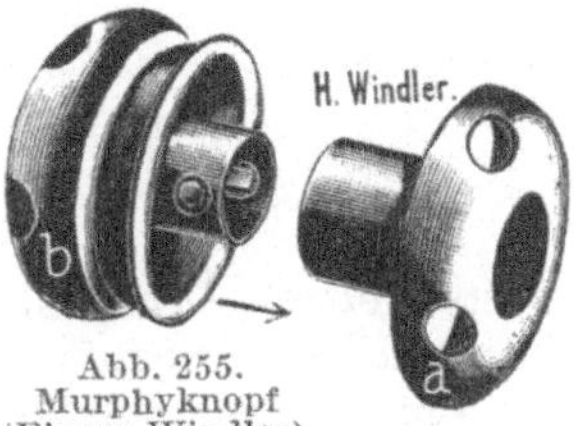

Abb. 255. Murphyknopf (Firma Windler).

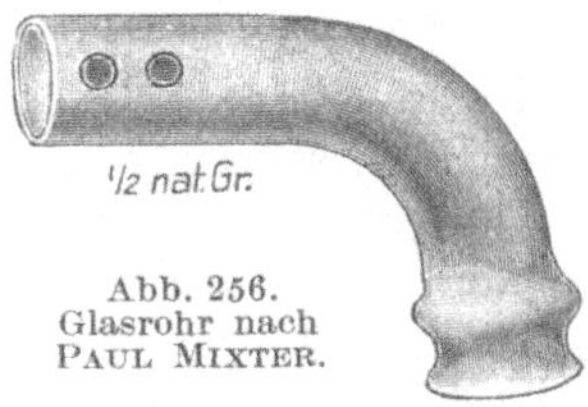

Abb. 256. Glasrohr nach Paul Mixter.

Zur Vereinigung durchschnittener Darmenden wird der Murphyknopf vielfach verwandt, der nebenstehend abgebildet ist (Abb. 255). Er besteht aus 2 Teilen, einem weiblichen und einem männlichen.

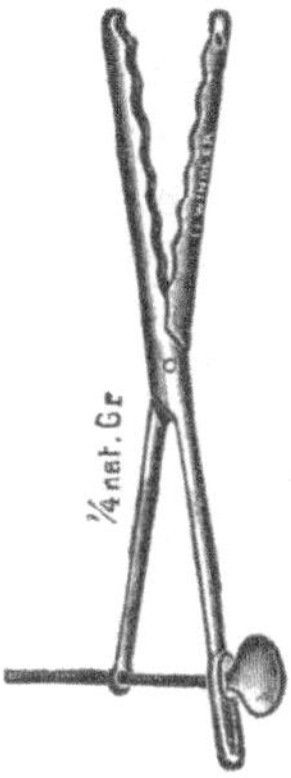

Abb. 257. Spornquetschzange nach Dupuytren.

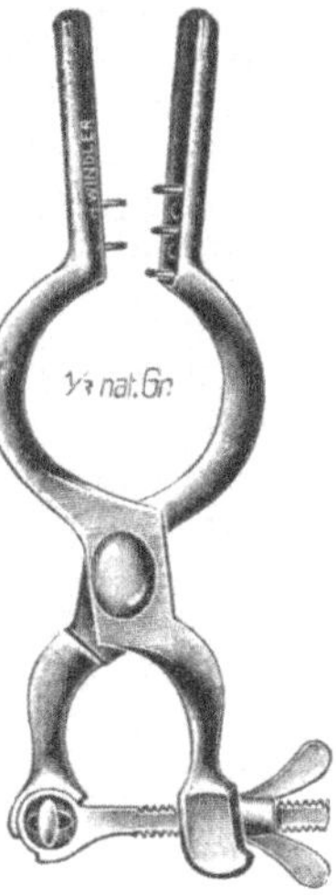

Abb. 258. Spornquetschzange nach Rotter.

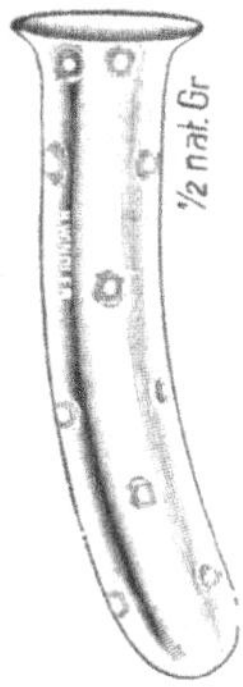

Abb. 259. Glasrohr nach Dreesmann.

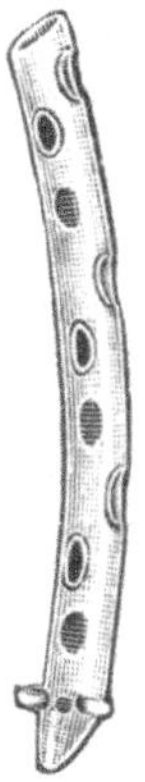

Abb. 260. Glasrohr nach Kocher.

Zwischen beide Knopfhälften wird die Darmwand gefaßt. Durch Zusammendrücken wird der Knopf geschlossen. Heute wird der Murphyknopf allerdings nur noch ausnahmsweise angewandt.

Zur Anlegung einer Fistel an Magen und Darm wird ein dicker Nélaton-Katheter gebraucht, zur Ableitung von Darminhalt ein sog. Paul Mixtersches Rohr (Abb. 256) oder das Rohr von Moynihan.

Zur Beseitigung eines künstlichen Afters muß oft der sog. Sporn beseitigt werden, hierzu brauchen wir eine Spornquetsche (Abb. 257 u. 258).

Bei eitrigen Prozessen werden Drains (Abb. 259 u. 260) gebraucht, seltener Tampons.

Es ist nun noch notwendig, die Vorbereitungen für einige Operationen aufzuzeigen.

b) Anlegung einer Magenfistel (Gastrostomie). Bauchinstrumentarium. Der Magen wird mit mittelstarken Seidenfäden in stumpfen Nadeln gehalten, dann wird ein Gummikatheter mit zugestöpseltem Ende auf den Magen genäht. Hierzu wieder stumpfe Nadeln, mittelstarke Seide (feine Seide reißt leicht durch). Dann wird der Magen an die Bauchwand genäht, hierzu dünnes Catgut, jetzt zum Zunähen der Bauchwunde die üblichen Nähte. Der Operateur probiert in der Regel sofort aus, ob die Flüssigkeit gut in den Magen hineinläuft. Dazu kocht man einen Glastrichter aus, der auf den Schlauch paßt oder mit ihm durch einen kleinen Schlauch und Glasspitze verbunden wird. Es ist zweckmäßig, etwas Milch bereitzuhalten, die man kurz vorher durchseihen muß, denn die Haut der Milch verstopft sehr leicht den Katheter, auch Kochsalzlösung genügt für diesen Versuch.

c) Gastroenterostomie. Nach Eröffnung des Leibes und Vorziehen von Magen und Darm, die vereinigt werden sollen, werden 2 Darmklemmen nach Doyen gebraucht, dann feine Seide in stumpfen Nadeln, auch grade Nadeln mit langem fortlaufenden Faden; die blutstillende Schleimhautnaht wird mit feinem Catgutfaden in Darmnadeln oder gerader Nadel ausgeführt. Die Eröffnung der Lumina geschieht mit dem Thermokauter. Ist das Darmlumen geschlossen, werden unverlangt neue Instrumente zugereicht.

d) Magenresektion. Nach Eröffnung des Leibes werden sehr viele Unterbindungen mit der Deschampschen Nadel gemacht, nicht zu kurze Catgutfäden einfädeln, Magenklemmen, Magenquetschen (große und kleine) gerade Nadeln (für die Grasersche Zange zum Durchnähen). Muzeuxsche Zange zum Fassen des durchschnittenen Magenteiles, Thermokauter, Saugapparat. Die Übernähung des Darmstumpfes mit der Tabakbeutelnaht geschieht mit nicht zu kleiner Nadel und mittels starkem Faden. Frisches Instrumentarium, neue Abdeckung zum Bauchschluß.

e) Das perforierte Magengeschwür. Zur operativen Behandlung kommen in Frage die Übernähung, wofür verschieden starke, stumpfe Nadeln und verschieden starkes Catgut und Seide erforderlich sind. Ferner die Gastroenterostomie, die 3 DOYENsche, weiche, federnde Darmklemmen, feine runde Nadeln mit feiner Spitze und Catgut erfordert. Ferner die Anlegung einer NEUMANNschen Netzmanschette, die Drains verschiedener Dicke und Nahtmaterial erfordert; ferner die Resektion, die außer den federnden Darmklemmen noch zwei Darmquetschen nach GRASER erfordert, außerdem ist für diese Operation wie für alle eiligen Eingriffe am Magen und Darm, reichlich sterile Kochsalzlösung bereitzuhalten.

f) Der Ileus (Darmverschluß). Großes Bauchinstrumentarium, vor allem Darmklemmen und Darmquetschen. Diese Kranken müssen oft vorbereitet werden mit Magenspülung und mit Katheterismus, also dazu alles bereit halten.

g) Dickdarmgeschwülste. Großes Bauchinstrumentarium, Vorbereitung wie zur Magenresektion.

h) Blutungen im Leib, Leber-, Nieren-, Milzzerreißungen durch Unglücksfälle. Außer der Vorbereitung zur Magen- und Harnblasenspülung muß das Bauchinstrumentarium aufs reichlichste vorhanden sein, dazu alle Resektionsinstrumente. Lange breite Bindenstreifen zur Tamponade, reichlich warme Kochsalzlösung zur Ausspülung der Bauchhöhle.

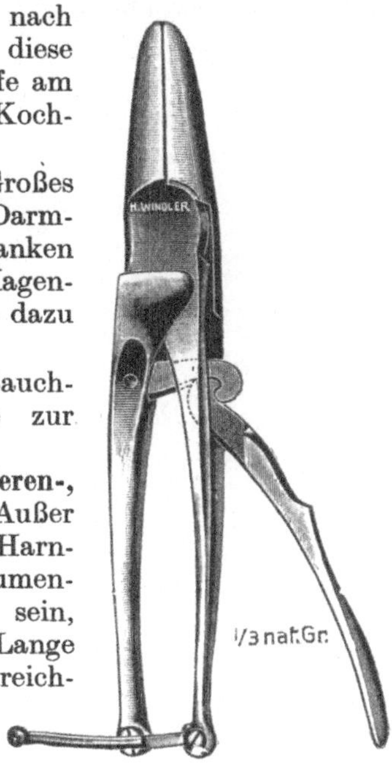

Abb. 261. Enterotrib nach DOYEN.

Zur Vorbereitung gehört auch alles zur intravenösen Kochsalz-Blut-Traubenzuckerinfusion (s. dort, S. 62). Aufpassen soll das Personal des Operationssaales auch darauf, daß der Operierte in ein sehr gut durchwärmtes Bett kommt, denn in der Wärme erholt er sich am schnellsten.

i) Die Appendicitis. Neben allem anderen DESCHAMPSsche Nadeln mit mäßig dickem Catgut oder Seide. Die Quetschzange oder Enterotrib nach DOYEN (Abb. 261). Zum Übernähen des Appendixstumpfes Darmnadeln mit feiner Seide. Ist der Stumpf übernäht, sind von nun an frische sterile Instrumente zu geben und das Operationsfeld ist durch ein neues steriles Tuch abzudecken. Operateur und Hilfspersonal wechseln die Gummihandschuhe.

Ist ein Absceß vorhanden, muß drainiert werden, daher leichtere und kürzere Drains bereit halten. Zur Tamponade werden eingeschlagene Bindenstreifen mit nichtfaserndem Rand genommen.

k) Gallenblasenoperationen. Neben dem Bauchinstrumentarium sind große stumpfe Bauchhaken (Abb. 262—264) notwendig. Bereitzuhalten ist eine große Spritze mit dicker Kanüle, dazu der Saugapparat, ein dicker Seidenfaden wird manchmal um die Spitze der Gallenblase gelegt. Zum Auslösen brauchen wir ein schmales Messerchen und feine chirurgische Pinzetten. Zu den

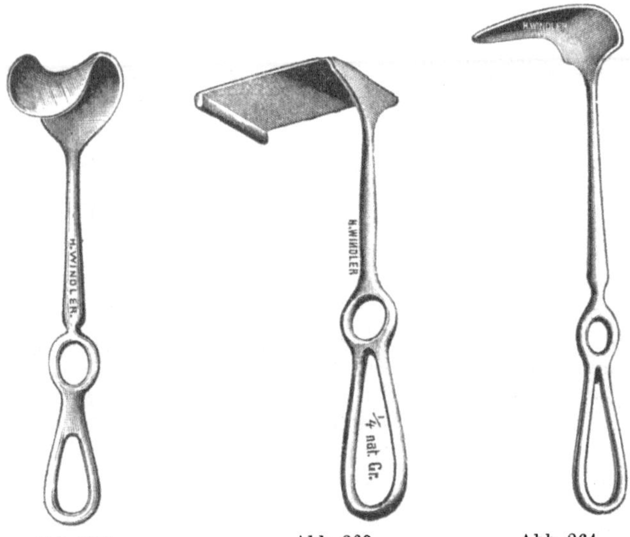

Abb. 262. Abb. 263. Abb. 264.
Abb. 262—264. Breite Bauchhaken.

Unterbindungen am Grunde DESCHAMPsche Nadeln, zum Halten der Gallengänge feine stumpfe Nadeln mit dünner Seide, zum Sondieren der Gallengänge, Gallensonden oder Bleisonden. Zum Entfernen der Steine lange und stumpfe Gallenlöffel verschiedener Größe (Abb. 265). Zum Drainieren der Gallengänge das T-Drain nach KEHR (Abb. 266), zur Tamponade langer eingeschlagener Bindenstreifen.

l) Anlegung eines künstlichen Afters. Laparotomieinstrumente. 1. Der Bauch wird eröffnet, das Bauchfell wird mit Catgutnähten direkt an die Haut genäht, also scharfe Nadeln. 2. Der Darm wird an das Bauchfell genäht, nötig ist weiter Saugapparat, PAUL MIXTERsches Rohr, dicker Seidenfaden.

m) Schluß des künstlichen Afters. Laparotomieinstrumente, Spornquetschen, die einige Zeit vorher angelegt werden.

n) Untersuchung des Mastdarms (Rektoskop). Zur Untersuchung des Mastdarms (Rectum) bedient man sich des Rektoskops (Mastdarmspiegel). Abb. 267 zeigt das Rektoskop nach STRAUSS. Es besteht aus einem außen mit Zentimeterteilung versehenen Tubus (Rohr) mit Obturator, einem Tupferträger, einem Lichthalter und einem Gebläse. Der Lampenstiel hat ein Fenster, das den Tubus nach hinten abschließt.

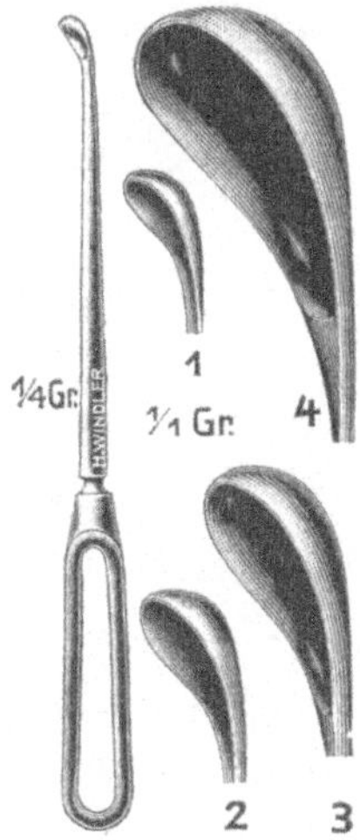

Abb. 265. Stumpfe Gallensteinlöffel.

Für eine rektoskopische Untersuchung ist vorzubereiten: das Rektoskop, ein Akkumulator oder elektrischer Anschlußapparat, etwas Vaseline, Gummihandschuhe, kleine Tupfer für den Tupferhalter, ein Tisch mit Beinhalter. Sind letztere nicht vorhanden, so läßt sich die Untersuchung auch gut in Knie-Ellbogenlage ausführen. Das Lämpchen ist vor und nach der Untersuchung vorsichtig auszuprobieren. Beim Einstecken der Tupfer in den Halter prüfe man, ob der Tupfer fest am Stiel sitzt.

Nach dem Gebrauch ist das Rektoskop auseinanderzunehmen, gut zu säubern, die einzelnen Teile sind mit Ausschluß des Lichthalters auszukochen. Der Lichthalter wird vorsichtig mit Spiritus abgerieben, auch ist darauf zu achten, daß das Fensterchen am Lichthalter recht klar ist.

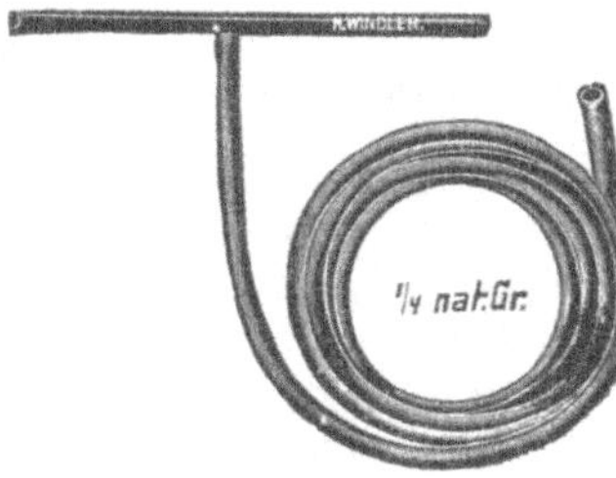
Abb. 266. Drain nach KEHR.

o) Mastdarmoperation (Operation am Rectum). Wieder die üblichen Laparotomie-Instrumente (s. S. 147), dann eine dicke Seidennaht zum Zunähen des Afters. Ferner breiter gerader Meißel und Hammer zum Abschlagen des Steißbeines, Knochenfaßzange, LUERsche Zange; zum Unterbinden DESCHAMPSsche Nadeln mit dickem Catgut, viele Stieltupfer, 2 Darmklemmen nach DOYEN, 2 Quetschzangen, MUZEUXsche Zange, gerade Schere. Zum Nähen braucht man in der Regel zuerst runde Nadeln mit starkem Catgut, dann dünneres Catgut mit scharfen Nadeln zum Einnähen des Afters.

In der Regel gibt der Operateur selbst an, was für eine Naht er braucht, da bald mit Seide, bald mit Catgut genäht wird.

Gebraucht werden schließlich noch breite Binden zum Tamponieren.

p) Operation der Hämorrhoiden. Flügelzange nach v. LANGENBECK (Abb. 268), Faßzange nach NÉLATON (Abb. 269), Thermokauter (Abb. 140), Stopfrohr.

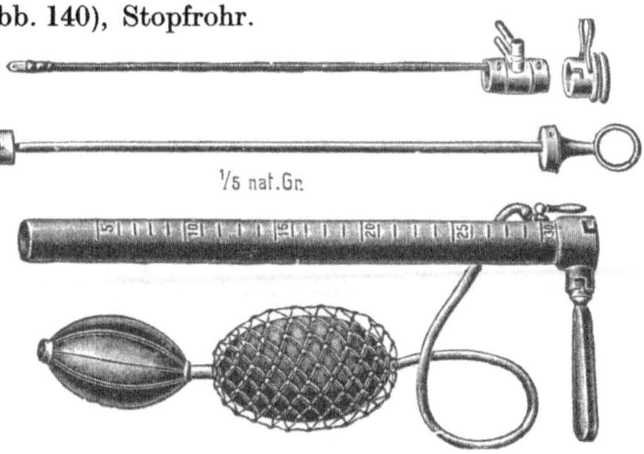

Abb. 267. Rektoskop.

q) Mastdarmfistel. Hohlsonde, Skalpell, scharfe vierzinkige Haken, Schere, einige Arterienklemmen, Mastdarmspeculum, (Abb. 270), Stopfrohr. Dieses ist ein dickes, 12 cm langes Gummirohr, das mit einigen

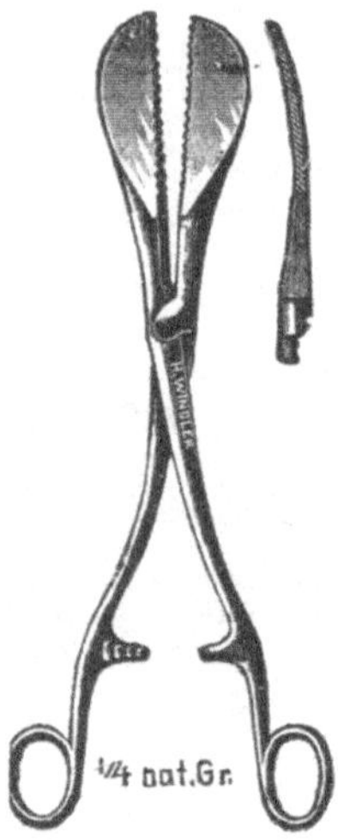

Abb. 268. Flügelzange nach v. LANGENBECK.

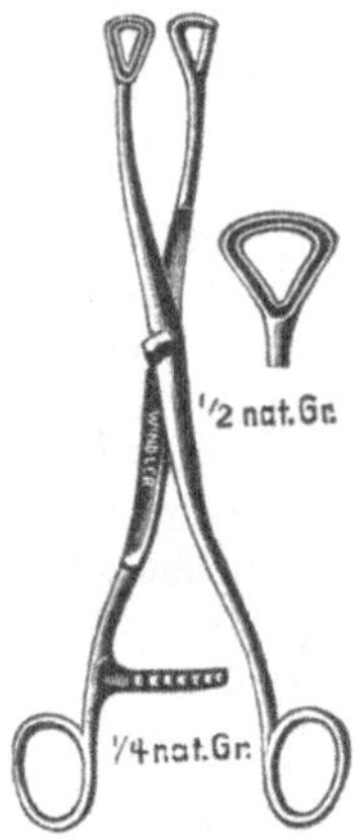

Abb. 269. Faßzange nach NÉLATON.

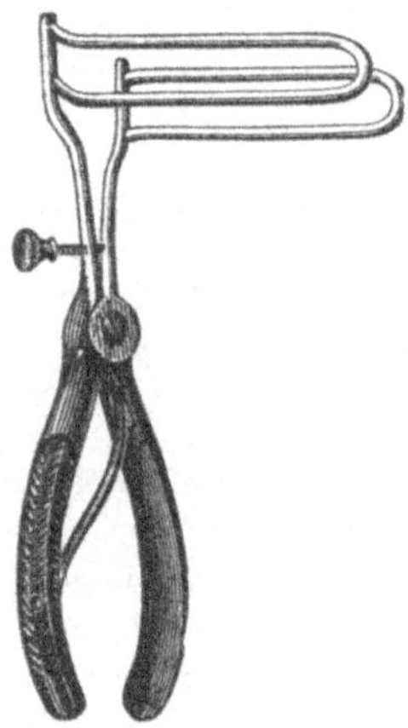

Abb. 270. Mastdarmspekulum.

Gazetouren fest umwickelt ist. Die Gaze muß durch Seide fixiert werden, sonst rutscht sie ab. Dieses Stopfrohr dient sowohl zur Blutstillung, wie zum Offenhalten des Afters, der nach diesen Operationen manchmal krampfhaft zusammengezogen ist.

13. Nierenoperation.

Bauchinstrumentarium: Die sehr tiefe Wunde wird erst mit großen scharfen, dann mit großen stumpfen, schließlich mit großen breiten Bauchhaken auseinandergehalten. Zum Auslösen der Niere werden viele Stieltupfer gebraucht, zur Unterbindung des Nierenstiels braucht man verschiedene Klemmzangen; es müssen sowohl gerade wie gebogene bereitgehalten werden, da je nach Lage des Nierenstiels eine gerade oder gebogene Klemme gebraucht wird (Abb. 271). Große Mullkompressen oder breite Binden müssen wegen der Gefahr der Blutung immer bereit liegen. Handelt es sich um eine Hydronephrose oder eine Eiterniere, so muß der Saugapparat bereitgestellt werden. Immer muß man bei Nierenoperationen darauf gefaßt sein, den Ureter sondieren zu müssen, daher sind feine lange Bougies und lange feine Sonden notwendig. Auch schmale Kornzangen oder feine Faßzangen zum Fassen des Steines müssen bereitgehalten werden. Nierenparenchymsteine verlangen oft nach der vorsichtigen Parenchympunktion, um ihren Sitz festzustellen.

Handelt es sich um die Fixierung einer Wanderniere, so brauchen wir stumpfe Nadeln mit mittelstarkem Catgut oder Seidenfäden.

Ferner ist bei Nierenoperationen oft reichlich Drain- und Tamponmaterial notwendig.

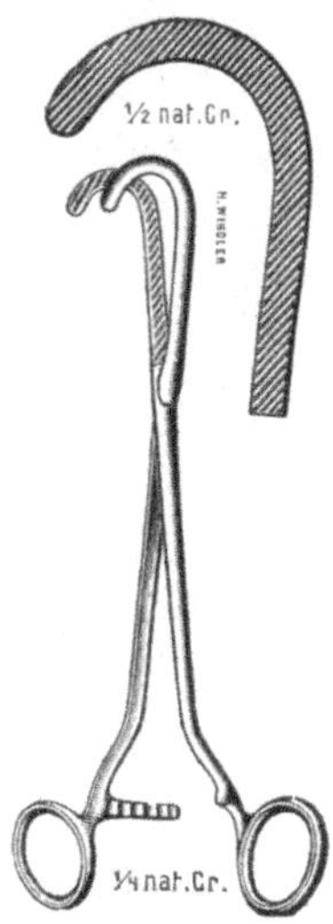

Abb. 271. Zange nach GUYON zum Abklemmen des Nierenstiels.

14. Die Blasenoperationen.

Diese Operationen erfordern bei Männern die Füllung der Blase mit ungefähr 250 ccm warmer physiologischer Kochsalzlösung oder 3%igem Borwasser. Wir gebrauchen dazu einen mittelstarken Gummikatheter, steriles Öl oder Katheterpurin, einen sterilen graduierten Irrigator mit Glasspitze, die auf den Katheter paßt, dazu mehrere Ersatzstücke.

a) Anlegung einer Blasenfistel. Zu den üblichen Instrumenten kommt ein dicker, zugestöpselter Gummikatheter; als Stöpsel nimmt man die kleinen Hölzchen, an denen man Pakete trägt, nur muß man sie auf einer Seite zuschneiden. Der Katheter wird an der Blasenwand mit dünnerem Catgut in runder Nadel angenäht. Reichlich warme Kochsalzspülung bereit halten.

b) Anlegung einer Blasenschrägfistel. Entweder wird ein Kanal über einem Katheter gebildet, wie bei der Magenfistel oder aber, es wird ein dicker gebogener Troikar (Abb. 272) in die Blase gestoßen, durch ihn hindurch wird ein Katheter eingeführt. Zur

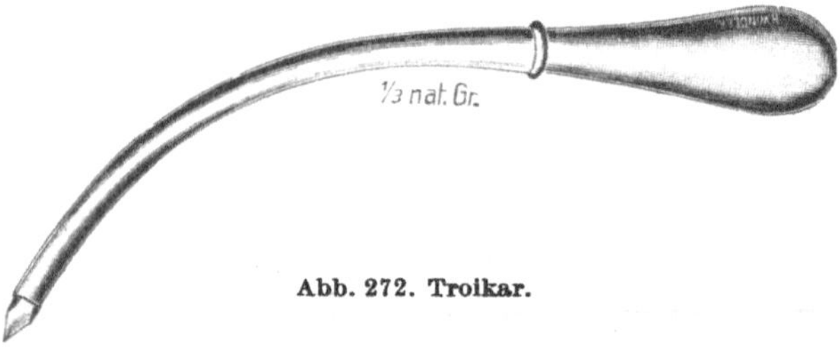

Abb. 272. Troikar.

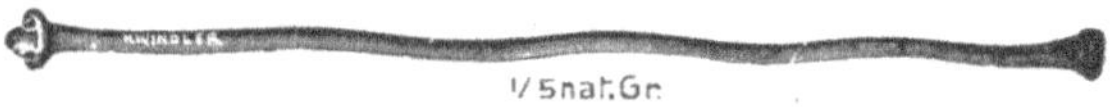

Abb. 273. Verweilkatheter nach PEZZER.

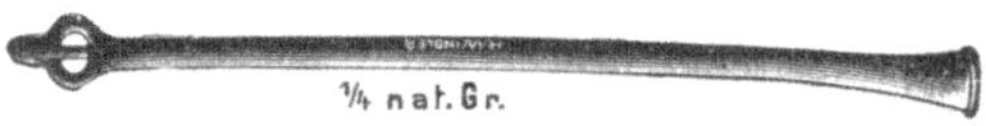

Abb. 274. Verweilkatheter nach CASPAR.

Einführung braucht man eine Führungssonde, die aber nur bei einem Katheter mit seitlicher Öffnung gebraucht werden darf. Häufig nimmt man die Katheter nach PEZZER und CASPAR (Abb. 273 u. 274).

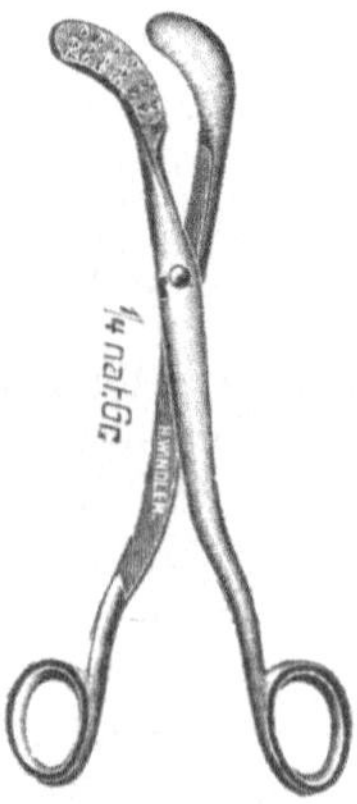

Abb. 275. Steinzange.

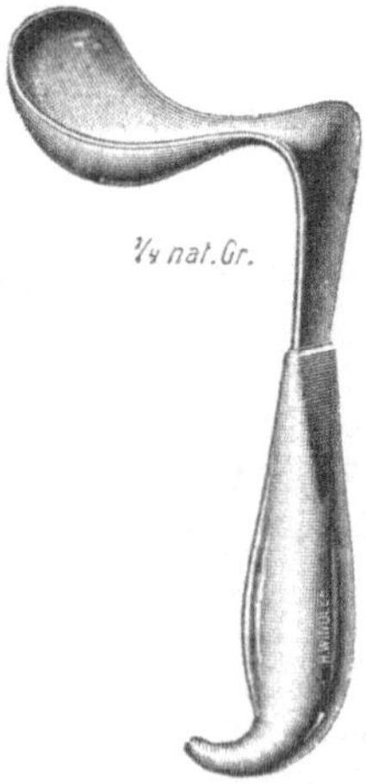

Abb. 276. Haken für Blasenoperation.

c) Harnröhrenzerreißung (Boutonniere). Operation in Steinschnittlage. Vorzubereiten sind reichlich Katheter und Bougies, Kochsalzlösung in sterilem Irrigator. Gewöhnlich wird nur der Damm aufgeschnitten, beide Enden der zerrissenen Harnröhre freigelegt und ein Gummikatheter einerseits in die Blase, andererseits in die Harnröhre nach unten geführt.

d) Blasensteine. Zu den üblichen Instrumenten ein spitzes Messerchen zum Eröffnen der Blase, Haltefäden aus mittelstarker Seide, zum Fassen des Steines eine Steinzange (Abb. 275 u. 276). Steriler Irrigator, warme Kochsalzlösung. Die Blase wird genäht mit mittelstarkem Catgut in nicht zu großer runder Nadel. Zum Drainieren dickes ungelochtes Gummirohr, daran ein dicht abschließendes Glasverbindungsstück mit einem Gummischlauch.

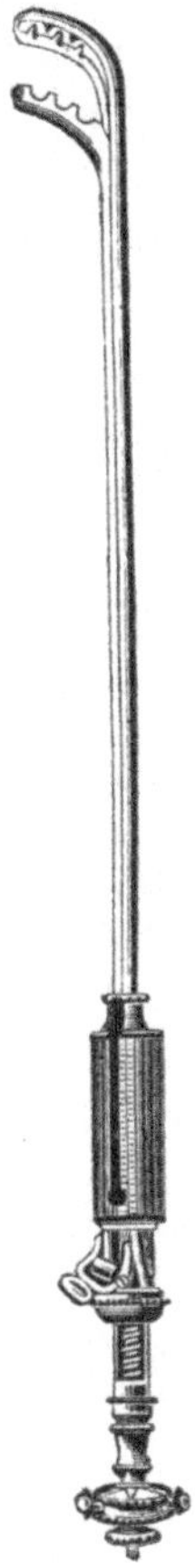

Abb. 277. Steinzertrümmerer nach BIGELOW.

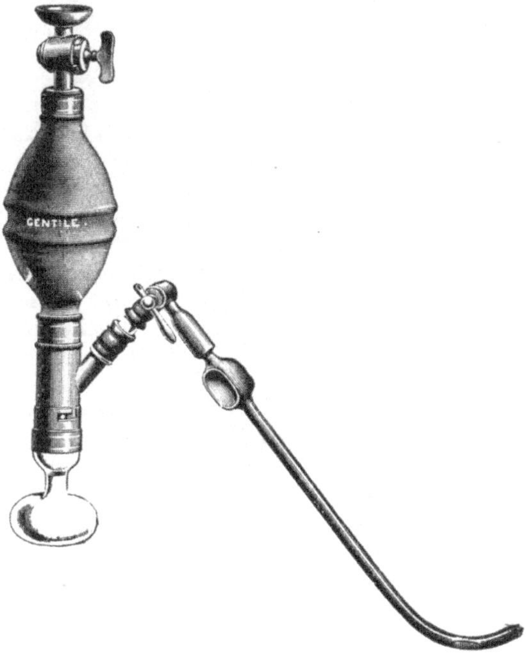

Abb. 278. Aspirator nach GUYON.

e) **Blasensteinzertrümmerung** (Lithotrypsie, Entfernung der Steine durch die Harnröhre). Wie bei jeder Blasenoperation bei Männern, so geht auch bei dieser die Füllung der Blase mit steriler, warmer, physiologischer Kochsalzlösung oder mit 3%igem Borwasser voraus (s. S. 157), außerdem muß zur Anästhesie der Harnröhre vorbereitet werden (s. S. 101).

An Instrumenten wird gebraucht ein Steinzertrümmerer oder Lithotryptor und der Aspirator. Die Abb. 277 und 278 zeigen den Steinzertrümmerer nach BIGELOW und den Aspirator nach GUYON. Letzterer besteht aus dem Gummiballon, einem Glasgefäß und einem katheterähnlichen Instrument. Bei Anwendung eines solchen Apparates muß das katheterähnliche Instrument steril sein, der Gummiballon wird mit Wasser, das kleine Glasgefäß wird mit Glycerin gefüllt. Dann werden beide Teile miteinander verbunden. Der Steinzertrümmerer muß steril sein. Mit ihm werden die Steine in der Blase zertrümmert. Dann werden die zertrümmerten Steinreste mit dem Aspirator herausgesaugt. Das Glasgefäß ist deshalb mit Glycerin gefüllt, weil dessen Schwere

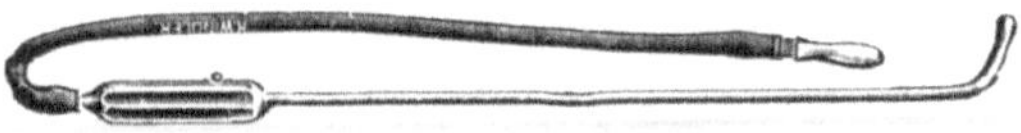

Abb. 279. Steinsonde mit Hörschlauch.

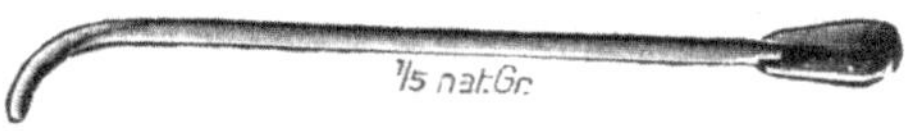

Abb. 280. Steinsonde oder Itinerarium.

die Steine besser herunterzieht. Bei den neueren Aspiratoren wird der Gummiballon nicht mit Flüssigkeit gefüllt, sondern luftleer gemacht und saugt durch diese Druckdifferenz die Steine an.

Um mit Sicherheit festzustellen, ob Steine in der Blase sind, wurde früher vor der Operation die Blase mit einer Steinsonde sondiert (Abb. 279 und 280). Durch ein Schallbrett, welches man an die Steinsonde anschraubt, kann man auch für die nähere

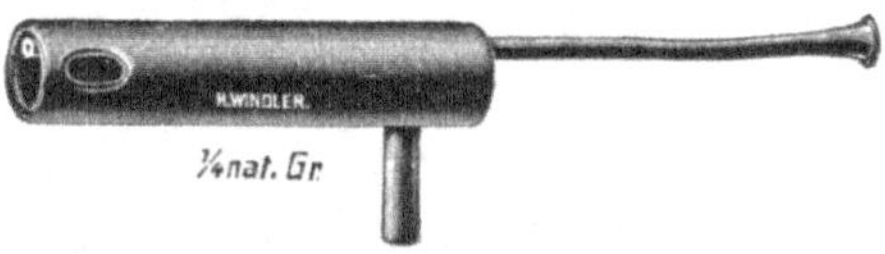

Abb. 281. Drainagerohr nach FREYER mit Zu- und Abflußschlauch zur Verwendung nach Prostatektomie.

Umgebung das Reiben der Sonde an den Steinen hörbar machen. Es muß also auch stets eine sterile Steinsonde vorrätig gehalten werden.

f) Prostatektomie. Das gleiche Instrumentarium wie zur Entfernung eines Blasensteines. FREYERsches Drain, reichlich warme Kochsalzlösung (Abb. 281).

g) Blasensteine bei Frauen. Blasensteine bei Frauen können ebenfalls durch die Harnröhre entfernt werden. Dazu wird vorher die Harnröhrenöffnung durch Bougierung erweitert. Die gebräuchlichsten Bougies sind die nach SIMON, welche satzweise angewandt werden. Sind es Bougies aus Hartgummi, so werden sie in 1$^0/_{00}$iger Sublimatlösung, solche aus Metall durch Auskochen keimfrei gemacht. Das Entfernen der Steine geschieht durch schmale Faß-

oder Kornzangen. Außerdem muß alles zur Blasenspülung bereit gehalten werden.

h) Blasengeschwulst. Instrumente wie bei allen Blasenoperationen. Man halte noch stumpfe Faßzangen, große Bauchhaken oder Bauchdeckenhalter und den elektrischen Brenner bereit. Bei starken Blutungen aus der Blase wird mit heißer Kochsalzlösung (48—50° C) gespült, dazu steriler Irrigator. Auch wird der Kochsalzlösung auf Anordnung des Arztes Adrenalin hinzugesetzt, daher muß auch solches bereit stehen. Zum Nähen große, runde Nadeln und lange, starke Catgutfäden.

15. Die Operationen bei Unterleibsbrüchen.

a) Nabelbruch (Hernia umbilicalis). Die üblichen Laparotomie-Instrumente. Wird Netz reseziert, so sind DESCHAMPSsche Nadeln mit Catgut notwendig, auch Darmnaht muß bereitliegen. Zum Zunähen bei großen Nabelbrüchen sind große Nadeln und recht starkes Catgut nötig. Wird mit Seide genäht, so muß die Stärke der Seide der des Catguts entsprechen.

b) Leistenbruch (Hernia inguinalis). Die üblichen Laparotomie-Instrumente. Alle Nähte bei einem Leistenbruch sind Einzelnähte mit scharfer Nadel und dickem Catgut oder Seide (BASSINI-Naht). Zum Einkerben des Bruchringes wird häufig das COOPERsche Herniotom gebraucht (Abb. 282). Zur Netzresektion DESCHAMPSsche Nadeln mit nicht zu dickem Catgut. Die übrigen Schichten werden mit etwas dünnerem Catgut zugenäht. Für Fettnähte große Nadeln und dünnes Catgut; dann Hautnaht.

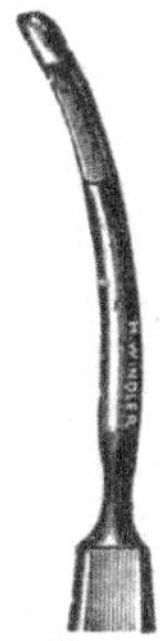
⅛n.Gr.

Abb. 282. COOPERsches Herniotom.

c) Schenkelbruch (Hernia cruralis). Die Instrumente und Nähte wie beim Leistenbruch.

d) Kinderhernie. Dieselben Instrumente wie bei allen Bruchoperationen, nur kleinere Haken, recht zarte Nadeln und feinere Fäden geben, je nach dem Alter des Kindes.

e) Eingeklemmter Bruch (Hernia incarcerata). Bei dieser Operation muß man immer auf eine Resektion des Darmes gefaßt sein, daher müssen zwei Darmklemmen nach DOYEN, zwei Quetschzangen, gerade Schere, DESCHAMPsche Nadel bereitgehalten werden. Alles kommt bei dieser Operation darauf an, ob man den Darm erhalten kann oder nicht, daher muß heißes Kochsalz in einer sterilen Schale auf einem steril abgedeckten Tische neben dem Operateur stehen. Das Aufträufeln der heißen Kochsalzlösung ergibt — unter anderen Anzeichen — die Anzeige, ob der Darm erhalten werden oder reseziert werden soll oder ob er schließlich so brandig ist, daß man ihn besser vorlagert und lediglich ein Rohr in ihn einwickelt, das den Kot ableiten soll. Hierzu brauchen wir ein PAUL MIXTERsches Rohr, eine größere Darmnadel und kräftigen Seidenfaden. An das Glasrohr befestigen wir einen Gummischlauch, der den Darminhalt in einen Behälter ableitet.

f) Kryptorchismus. Genau alles wie zur Bruchoperation, nur sind die Fäden zum Nähen dünner zu wählen.

g) Wasserbruch (Hydrocele). Instrumente wie zur Hernienoperation, außerdem eine sterile Schale zum Auffangen der Hydrocelenflüssigkeit, zum Zunähen zarte Nadeln und feine Fäden. Zuweilen wird ein dünnes Drainrohr eingelegt.

h) Varicocele. Einige Arterienklemmen, Pinzetten, Schere, gerade weiche Darmklemme, DESCHAMPSsche Nadeln. Pflegt der Arzt bei der Varicocelenoperation den Hodensack zu verkleinern, so ist eine große, gerade Schere, am besten Papierschere, und fortlaufende, nicht zu starke Catgutnaht nötig.

16. Operationen an der unteren Extremität.

a) Operationen am Hüftgelenk. Knocheninstrumentarium, zum Heraushebeln des Schenkelkopfes ein breiter Hebel (der LÖBKERsche Löffel), zum Absägen des Schenkelkopfes wird die Säge mit schmalem Blatt oder die GIGLIsche Drahtsäge mit Durchführungsnadel und Griffen genommen. Wegen der Gefahr der Blutung langfassende Arterienklemmen, lange Bindenstreifen, zum Zunähen große scharfe Nadeln mit kräftigem Catgut oder Seide. Soll Blutleere gemacht werden, so muß der TRENDELENBURGsche Spieß bereitgehalten werden, für alle Fälle auch ein $2^1/_2$ m langer, gut haltbarer Gummischlauch zur MOMBURGschen Blutleere.

b) Kniescheibenbruch. Blutleerschlauch, Knocheninstrumentarium, Bohrer, Aluminium-Bronzedraht, Drahtführer, Drahtschere, Flachzange, Elevatorium, Raspatorium, starke Seiden- und Catgutfäden, große starke Nadeln.

c) Habituelle Kniescheibenverrenkung. Alle Instrumente wie zum Kniescheibenbruch, vor allem starke Catgutfäden mit großen starken Nadeln.

d) Punktion des Kniegelenks. Lokalanästhesie, dicke 8 cm lange Punktionskanüle, 20 ccm-Rekordspitze, dicker Troikar, spitzes Messerchen für den Einschnitt in die Haut, sterile Reagensgläser, sterile Schale zum Auffangen der Punktionsflüssigkeit, Hautnaht für die Einstichstelle des Troikars. Ferner muß alles zur Spülung des Kniegelenkes vorhanden sein: steriler graduierter Irrigator mit Schlauch und Glasspitze, die auf den Troikar gut paßt.

e) **Grittische Amputation.** Dieselben Instrumente, dazu eine Säge mit schmalen und eine mit breitem Blatt. Zweckmäßig ist eine Fixationszange für die Patella, wie die nach Hadenfeldt.

f) **Fußgelenksresektion.** Gebraucht werden Blutleerschlauch, die üblichen Instrumente, gerader Meißel und Hammer, Säge, Knochenfaßzange, Luersche Zangen. Bei der Resektion des Sprunggelenkes bzw. Talusresektion wird ein dreieckiger Keil (Abb. 283) in ein steriles Tuch eingeschlagen und unter den Fuß gelegt.

g) **Exartikulation des Oberschenkels.** Bei Exartikulation des Oberschenkels muß der Trendelenburgsche Spieß, bei der des Oberarmes alle Instrumente zur Unterbindung der Hauptschlagader (s. Gefäßoperation) bereitgehalten werden.

Die üblichen Instrumente (s. S. 101) müssen durch eine größere Anzahl Arterienklemmen ergänzt werden, weiter werden gebraucht: Elevatorien, Raspatorien, Lappenmesser, Amputationsmesser, Säge, Knochenfaßzange. Zum Zunähen starke Catgut-Einzelnähte.

h) **Osteotomie des Oberschenkels oder des Schienbeins.** Ein Blutleerschlauch muß bereit liegen, wird aber in der Regel nicht gebraucht. Ein Sandsack wird unter das Glied gelegt.

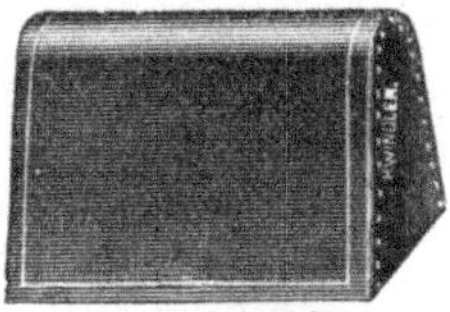

1/4 nat. Gr.

Abb. 283. Keil nach König.

Außer den üblichen Instrumenten (S. 101) wird zum Durchschlagen des Knochens ein gerader, recht scharfer Bildhauermeißel und ein Hammer gebraucht. Die Breite des Meißels richtet sich nach der Dicke des Knochens. Die meist kleine Wunde wird mit ein paar Hautnähten geschlossen. Das Glied wird eingegipst.

i) **Tenotomie** (Sehnendurchschneidung). Zur Durchschneidung einer Sehne wird ein spitzes und geknöpftes Tenotom gebraucht (Abb. 284—286).

k) **Die Operation der Krampfadern** (Varicen). a) Exstirpation der Krampfadern. Die üblichen Weichteilinstrumente (s. S. 101), Deschampssche Nadeln mit nicht zu starkem Catgut oder Seide. Zum Zunähen die üblichen Nähte (s. S. 105).

b) Operation nach Babcock. Kupferdrähte mit Knopf nach Babcock; Instrumente zur Freilegung der Vene. Ein paar Arterienklemmen, ein feines Messer, zwei chirugische und zwei anatomische Pinzetten, ein kleines gebogenes Scherchen, zwei kleinere und zwei größere scharfe Haken, Deschampssche Nadeln mit starkem Catgut oder Seide. Die kleine Hautwunde wird mit einigen Nähten geschlossen.

c) Umstechung der Krampfadern. Dazu sind Umstechungsnadeln nach Klapp (Abb. 287) oder stark gebogene Nadeln und Nadelhalter und starke Catgutfäden nötig.

Für Krampfaderoperationen müssen lange, gut gepolsterte Volkmannsche Schienen bereitgehalten werden.

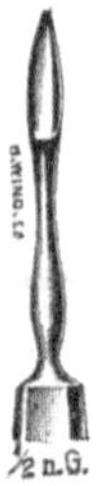

Abb. 284. Gerades spitzes Tenotom.

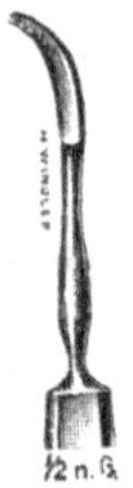

Abb. 285. Gebogenes spitzes Tenotom.

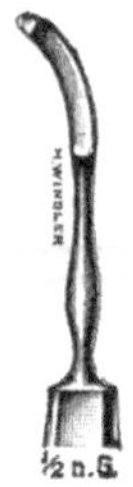

Abb. 286. Geknöpftes Tenotom.

Durch Bestreichen mit steriler Stärkelösung[1] oder Methylenblau können die Varicen vor der Jodierung kenntlich gemacht werden.

l) Die Injektionsbehandlung der Krampfadern. Vielfach werden die Krampfadern heute nicht mehr operativ entfernt, sondern es wird durch Einspritzung von Mitteln in die Wand der Krampfadern durch Entzündung das Krampfadergefäß zur Verödung gebracht. Es gehören dazu zwei Asko-Blutabbinder, eine feine

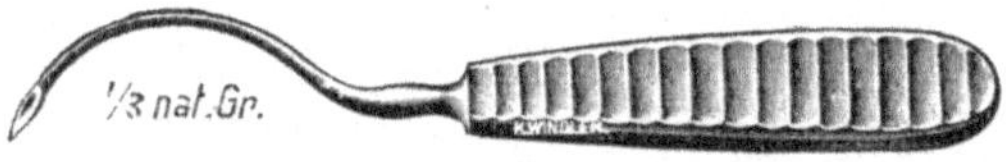

Abb. 287. Varizen-Umstechungsnadel nach Klapp.

bis mittelstarke Injektionsnadel und schließlich eine 10 ccm-Spritze mit Varikophtin oder hochprozentiger Traubenzuckerlösung.

17. Die Operationen an der oberen Extremität.

Amputation des Ober- oder Unterarmes. Dasselbe Instrumentarium wie zu jeder Amputation, nur muß das ganze Instrumentarium kleiner sein, also kleinere Messer, kleinere Nadeln, feinere

[1] Stärkepulver, das man in der Apotheke erhält oder ganz gewöhnliche Stärke, auch Kartoffelmehl, wird mit etwas kaltem Wasser in einem Emailletöpfchen angerührt. Dann wird unter ständigem Rühren kochendes Wasser hinzugegossen bis die Stärke dickflüssig ist. Das Ganze läßt man noch einmal aufkochen.

Fäden. Zur Herstellung der Blutleere darf man keinen Schlauch nehmen, sondern nur eine Binde, weil der Schlauch leicht Lähmungen hervorruft.

18. Gynäkologische Operationen.

Die gynäkologischen Operationen erfordern im allgemeinen hinsichtlich der aseptischen Vorbereitung dieselben Maßnahmen wie die chirurgischen. Auch das Instrumentarium ist annähernd das gleiche. Da der Gynäkologe in ziemlicher Tiefe arbeiten muß, so

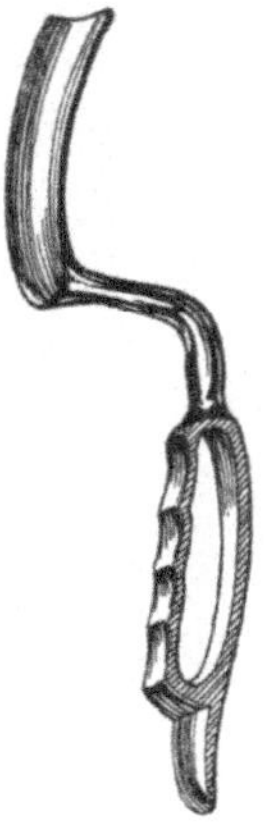

Abb. 288. Breiskyscher Spatel.

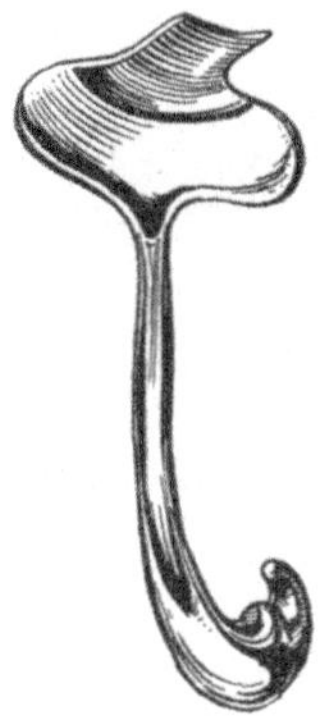

Abb. 289. Martins Spatel.

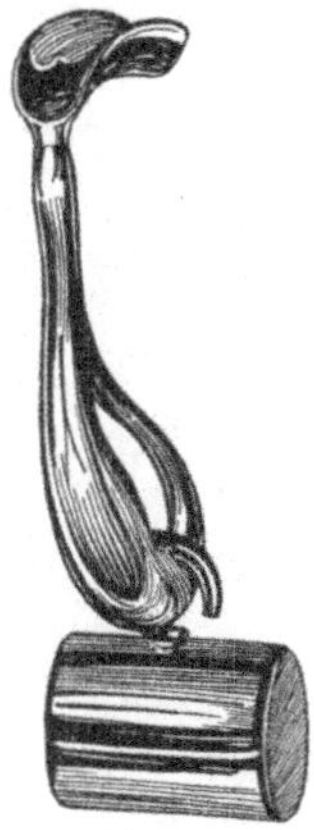

Abb. 290. Simonscher Rinnenspatel.

hält er die Bauchhöhle gern mit automatisch haltenden Rahmenspeculis auseinander, von denen das Franzsche (Abb. 253) das bekannteste ist. Die Bauchdeckenhaken, die Wundhaken usw. sind die gleichen wie in der Chirurgie.

Als Operationen mit besonderem Instrumentarium kommen noch die vaginalen Operationen in Frage. Bei ihnen wird vielfach der Simonsche Rinnenspatel (Abb. 290) oder der Martinsche Spatel (Abb. 289) verwandt, welch letzterer besonders dann gebraucht wird, wenn die Portio uteri herabgezogen werden soll. Die seitliche Scheidenwand wird durch den Breiskyschen Spatel (Abb. 288) festgehalten. Alle diese Spatel sind in verschiedener Größe vorhanden (Abb. 291). Zur Eröffnung des Leibes und zum Herausschneiden von Organen oder Teilen derselben werden ebenfalls dieselben Instrumente verwandt wie in der Chirurgie. Erwähnenswert ist das Segondsche Sichelmesser für die Verkleinerung von Myomen.

Besonders wichtig für diese Operationen sind Faßinstrumente, von denen die Kugelzange nach Martin (Abb. 292), die Muzeuxsche Zange (Abb. 293) mit 4 Zinken, schließlich der Myombohrer (Abb. 294) verwandt werden.

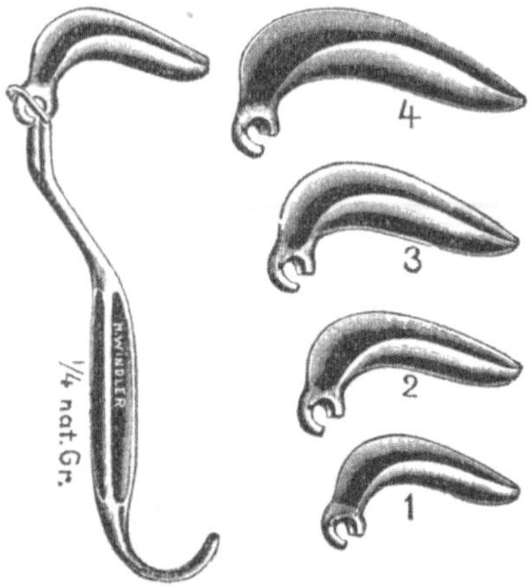

Abb. 291. Spatel verschiedener Größe.

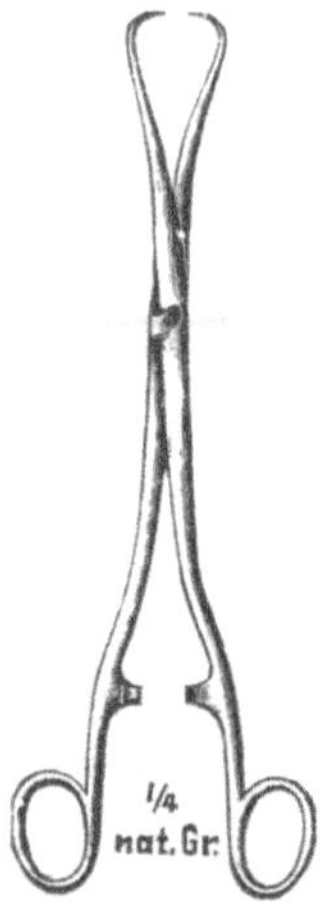

Abb. 292. Kugelzange.

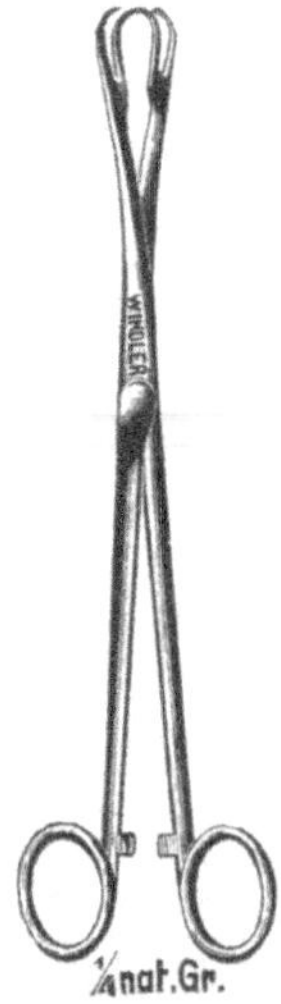

Abb. 293. Muzeuxsche Zange.

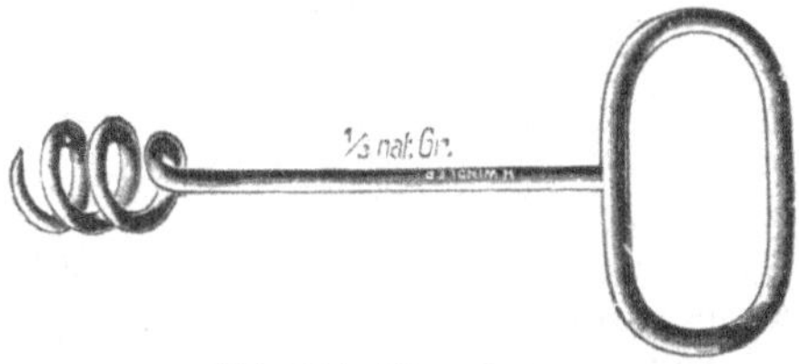

Abb. 294. Myombohrer.

Das Nahtmaterial ist das gleiche wie in der Chirurgie. Als Nadelhalter wird der nach Langenbeck oder nach Hegar-Stoeckel verwandt.

Zur Erweiterung des Muttermundes dienen die Hegarschen Dilatatoren, zur Ausräumung des Uterus die Curetten (Abb. 295) zur Austastung des Uterus die Uterussonden (Abb. 296).

Nach alledem gestalten sich die gynäkologischen Operationen folgendermaßen:

1. Die Dehnung des Muttermundes: Scheidenspeculum, Kugelzange, Hegarsche Dilatatoren oder Laminariastift.

2. Die Ausräumung der Gebärmutter: dasselbe, stumpfe und scharfe Curetten, Uterusspülkatheter, heiße Lysollösung. Sehr

zweckmäßig ist das Scheidenspeculum nach WEISSBART (Abb. 297), das einen Korb zum Auffangen des Uterusinhaltes besitzt.

3. Vaginale Operationen: Scheidenspecula, Kugelzange, Skalpell,

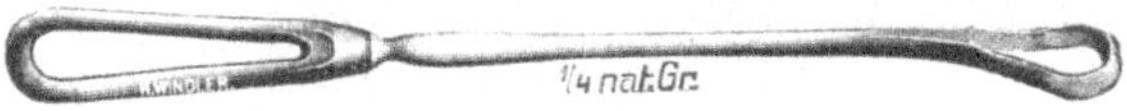

Abb. 295. Curette.

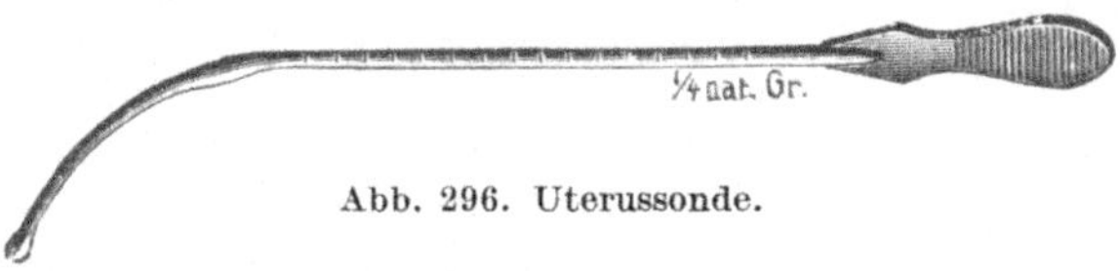

Abb. 296. Uterussonde.

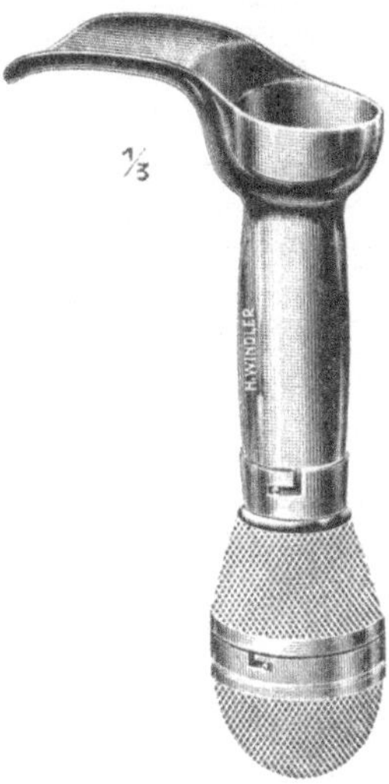

Abb. 297. Speculum nach WEISSBART.

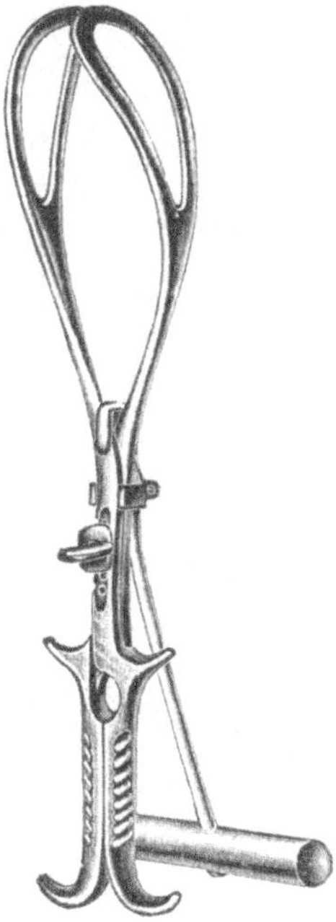

Abb. 298. Zange.

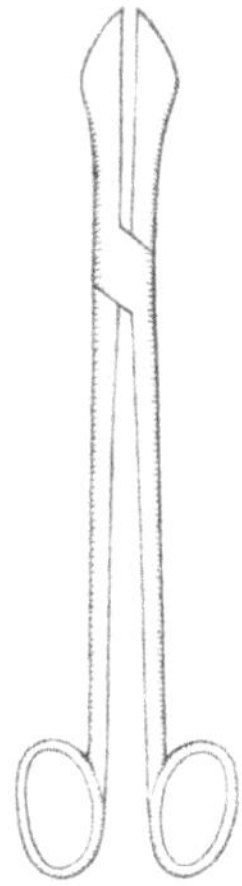

Abb. 299. Perforationsschere nach LEBRE.

Stieltupfer, weitere Kugelzangen, DESCHAMPSsche Nadeln, Nadelhalter, scharfe und stumpfe Nadeln, Seide und Catgut.

4. ALEXANDER-ADAMsche Operation, die Operation der Leistenhernie: dasselbe Instrumentarium wie zur Operation der männlichen Leistenhernie.

5. Die intraabdominalen Operationen: das gleiche Instrumentarium wie zur Laparotomie überhaupt, dazu die oben beschriebenen gynäkologischen Spezialinstrumente.

Die geburtshilflichen Operationen erfordern nur zum Teil besondere Instrumente. Die künstliche Eröffnung der Geburtswehe, die Blasensprengung, die Wendung, die Reposition vorgefallener Teile sind ohne besondere Instrumente auszuführen.

Die Einleitung der Frühgeburt und des Abortus werden mit den Instrumenten ausgeführt, die schon besprochen sind, betont sei nur, daß für alle diese Eingriffe eine besonders peinliche und sorgsame Asepsis notwendig ist.

Die Symphysiotomie und Hebosteotomie erfordern eine Gigli-Drahtsäge. Für die Extraktion des lebenden Kindes ist die Zange (Abb. 298) erforderlich, für die Entwicklung des lebenden Kindes mittels der Sectio caesarea entweder die Instrumente für vaginale Operationen oder die Laparotomieinstrumente.

Für die zerstückelnden Operationen werden entweder trepanförmige und scheren- oder dolchförmige Instrumente gebraucht. Abgebildet ist die Perforationsschere von Lebre (Abb. 299), der Cephalocranioclast von Zweifel (Abb. 300) und schließlich der Dekapitationshaken von Braun (Abb. 301).

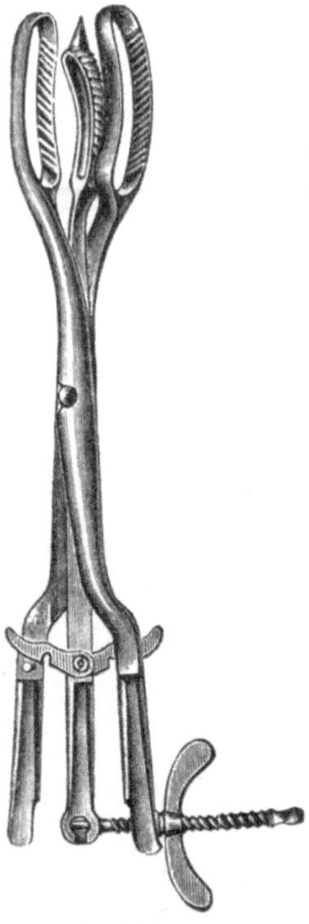

Abb. 300. Cephalocranioclast nach Zweifel.

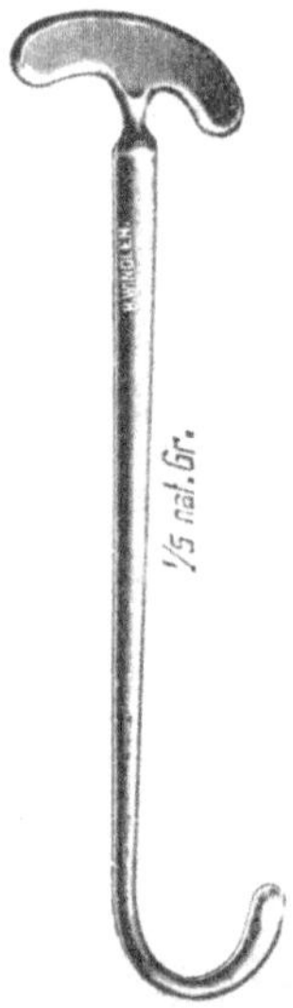

Abb. 301. Dekapitationshaken nach Braun.

X. Instrumente zum Mitnehmen für Operationen außerhalb der Klinik.

Für Ärzte, welche viel außerhalb operieren, sind Segeltuchtaschen, die so eingerichtet sind, daß ein Sieb hineingestellt werden kann, sehr zweckmäßig. Wenn es irgend geht, werden die Instrumente stets in ein Sieb eingepackt.

Instrumente zum Mitnehmen für Magen-, Darm- und Gallenblasenoperationen.

12 Arterienklemmen nach v. BERGMANN.
8 Arterienklemmen nach KOCHER oder PÉAN.
10 Klemmen nach MIKULICZ.
4 gebogene Scheren.
2 gerade Scheren.
4 chirurgische Pinzetten.
2 anatomische Pinzetten.
2 lange Pinzetten.
2 kleine Darmpinzetten.
1 Kochersonde.
2 scharfe Haken mittel.
2 scharfe Haken groß.
2 stumpfe Haken schmal (v. LANGENBECK).
1 großer stumpfer Bauchhaken.
3 DESCHAMPSsche Nadeln.
4 Darmklemmen (DOYEN).
2 Quetschzangen.
1 mittelgroße MUZEUXsche Zange.
1 Kornzange.
3 verschiedene Stärken Bleisonden, Gallensteinslöffel.
4 lange KOCHERsche Klemmen zu Stieltupfer, auch zum Fassen tiefsitzender Gefäße.
2 Nadelhalter.
1 Kästchen mit Darm- und scharfen Nadeln.
4—6 Tuchklemmen.
Mehrere Skalpelle,
feine und mittelstarke Seide, Gummischlauch für Drain, sterile Gummihandschuhe, reichlich Tupfer, Mullagen, Perltücher, Watte, Binden.

Wäsche für eine Operation.

4 Mäntel.
1 Lochtuch.
4 viereckige Tücher (zum Abdecken der Instrumententische).
6 Handtücher.
Gummischürzen.

Instrumente für Blinddarmoperation.

2 Skalpelle.
8 Arterienklemmen nach v. BERGMANN.
6 Arterienklemmen nach KOCHER oder PÉAN.
6 Klemmen nach MIKULICZ.
2 chirurgische Pinzetten.
2 anatomische Pinzetten.
2 Scheren.
2 DESCHAMPSsche Nadeln.
2 mittelgroße scharfe Haken.
2 schmale stumpfe Haken. Nadelhalter.
Nadeln.
1 Kornzange.
4 Tuchklemmen.
2 Stieltupfer.
Drain.
Seide.
Katgut.
Gummihandschuhe.

Für eine Bruchoperation dieselben Instrumente. Für einen eingeklemmten Bruch dazu noch die Instrumente zur Darmresektion, zwei DOYENsche Darmklemmen, zwei Quetschzangen, eine mittelgroße MUZEUXsche Zange (Abb. 123 u. 124).

Zur Absceßspaltung in einem sterilen Tuch einige Arterienklemmen, Pinzette, Schere, Häkchen, Skalpell, Kornzange, etwas Catgut zum Unterbinden, Tupfer, Gummihandschuhe, Verbandstoffe, Blutleerbinde.

Für alle übrigen Operationen (Amputationen usw.) siehe Operationen im einzelnen.

Das Einpacken der Instrumente.

Das Einpacken macht man folgendermaßen: Auf die geöffnete Segeltuchtasche wird ein großes steriles Tuch gelegt, auf das das ausgekochte Sieb mit den Instrumenten gesetzt wird. Auf die Instrumente legt man die in Gaze eingewickelten Messer, aber so, daß sie sofort zu sehen sind. Dann die Seide, die Tupfer eingepackt in ein Handtuch, Mullkompressen, Perltücher, Binden zur Tamponade, Drainrohre mit Sicherheitsnadeln, Gummihandschuhe. Dann die Wäsche. Zuerst die kleinen Tücher, dann das Lochtuch mit den Tuchklemmen und Stieltupfern, darauf die Mäntel und die Handtücher, welche zum Abtrocknen der sterilen Hände gebraucht werden. So hat man die Sachen, wie sie der Reihe nach benötigt werden. Schließlich deckt man noch ein Tuch über das Ganze, schlägt von allen Seiten das große Tuch herum, steckt es gut mit sterilen Nadeln zusammen und schnürt die Segeltuchtasche zu.

Zum Einpacken muß man selber steril sein.

In eine besondere Tasche kommen die Sachen zur Narkose (zwei frisch bezogene Masken, fünf Flaschen Äther, eine Flasche Chloroform, zwei gut ausprobierte Tropfer, Mundsperrer, Zungenzange, Stieltupfer, Brechschale), ferner Jodtinktur (in gut verschlossener Flasche), Morphium, Campher, Rasiermesser. Dazu legt man in ein steriles Tuch verpackt die Sachen zum Katheterisieren (Katheter, Katheterpurin oder Öl, Sublimatpastillen [im Fläschchen]), Zellstoff oder Watte und Binden, ebenfalls in einem sterilen Tuch verpackt. In ein Kästchen die Injektionsspritze mit verschiedenen Kanülen, ferner Catgut in Schachteln, sterile Bürsten, Nagelreiniger, eventuell auch sterile Schalen für Alkohol und eine Flasche mit Alkohol, schließlich noch Gummischürzen.

Zur Lokalanästhesie wird in ein steriles Tuch eingepackt: eine in Gaze eingewickelte Spritze, gute ausprobierte Kanülen, ein graduiertes Töpfchen. Ferner Novocainlösung mit Suprarenin in einem gut verschlossenen sterilen Glaskolben oder Braunsche A-Tabletten (s. Kapitel über Lokalanästhesie). (Die Stärke und die Menge der Lösung bestimmt stets der Arzt.) Der Kolben muß genaue Aufschrift bekommen.

XI. Operation in einem Privathause.

Wenn in einem Privathause eine Operation vorgenommen werden soll, so muß ein Zimmer ausgewählt werden, das hell, geräumig, heizbar und möglichst dicht neben dem Krankenzimmer gelegen ist. Am Tage vor der Operation muß es gründlich gereinigt und gelüftet werden. Alle Teppiche, Sessel, Decken und überflüssigen Sachen müssen entfernt werden. Die Temperatur des Operationszimmers beträgt 22—25° C.

Zum Operationstisch wird ein Tisch gewählt, der möglichst der Körperbreite und -länge entspricht, oder aber man bindet zwei Tische mit den schmalen Seiten aneinander. Der Tisch muß auf seine Haltbarkeit geprüft werden. Zum Polstern wird eine Matratze oder eine Wolldecke genommen, darüber ein frisch abgewaschene Decke aus möglichst wasserdichtem Stoff und ein frisch geplättetes Laken. Kissen für den Kopf müssen ebenfalls frisch bezogen werden. Der Operationstisch ist so zu stellen, daß er gut beleuchtet und von allen Seiten gut zugänglich ist.

Auf einen zweiten, sauber gereinigten und mit einer Gummidecke bedeckten Tisch werden die Schalen, Verbandzeug, Narkosensachen, Instrumentenkocher und alles, was man braucht, gestellt, sodaß alles beisammen ist. Auf einem besonderen Tisch werden die sterilen Instrumente, Wäsche und Verbandstoffe usw. ausgebreitet.

Auf eine Bank oder Tisch kommen die Waschschüsseln, für jeden Arzt eine Schüssel mit Seife, Bürste und Handtuch. Ferner die Schüssel mit Alkohol zum Desinfizieren der Hände und eine Sublimatschale. Mehrere Kannen mit kaltem und heißem Wasser (alles Wasser muß abgekocht und die Kannen, um das Wasser keimfrei zu erhalten, mit Deckel dicht zugedeckt sein), zwei Eimer und mehrere Handtücher müssen da sein.

Die Narkosensachen werden zur Operation auf ein Tischchen oder Stuhl gestellt, so daß der Narkotiseur alles bequem erreichen kann.

Müssen Instrumente zwischendurch gekocht werden, so bindet man sie in ein Taschentuch und kocht sie in einem sauberen Topf.

Bleiben zum Gebrauch polierte Möbel im Zimmer, so müssen sie gut mit wasserdichtem Stoff oder Tüchern bedeckt werden. Es muß überhaupt darauf geachtet werden, daß nichts beschädigt wird. Man sorge auch für einen Eimer für die schmutzigen Tupfer, für ein Uringlas und Brechbecken. Nach der Operation wird alles wieder gut gesäubert und desinfiziert.

Das Bett muß vor der Operation frisch bezogen werden und mit Wärmflaschen erwärmt sein. Die Wärmflaschen sind gut einzuwickeln und so zu lagern, daß der Operierte sich nicht verbrennt. Luftkissen und Lagerungsapparate sind im Bett so vorzubereiten, daß der Operierte gleich in die richtige Lage kommt. Ist nicht sofort eine Schwester zur Pflege da, so muß die Operationsschwester in den ersten Stunden nach der Operation bei dem Kranken bleiben. Er muß gut überwacht werden, da sich Übelkeit, Erbrechen, Aufregungs- und Schwächezustände und Blutungen einstellen können. Bei jeder Veränderung muß sofort ein Arzt benachrichtigt werden. Für unbedingte Ruhe muß Sorge getragen werden. Der Kranke muß gut gelagert werden, der Körper möglichst flach, das Kreuz gut ausgefüllt. Bei jeder Bauchoperation muß eine Knierolle gegeben werden. Bei Erbrechen gut achtgeben, daß das Erbrochene nicht in die Luftröhre fließt. Nach der Operation nichts zu trinken geben, nur den Mund spülen lassen und die Lippen befeuchten. Streng die Vorschriften des Arztes befolgen.

XII. Für die Praxis des Arztes.

1. Einrichtung.

Um Richtlinien für die Anschaffung der notwendigen Ausrüstung zu geben, sind im folgenden tabellarisch die gebräuchlichsten Gegenstände aufgeführt.

Der Aufstellung sind die Verhältnisse eines praktischen Arztes mit allgemeiner Landpraxis zugrunde gelegt, der für alle Vorkommnisse gerüstet und daher häufig besser eingerichtet sein muß als der Stadtarzt.

a) Allgemeineinrichtung.

Untersuchungstisch (zugleich für gynäkologische Untersuchungen geeignet).

Instrumentenschrank.
Kleiner Holzschrank für Watte, Binden, Schienen usw.
Kleiner Rolltisch mit Glasplatte.
Regal für Flaschen und Medikamente.
Waschvorrichtung (am besten mit fließendem Wasser).
5 Min.-Sanduhr.
Nagelschere.
Nagelreiniger.
Bürste.
(Behälter dazu.)
Instrumentenkocher (Sterilisationsapparat).
Trommeln für steriles Verbandmaterial und Wäsche (System Lautenschläger).
2 Abfalleimer (einer für verbrennbare Abfälle, einer zum Ausschütten von Flüssigkeiten).
2 viereckige Instrumentenschalen aus Emaille, 1 weiß für sterile, 1 blau für gebrauchte Instrumente.
Eiterbecken verschiedener Größen.
Tischchen für Urinuntersuchung, darauf die zugehörigen Sachen:
Holzgestell für 6 Reagensgläser, kleine Glastrichter (10 und 12 cm Durchmesser), Filtrierpapier.
Spirituslampe oder Bunsenbrenner, Dreifuß-Kochständer.
Drahtnetz mit Asbestschicht, Schale und Bürstchen zum Reinigen der Reagensgläser. Zentrifuge und die dazu gehörigen Spitzgläschen.
Mikroskop mit drehbarem Stativ und Ölimmersionslinse.
Objektträger, Deckgläser, Pinzette zum Halten der Objektträger, Deckglaspinzette.
Meßzylinder, Größe 25—50 cm.
Erlenmeyer-Kochkolben, graduiert von 25—500 ccm.
Ein Satz Bechergläser.
Gummi- oder Wachstuchschürze.
Gummihandschuhe.
Gummi-Fingerlinge.
Handtasche zum Einpacken von Instrumenten für geburtshilflich-gynäkologische und andere dringliche Operationen.

b) Instrumente.

1. Für allgemeine Untersuchungszwecke.

Stethoskop.
Perkussionshammer.
Plessimeter.
Thermometer.
Mundspatel aus Holz und Metall.
10-ccm-Spritze.
Morphiumspritzen (1 und 2 ccm).
Verschiedene Stärken Kanülen.
Sterile Röhrchen für Rachenabstriche, Blutproben, Punktionsflüssigkeiten usw.
Winkelmesser.
Zentimetermaß.
Dermatograph (Hautstift).
Uringläser.
Medizinlöffel.
Inhalierapparat.
Schröpfer.
Sauggläser.
Wärmflasche (flach abgebogen).
Eisblase.
Sicherheitsnadeln.

2. Für dringliche chirurgische Operationen.

6 Skalpelle verschiedener Größen.
6 Arterienklemmen nach VON BERGMANN.
6 Arterienklemmen nach KOCHER oder PÉAN.
3 lange KOCHERsche Klemmen für Stieltupfer.
6 Peritonealklemmen nach v. MIKULICZ.
6 gebogene Scheren (COOPER).
4 gerade Scheren (Knopfscheren).
6 chirurgische Pinzetten.
4 anatomische Pinzetten.
3 Myrtenblattsonden.
3 Hohlsonden.
2 schmale stumpfe Haken.
2 sechszinkige scharfe Haken.
2 drei- oder vierzinkige scharfe Haken.
2 stumpfe Häkchen für Sehnenscheidenphlegmonen.
2 DESCHAMPsche Nadeln.
2 Nadelhalter.
Nadeln verschiedener Größen und Biegung, Kästchen dazu.
Catgut in Schachteln von Nr. 2 bis 00 (siehe Catgut).
Seide, Glasrollen und Glasbehälter zum Aufbewahren derselben (siehe Seide).
Aluminiumbronzedraht.
Wundsperrer.
Hautklammern nach MICHEL (dazu Pinzette) oder nach HERFF.
2 Rasiermesser.
2 scharfe Löffel.
1 Elevatorium.
1 Raspatorium.
1 Blutleerschlauch (für den Oberschenkel).
1 Blutleerbinde (für den Oberarm).
Apparat zur Kochsalzinfusion (siehe Kochsalzlösung).
Kleiner Sauerstoff-Inhalierapparat (siehe Sauerstoffapparat).
Schlauch und großer Glastrichter zum Magenspülen.
Kanne für Wasser.
Magensonden.
Fremdkörperzangen für Rachen- und Speiseröhre (siehe Fremdkörper in der Speiseröhre).
Grätenfänger.
Münzenfänger.
Olivensonde.
3 Metallkatheter (verschiedene Stärken).
3 Gummikatheter(verschiedene Stärken).
3 Seidenkatheter (verschiedene Stärken).
6 Harnröhrenbougies (verschiedene Stärken).
1 Harnröhrenspritze.
Emaillekasten zum Sterilisieren der Katheter (siehe Katheter).
2 Gipsmesser.
Gipsbrecher.

s. Tracheotomiebesteck:
3 Trachealkanülen Nr. 8, 5, 3.
Kanülenband.
Gänsefedern zum Reinigen der Kanülen.
2 einzinkige Häkchen.
2 stumpfe Haken nach LUER.

3. Geburtshilfe.

Die folgenden Instrumente werden an der Universitätsfrauenklinik zur Geburtshilfe außerhalb der Klinik gebraucht.

Große Tasche.

Naht-Beutel.

1 Schere.
2 Nadelhalter (HEGAR).
4 Klemmen.
1 Pinzette.
2 Kugelzangen.
1 Katheter (männlich, weil der weibliche in der Regel zu kurz ist).
Hautklammerbesteck nach MICHEL (Klammerhalter mit Klammern).

Zangen-Beutel.

1 Tarnier (Achsenzugzange).

Perforations-Beutel.

1 Kranioklast.
1 Perforatorium.
2 Steißhaken.
1 Dekapitationshaken.
1 SMELLINsche Schere.

Narkosen-Beutel.

2 Hörrohre.
1 Maske.
1 Zungenhalter.
1 Kiefersperrer.

Varia-Beutel (verschiedene Instrumente).

4 Platten.
4 Krallenzangen.
2 Kugelzangen.
1 Ballonzange.
1 FRITSCH-BOZEMANN (Rücklaufkatheter).
1 lange Pinzette.
1 stumpfe große Kürette.
1 Schere.

Apotheke.

2 Flaschen à 50 g Chloroform.
2—100-g-Flaschen Alkohol und Jod.
1 zylindrische Flasche (Sublimatpastillen.
2 kleine Flaschen (Campher, Morphium).
2-ccm-Rekordspritze.
1 Tropfflasche für Chloroform.
1 Kasten mit 2 Bürsten.
1 Nadelbüchse mit 10 Nadeln.
1 Schachtel Catgut Nr. III.
1 Nagelreiniger.
6 Tenosin-Ampullen.
In der Nadelbüchse:
3 × Nr. II scharf.
3 × Nr. II rund.
2 × Nr. IV scharf.
2 × Nr. III rund.

Tamponadenbüchse.

Trachealkathetertubus mit 2 Bronchialkathetern.

Metallkasten.

1 Metallspritze für den Ballon.
1 Infusionsnadel mit Metallhülse.

Schürzen-Beutel.

2 Gummischürzen.

Gummibeutel.

1 Momburgschlauch.
1 Ballon, groß.
2 Beinhalter.
2 Wendungsschlingen.
2 Stricke.
Catgut Nr. I.

4. Zur Schmerzbetäubung.

Narkosenmaske (nach SCHIMMELBUSCH).
3 Äthertropfflaschen.
Chloroformflasche.
Kiefersperrer, Zungenzange, Stieltupfer.
Brechschale.
Spritzen mit verschiedenen langen Kanülen.
Emailletöpfchen von 25—100 ccm Fassungsvermögen für die örtliche Betäubung.

5. Für besondere Zwecke.

Zahnzangen.
Geisfuß.
Fremdkörpernadel für Auge und sonstige Augeninstrumente nach Bedarf eventuell Brillenkasten.
Stirnreflektor.
Ein Satz Ohrentrichter.
Gebogene Pinzette.
Ohrlöffel.
Ohrgebläse.
Ohrenspritze.
Sonstige Ohrinstrumente nach Bedarf.
Nasenspiegel.
Kehlkopfspiegel.
BELLOCQsches Röhrchen und Tampon (s. S. 134).
Blutkörperchenzahlapparat (nach THOMA-ZEISS).
Blutdruckapparat (nach RIVA-ROCCI).
Laminariastifte (erhält man steril aus der Apotheke oder man reibt sie in Sublimatlösung ab oder bringt sie einen Moment in kochendes Wasser).

6. Verbandmaterial.

CRAMERsche Drahtschienen.
SCHEDEsche Schienen.
VOLKMANNsche Schienen.
Pappschienen (rechtwinklig gebogene und gerade).
Schusterspäne.
Gipsbinden im Blechkasten.
Stärkebinden.
Blechstreifen (für abnehmbaren Gipsverband).
Mullbinden.
Flanell-, Köper-, Kambrikbinden.
Wiener Watte.
Polsterwatte.
Zellstoff.
Mull (für Tupfer und Kompressen).
Drains (aus Gummi und Glas).
Jodoformgaze.
Vioformgaze.
Brandbinden.
Heftpflaster.
Segeltuchheftpflaster für Streckverbände.
Mastisol.

c) Medikamente und Reagenzien.

Campher, Digalen, Coffein.
Tetanus- und Diphtherieserum.
Aspirin, Pyramidon, Veronal.
Baldriantropfen, Hoffmannstropfen, Opiumtinktur, Jodtinktur 5%.
Morphium.
A.-Tabletten nach BRAUN zur Lokalanästhesie.
Adrenalin- (Suprarenin-) Lösung 1 : 1000.
Cocainlösung 5—20%ig für Schleimhautanästhesie.
Cocainlösung 2%ig fürs Auge.
Alypinlösung 3%ig für die Harnröhre.
Chloräthyl, Äther, Chloroform.

Zum Nachweis von Eiweiß.

Acid. acet. dilut.
Acid. nitrit. pur.
Sulfosalicylsäure 20%ig.
ESBACHsches Reagens.
Eisessig.

Zum Nachweis von Zucker.

NYLANDER-Reagens.
FEHLING I, 7%ige Lösung von Kupfersulfat.
FEHLING II { Natr. hydr. 10,0; weinsaures Kalinatron 35,0 (Seignettesalz); Aqu. dest. 110,0 }

Verschiedenes.

$^1/_{10}$ normal Natronlauge
$^1/_{10}$,, Kalilauge.
$^1/_{10}$,, Salzsäure.
Nitroprussidnatrium.
Ammoniak.
Acid. nitr. fum.

Blutuntersuchung. Bencidin. Alkohol 70%ig.
Wasserstoffsuperoxydlösung 3%ig.

Magensäure. Rotes und blaues Lackmuspapier.
Congopapier.
Dimethylamidoazobenzol in 0,5%iger alkoholischer Lösung.
Phenolphthalein.
Titrierapparat.
Liq. Ferri sesquichlorati.

Färbemethode.

ZIEHLsches Carbolfuchsin.

Fuchsin	10,0
Alkohol	10,0
Acid. carbol. liquef.	5,0
Aqu. dest.	100,0

Boraxmethylenblau:

Methylenblau	2,0
Borax	5,0
Aqu. dest.	100,0

Beides sind Stammlösungen und müssen bei dem Gebrauch mit der 10fachen Menge destillierten Wassers vermischt werden.

Carbolgentianaviolett:

Gentianaviolett	1,0
Alkohol	10,0
Acid. carb. liquef.	5,0
Aqu. dest.	100,0

Acetonspiritus:

Aceton	3,0
Alkohol absol. ad.	100,0

LUGOLsche Lösung:

Jod	1,0
Cal. jod.	2,0
Aqu. dest.	300,0

Bismarckbraun:

Bismarckbraun	1,0
Alkohol	10,0
Aqu. dest. ferrid.	300,0

10%ige Salpetersäure.

MAY-GRÜNWALD-GIEMSA { käufliche Lösungen

d) Lösungen und Salben zur Wundbehandlung.

Zu feuchten Verbänden Kochsalzlösung (1 Eßlöffel Kochsalz auf 1 Liter abgekochtes Wasser) oder 50%iger Spiritus.

In unserer Klinik verwenden wir zur „Reizbehandlung" der Wunden Campherwein oder die 10%ige Terpentinemulsion nach Prof. DOENITZ.

Rp.	Ol. Terebinth	20,0
	Gummi arabic.	10,0
	Sol. acid. boric. 3% ad.	200,0
	M. f. emulsio.	

Durch Zufügen von Aqu. dest. kann man sich diese 10%ige Lösung nach Wunsch verdünnen.

Oder die LANGENBECKsche Salbe:

Rp.	Arg. nitr.	1,0
	Balsam. Peruv.	10,0
	Vasel. flav. ad	100,0

Bei Beingeschwüren bewährt sich Naftalansalbe.

Rp.	Naftalan	60,0
	Zinc. oxydat.	
	Vasel. flav. āā	20,0

Schließlich sind noch 3%ige Borvaseline, Ichthyolsalbe:

Rp.	Ichthyol	1,5
	Vasel. flav.	30,0

Zinksalbe:

Rp.	Zinc. oxydat.	2,0
	Vasel. flav.	
	Lanolin āā	10,0

oder

Rp.	Zinc. oxydat.	2,0
	Ungt. Molle	20,0

und Zinkpasta viel verwandte Wundsalben.

2. Vorbereitungen für chirurgische Eingriffe in der Sprechstunde.

Bei operativen Eingriffen oder Untersuchungen irgendwelcher Art in der Sprechstunde stößt manches Mal gerade der Arzt auf große Schwierigkeiten, der von der Klinik her an eine geübte Hilfskraft gewöhnt ist, die ihm namentlich die Vorbereitung der Asepsis besorgt.

Sehr zu empfehlen ist für den praktischen Arzt der Instrumentenkocher von Lautenschläger, in dem Verbandstoffe, Wäsche und Instrumente zu gleicher Zeit sterilisiert werden können. Er kann leicht überall aufgestellt und selbst unter den schwierigsten Umständen in Betrieb gesetzt werden, da er mit Gas, Spiritus, Petroleum oder Herdfeuer geheizt werden kann.

Der Kocher besteht aus dem Behälter zum Auskochen der Instrumente und dem Aufsatz zum Sterilisieren der Verbandstoffe.

Verbandstoffe und Wäsche müssen eine Stunde sterilisiert werden; diese Zeit rechnet man von der Entwicklung des Dampfes an. Das Wasser im Kochgefäß wird von Zeit zu Zeit kontrolliert und durch Nachgießen von kochendem Wasser ergänzt. Kaltes Wasser darf nicht nachgegossen werden, da die Dampfentwicklung sonst unterbrochen wird. Die Instrumente werden erst für die letzten 10 Minuten ins Wasser gelegt, damit sie nicht die ganze Zeit mitkochen. Etwas Soda wird dem Wasser zugesetzt, um das Rosten der Instrumente zu vermeiden (siehe Kapitel III, C 1).

Es empfiehlt sich, nach erfolgter Sterilisation den Deckel etwas offen zu lassen, damit der Dampf aus dem Apparat entweichen kann, weil sonst Verbandstoffe und Wäsche feucht bleiben.

Gummihandschuhe werden gut gepudert zwischen Filtrierpapier gelegt, so daß sie sich nicht berühren, und werden auf die gleiche Weise sterilisiert (siehe Gummihandschuhe).

Ist der Apparat nach SCHIMMELBUSCH nicht vorhanden, so werden die Instrumente in ein Tuch eingebunden und in einem sauberen Topf gekocht.

Kann Wäsche nicht sterilisiert werden, so genügt es im Notfall, saubere Wäsche unmittelbar vor dem Gebrauch mit einem heißen Bügeleisen zu plätten.

Für die Landpraxis empfiehlt es sich, alles fertig steril in genügender Menge mitzunehmen. Zweckmäßig ist es, die Verbandstoffe, Instrumente usw. in kleinen Leinenbeuteln zu sterilisieren. Die Leinenbeutel sind aus doppeltem Stoff und erhalten durch Wäschetinte entsprechenden Aufdruck. (Siehe geburtshilfliches Besteck nach BUMM.)

Will man in der Sprechstunde cystoskopieren, so sind genau dieselben Vorbereitungen zu treffen, wie sie auf S. 48 beschrieben sind. Kann der Irrigator im Instrumentenkocher nicht gekocht werden, so wird er im Behälter für Verbandstoffe $^1/_2$ Stunde im Dampf sterilisiert. Beinhalter können bequem am Tisch befestigt werden.

In der allgemeinen Praxis genügt es vollständig, statt der Beinhalter ein der Länge nach zusammengefaltetes Laken um den Nacken des Kranken zu schlingen und in den angezogenen Kniegelenken zu knüpfen. Ohne jede Schwierigkeit erhält man durch mehr oder weniger starkes Anziehen des Lakens die jeweilige für Untersuchung oder Operation gewünschte Stellung.

Bezüglich der Vorbereitung zu Operationen, wie Anästhesie usw., und der operativen Eingriffe selbst siehe die betreffenden Kapitel.

Gummischläuche, Gummikatheter usw. kann der praktische Arzt genau so aufbewahren, wie im Kapitel III, A. Anhang beschrieben ist. An der Decke eines Schrankes können einige Nägel angebracht und die Gummigegenstände daran aufgehängt werden; sie dürfen nicht miteinander verschlungen oder dicht aufeinander verpackt aufgehoben werden, weil der Gummi sonst zu schnell verdirbt.

Anhang.

Rettungskoffer nach BORCHARDT, Modell des „Berliner Rettungswesens", für Polizeibüros, Unfallstationen, Rettungswachen, größere Fabrikanlagen, Gemeinden usw. zur Anschaffung für plötzliche Unglücksfälle sehr zu empfehlen.

Es wird hier der Rettungskoffer abgebildet (Abb. 302), der in den Berliner Rettungsstellen, wenigstens in seinem Grundaufbau noch immer verwandt wird. Dieser Koffer kann je nach den Erfordernissen der Gegend (Bergwerk, Fabriken, große Versammlungssäle), in der er verwandt werden soll, verschieden eingegliedert werden. Die hier folgende Einrichtung soll nur als Beispiel dienen.

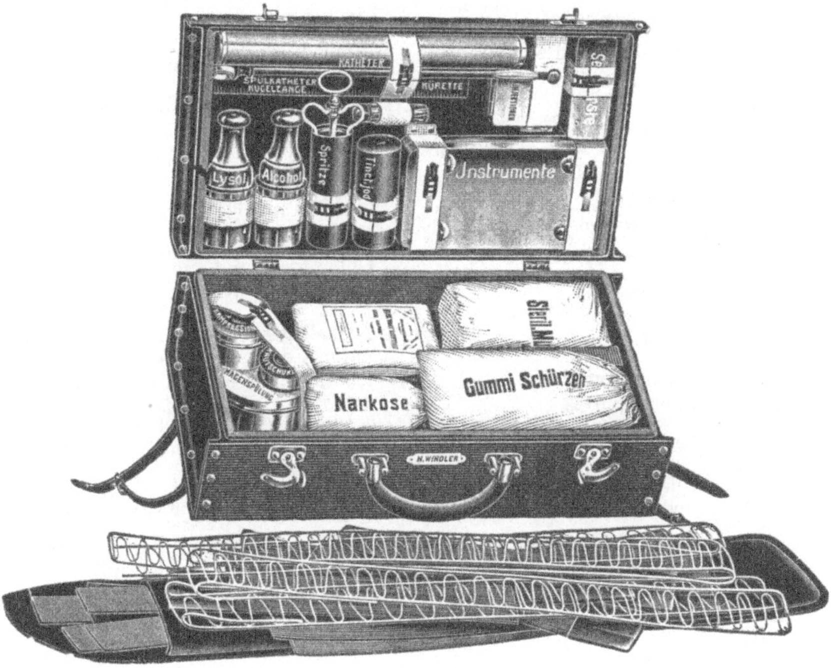

Abb. 302. Rettungskoffer.

Inhalt:

Abteilung I.

1 Metallbesteck mit Instrumenten, enthaltend:

6 Arterienklemmen nach Péan.
1 gerade Schere.
1 Schere nach Cooper.
1 anatomische Pinzette.
1 chirurgische Pinzette.
2 Stieltupfer.
2 scharfe Wundhaken.
2 Trachealkanülen.
1 Nadelhalter.
1 Flakon Seide.
6 Nadeln.
1 Kornzange.
3 Skalpell.
1 scharfer Löffel.
1 Zweiwegehahn zur Kochsalzspritze
2 Bistouris.
1 Rasiermesser.

1 Metallkasten, enthaltend:

1 subcutane Injektionsspritze.
Klammern für je 3 sterile Ampullen mit Morphium, Campher und zwei Ampullen mit Ergotin.

1 Metallhülse, enthaltend:

3 Katheter nach Nélaton.
2 Seidenkatheter nach Mercier.
2 Schläuche für die Kochsalzspritze.

1 Metallbüchse, enthaltend:

1 Bürste.
1 Stück Seife.

1 Pappfutteral, enthaltend:

1 Spülkatheter.
1 Curette.
1 lange Kugelzange.
1 Flasche in Metallhülse mit Aufschrift „Akohol".
1 Flasche in Metallhülse mit Aufschrift „Lysol".
1 Flasche in Papphülse mit Aufschrift „Jod".
1 Kochsalz-Blasenspritze mit 2 Kanülen zur intravenösen und subcutanen Injektion.
1 Glasröhre mit Sublimattabletten.
1 Grätenfänger.

Abteilung II.

1 Gummibeutel, enthaltend:

2 Mullbinden, 8 m lang, 15 cm breit, steril.
4 Mullbinden, 8 m lang, 10 cm breit, steril.
1 Mullbinde, 8 m lang, 5 cm breit, steril.

1 Gummibeutel, enthaltend:

4 Pack Kompressen à 20 Stück, sterilisiert.
2 Pack Kompressen à 10 Stück, sterilisiert.

1 Gummibeutel, enthaltend:

4 kleine Handtücher.

1 Gummibeutel, enthaltend:

1 Operationsschürze.

1 Gummibeutel, enthaltend:

Instrumente zur Narkose.

1 Büchse Jodoformgaze.
1 Rolle Leukoplast.
2 Paar sterile Gummihandschuhe.

1 Aluminiumbüchse, enthaltend:

1 Kompressionsapparat.
1 Pappkasten enthaltend:
1 Brandbinde.
1 Tube Vaseline.
1 Tube Katheterpurin.

Platz für je 1 Flasche Äther und Chloroform und für 10 Kochsalztabletten à 0,9.

1 Nickelkasten, bestimmt zur Aufnahme der gebräuchlichsten Gegengifte.

1 Kleiderschere, seitlich im Innern des Kofferdeckels durch Schlaufen gehalten.

1 braune Segeltuchtasche, außen anschnallbar, enthaltend:

4 Drahtschienen, 4 Holzschienen, 6 Platten Schusterspan, 6 Pappschienen.

Sach- und Namenverzeichnis.

(Die Zahlen bedeuten Seitenangaben.)

Die Vorbereitung zu chirurgischen Eingriffen. Von Dr. med. **Joh. Volkmann,** Privatdozent, Oberarzt der Chirurgischen Universitätsklinik zu Halle a. S. Mit 12 Abbildungen. X, 238 Seiten. 1926. RM 12.—; gebunden RM 13.20*

Die Vor- und Nachbehandlung bei chirurgischen Eingriffen. Ein kurzer Leitfaden. Von Dr. **M. Behrend,** Chefarzt des Kreiskrankenhauses in Frauendorf bei Stettin. Zweite Auflage. Mit 5 Abbildungen. VIII, 115 Seiten. 1929. RM 4.80*

Ⓦ **Schmerzverhütung.** Zwölf Vorlesungen von Dr. **Fritz Starlinger,** Assistent an der Klinik Eiselsberg und Privatdozent für Chirurgie an der Universität Wien. VI, 105 Seiten. 1931. RM 6.60

Narkose zu operativen Zwecken. Von Dr. **Hans Killian,** Privatdozent für Chirurgie und Orthopädie, Oberarzt der Chirurgischen Universitätsklinik Freiburg i Br. Mit 165 Abbildungen. VIII, 406 Seiten. 1934. RM 24.—; gebunden RM 26.80

Ⓦ **Die Inhalationsnarkose.** Eine Anleitung zur Narkosetechnik. Von Dr. **Tassilo Antoine,** Operateur der II. Universitäts-Frauenklinik in Wien, und Dr. **Bruno Pfab,** Operateur der I. Chirurgischen Universitätsklinik in Wien. Mit einem Vorwort von Professor Dr. A. Eiselsberg, Vorstand der I. Chirurgischen Universitätsklinik in Wien. Mit 10 Textabbildungen. IV, 48 Seiten. 1926. RM 2.40

Krankenpflegelehrbuch. Herausgegeben im Auftrage des Preußischen Ministeriums für Volkswohlfahrt von Dr. **Ostermann,** Ministerialrat. Zehnte Auflage in vollständig neuer Fassung. Mit 219 Abbildungen. XV, 499 Seiten. 1928. Gebunden RM 12.—*

Leitfaden der Krankenpflege in Frage und Antwort. Für Krankenpflegeschulen und Schwesternhäuser bearbeitet von Dr. med. **Johannes Haring,** Oberstabsarzt a. D., ehemals staatlichem Prüfungskommissar an der Krankenpflegeschule des Carolahauses zu Dresden. Mit einem Vorwort von Exz. Professor Dr. med. A. Fiedler †, Geh Rat. Sechste, vielfach verbesserte Auflage. VIII, 164 Seiten. 1931. RM 2.70*

Schwestern-Lehrbuch für Schwestern und Krankenpfleger. Von Professor Dr. **Walter Lindemann.** Siebente, durchgesehene und ergänzte Auflage. Mit 417 zum Teil farbigen Abbildungen im Text und 3 Tafeln. XII, 280 Seiten. 1928. RM 11.70; gebunden RM 12.60*

** Auf die Preise der vor dem 1. Juli 1931 erschienenen Bücher des Verlages Julius Springer, Berlin, wird ein Notnachlaß von 10% gewährt. Ⓦ Verlag von Julius Springer, Wien.*

GPSR Compliance

The European Union's (EU) General Product Safety Regulation (GPSR) is a set of rules that requires consumer products to be safe and our obligations to ensure this.

If you have any concerns about our products, you can contact us on ProductSafety@springernature.com

In case Publisher is established outside the EU, the EU authorized representative is:

Springer Nature Customer Service Center GmbH
Europaplatz 3
69115 Heidelberg, Germany

Batch number: 10697689

Printed by Printforce, the Netherlands